TRAITÉ

DE

L'IMPUISSANCE

ET DE

LA STÉRILITÉ

CHEZ L'HOMME ET CHEZ LA FEMME.

—

II.

Paris. — Imprimerie de L. MARTINET, rue Mignon, 2.

TRAITÉ

DE

L'IMPUISSANCE

ET DE

LA STÉRILITÉ

CHEZ L'HOMME ET CHEZ LA FEMME,

COMPRENANT

L'EXPOSITION DES MOYENS RECOMMANDÉS POUR Y REMÉDIER.

PAR

Le Docteur FÉLIX ROUBAUD.

TOME SECOND

PARIS,

CHEZ J.-B. BAILLIÈRE,

LIBRAIRE DE L'ACADÉMIE IMPÉRIALE DE MÉDECINE,

rue Hautefeuille, 19.

LONDRES, H. BAILLIÈRE, NEW-YORK, H. BAILLIÈRE,
219, Regent-Street. 290, Broadway.

MADRID, CHEZ BAILLY-BAILLIÈRE, CALLE DEL PRINCIPE, 11.

1855

L'auteur et l'éditeur se réservent le droit de traduction.

TRAITÉ
DE L'IMPUISSANCE

ET

DE LA STÉRILITÉ.

SECTION DEUXIÈME.

IMPUISSANCE CHEZ LA FEMME.

Il est incontestable que si j'avais enfermé le mot impuissance dans les limites étroites de la définition que l'on donne ordinairement à cette expression, à savoir : *inaptitude permanente ou temporaire à la copulation*, la femme, en dehors de quelques rares vices de conformation et de quelques cas de maladies non moins rares, serait peu exposée à cette infirmité, car, ainsi que le dit Virey, elle peut toujours recevoir passivement les caresses de l'homme.

Cependant le rôle de la femme, dans le coït normal, n'est pas entièrement passif; elle ne saurait être déshéritée des douces émotions et du plaisir attachés à l'acte de la génération, car, si sa volonté est nécessaire à la réalisation de cet acte, la même volonté peut s'opposer à son accomplissement en refusant les approches de l'homme. Il faut donc à la femme un appât, un mobile pour ne pas repousser l'accouplement, et en même temps, comme récompense, si l'on peut ainsi dire, attachée à l'accomplissement de toute fonction physiologique, une sensation de bien-être et un sentiment de bonheur.

Les désirs et le plaisir vénériens incombent donc à la femme au même titre qu'ils appartiennent à l'homme, et les uns et les autres rentrent dans l'ordre normal des conditions physiologiques du coït.

Dans les actes de la vie de relation, tous les êtres, quel que soit le degré qu'ils occupent dans l'échelle zoologique, remplissent un rôle actif, que cette activité soit sous la dépendance de l'instinct ou de la conscience; sans désirs et sans plaisir dans la copulation, la femme ferait seule exception à cette loi universelle de la nature, ce qui évidemment n'est ni admissible ni vrai.

Le coït est donc chez la femme, comme chez l'homme, soumis à de certaines conditions; et s'il est incontestable qu'un état pathologique existe toutes les fois qu'une fonction ne s'accomplit pas dans les limites qui lui sont tracées par la nature, il faut admettre que l'absence d'une ou de plusieurs des conditions du coït normal chez la femme constitue un état morbide ou pathologique.

C'est cet état morbide que j'appelle impuissance.

L'impuissance n'est donc pas pour moi, ainsi que l'ont définie mes devanciers, l'inaptitude permanente ou temporaire à la copulation, mais bien l'absence d'une ou de plusieurs des conditions du coït physiologique.

J'ai dit ailleurs quels étaient, chez l'homme, le nombre et la nature de ces conditions. — Je n'y reviendrai pas ici.

Chez la femme, elles sont au nombre de trois :

La première, désirs vénériens, est entièrement sous l'empire de l'âme ;

La seconde, réception dans le vagin de la verge de l'homme, appartient exclusivement au domaine organique;

Et la troisième, plaisir, prend tout à la fois sa source et dans l'âme et dans les organes.

Je sais que cette dernière proposition ne sera pas acceptée sans conteste, car, ainsi que le dit je ne sais quel auteur, souvent un coït, commencé dans l'indifférence, se termine par la volupté. Mais je ne m'y arrêterai pas davantage ici, et je renverrai en son lieu et place la discussion de ce point en litige.

Quoi qu'il en soit, et pour simplifier encore plus la question, on peut dire que la femme a deux rôles dans le coït : l'un passif, constitué par la réception de la verge de l'homme dans son conduit vaginal; l'autre actif, rempli par les désirs et le plaisir vénériens.

L'un et l'autre de ces deux rôles peuvent être suspendus, et alors, selon que l'incapacité porte sur la partie passive ou active de l'acte, on a deux genres d'impuissance chez la femme que je désignerai, pour ne pas tomber dans une technologie prétentieuse, par des expressions connues de tous, à savoir :

1° Impuissance par obstacles à l'intromission ;

2° Impuissance par frigidité.

C'est à ce double point de vue que je traiterai l'impuissance chez la femme.

IMPUISSANCE PAR OBSTACLES A L'INTROMISSION.

La nature et le siége des obstacles qui peuvent s'opposer à l'introduction de la verge dans le vagin, sont nombreux et variés, et je me trouve, en raison même de cette diversité, dans un grand embarras pour la marche que je dois suivre dans leur exposition.

Quant à leur nature, ces obstacles sont d'abord congénitaux ou acquis; en second lieu, ils sont constitués tantôt par l'adhérence des parois du canal vaginal, et tantôt par la présence dans ce conduit d'un corps étranger, d'une tumeur, d'excroissances ou de la matrice déplacée de sa position normale.

Quant à leur siége, les obstacles se trouvent tantôt à la vulve, aux grandes ou aux petites lèvres, au clitoris, etc., et tantôt dans un point quelconque du vagin.

Dois-je poser les jalons de ma route en prenant pour points de repaire les signes tirés de la nature des obstacles, c'est-à-dire suivre un ordre pathologique, ou, m'appuyant sur les données anatomiques, dois-je successivement décrire les affections de la vulve et celles du vagin ?

L'une et l'autre de ces méthodes ont des avantages et des inconvénients : la première, si elle exige des divisions nombreuses, évite des répétitions et des renvois toujours fastidieux; et la seconde, si elle engage par sa simplicité, force sans cesse l'écrivain à revenir sur les mêmes états morbides, car ces états appartiennent, pour la plupart, à la pathologie générale bien plus qu'à la pathologie spéciale de l'organe. — Ces raisons militent beaucoup en faveur de l'ordre pathologique ; j'ai d'ailleurs, pour me faire excuser la préférence que je lui donne, la convenance, sinon la nécessité, d'harmoniser cette partie de mon travail avec la première où les divisions se tirent de la nature même de l'impuissance.

Cependant, pour que la thérapeutique ne se perde pas dans le vague et repose toujours sur une donnée certaine, j'aurai constamment le soin d'indiquer le siége précis de l'affection, de telle sorte que je profiterai des avantages de l'ordre anatomique sans en avoir les inconvénients.

CHAPITRE Ier.

VICES DE CONFORMATION DES ORGANES EXTERNES DE LA GÉNÉRATION.

A. *Anomalies de la vulve.*

Je comprends sous le nom de vulve : 1° l'ouverture inférieure du canal vaginal ; 2° les grandes et petites lèvres ; 3° le clitoris. — Je laisse à dessein, comme ne rentrant pas dans mon sujet, le méat urinaire qui s'ouvre, comme on le sait, au milieu des nymphes.

J'examinerai séparément les vices de conformation des divers organes qui composent la vulve ; mais je dois, avant d'aller plus loin, signaler une anomalie excessivement rare, et qui s'accompagne , lorsqu'elle existe , de malconformations très graves des organes internes de la génération ; je veux parler de l'absence complète de la vulve. Les annales de la science offrent très peu d'exemples de ce vice de conformation dans lequel n'existent des traces ni des grandes ni des petites lèvres , ni du clitoris , ni de l'ouverture vulvaire, et dans lequel cette partie présente une surface unie, sans poils, et comme la continuation de l'abdomen.

Il suffit d'indiquer, sans s'y arrêter davantage, l'existence possible de cette anomalie, car, en de pareilles circonstances, la médecine est désarmée et l'abstention est la seule ressource de notre art.

1° *Anomalies de l'ouverture vulvaire.* — Ces anomalies consistent surtout dans l'oblitération complète ou dans un simple rétrécissement de l'ouverture ; mais au point de vue où nous sommes placé , il importe peu que l'occlusion soit entière ou partielle, pourvu qu'elle soit suffisante pour empêcher l'introduction de la verge dans le vagin.

Sans doute, sous le rapport de la santé générale dépendant de la rétention *mécanique* des règles, si je puis ainsi dire, la distinction à faire entre ces deux états pathologiques est importante ; car si le simple rétrécissement qui permet au sang cataménial de s'écouler au dehors, ne réclame pas impérieusement l'intervention de l'art, il n'en est pas de même de l'oblitération complète qui peut mettre en danger les jours de la malade, mais qui, dans tous les cas, s'accompagne de symptômes étranges et toujours douloureux.

Me renfermant donc dans le cadre qui m'est échu, je ne ferai de l'occlusion complète et du rétrécissement de l'ouverture vulvaire qu'une seule anomalie, parce que à notre point de vue, je le répète, les conséquences amenées par chacun de ces deux états sont identiques, c'est-à-dire que l'un et l'autre s'opposent à l'entier et facile accomplissement de la copulation.

L'occlusion de l'orifice vulvaire peut dépendre ou des parties dures ou des parties molles.

Dans le premier cas, elle s'accompagne toujours d'une vicieuse conformation du bassin, caractérisée surtout par une dépression considérable du pubis. Quelquefois le bassin est bien conformé, et ce sont des exostoses qui obstruent l'entrée du conduit vaginal ; mais comme j'aurai plus loin l'occasion de parler des exostoses accidentelles, je reviendrai à leur sujet aux exostoses congénitales. Quant aux vices de conformation du bassin, il faut se résigner à ne rien faire, le mal est au-dessus des ressources de notre art.

L'occlusion de la vulve par les parties molles a son siége, tantôt aux lèvres génitales, tantôt aux parois mêmes de l'orifice vulvaire, et tantôt à la membrane hymen.

Je vais rapidement examiner chacune de ces variétés.

Lorsque l'occlusion, qu'elle soit complète ou incomplète, dépend des lèvres génitales, leur adhérence peut être médiate ou immédiate.

La première de ces variétés n'est pas signalée par les auteurs ; cependant, quoique infiniment plus rare que l'adhérence immédiate, elle se rencontre quelquefois, et, pour mon compte, j'en pourrais citer un ou deux exemples. Dans ces cas, il existe entre les deux petites lèvres une membrane plus ou moins résistante qu'il ne faut pas confondre avec l'hymen, car on retrouve celui-ci au fond de la vulve, quand il existe, après la déchirure de la première membrane.

La membrane supplémentaire n'a ordinairement que quelques lignes d'étendue, est plus ou moins épaisse, et occupe tantôt la totalité et tantôt quelques points seulement de l'ouverture vulvaire. Il est toujours facile de la reconnaître soit à l'espace qu'elle laisse entre les deux petites lèvres, et qui permet de glisser entre elles le doigt ou une sonde cannelée, soit à la résistance moins grande qu'elle oppose à la pression.

Quand l'adhérence des petites lèvres se fait d'une manière immédiate, leurs parois, ainsi que le dit M. Amussat, sont collées ou soudées, comme chez les jeunes garçons, lorsque le prépuce est adhérent au gland.

Mais quel que soit le mode suivant lequel l'adhérence s'établisse, il est d'une saine pratique d'opérer de bonne heure le débridement ; cependant lorsque le canal de l'urètre ne participe pas à l'oblitération, le chirurgien, qui a par devers lui un temps assez long, peut attendre l'époque qu'il croira la plus convenable, quoique les faits cités par M. Amussat ne laissent aucun doute sur le succès de l'opération pratiquée de bonne heure, puisqu'il a pu déchirer les adhérences pendant le sommeil de l'enfant, et sans que celle-ci s'aperçût même de la présence du chirurgien.

M. Amussat est d'avis de proscrire le bistouri de ces sortes d'opération, surtout chez les très jeunes filles. Il suffit, selon lui, d'opérer des tractions pour décoller les membranes muqueuses, et il dit avoir employé deux fois ce procédé avec un entier succès (1).

Quand on songe à l'analogie que M. Amussat établit lui-même entre les adhérences des grandes lèvres et celles du gland et du prépuce, on se demande, si dans les deux faits qu'il cite dans son mémoire et auxquels je viens de faire allusion, ce praticien n'aurait pas eu affaire à des adhérences médiates, auxquels cas la membrane supplémentaire se déchire en effet très facilement, et d'autant mieux que l'obstacle est moins ancien.

Ce sont tout à la fois les termes de la comparaison de M. Amussat et son procédé opératoire qui m'ont conduit, quand une occlusion vulvaire se présentait à mon observation, à y regarder de plus près, et finalement à admettre l'adhérence médiate.

Dans ce dernier cas, en effet, il suffit d'opérer des tractions pour obtenir la désunion; mais si l'adhérence est immédiate, si les deux muqueuses sont collées ensemble, à la manière du gland et du prépuce, les tractions non-seulement sont insuffisantes, mais encore elles peuvent devenir dangereuses par les déchirures qu'elles sont susceptibles de déterminer aux lèvres. Il faut alors recourir à l'instrument tranchant.

Quand l'occlusion est incomplète, l'opération est simple :

____

(1) Observation sur une opération de vagin artificiel, lue à l'Académie des sciences le 2 novembre 1835, p. 28.

il suffit d'agrandir une ouverture qui existe déjà. C'est un débridement que l'on pratique avec un bistouri conduit par la sonde cannelée, et dirigé quelquefois en haut, le plus souvent en bas.

Quand l'occlusion est complète, l'opération, sans être aussi simple que la précédente, n'offre pas de très grandes difficultés. On incise d'abord couche par couche les tissus qui se trouvent sur la ligne médiane en suivant la direction du raphé périnéal, et quand un point de l'occlusion est ouvert, on termine comme si l'on avait affaire à une occlusion incomplète, et de la même façon qu'il a été indiqué tout à l'heure.

Il est inutile, ne faisant point ici un traité de chirurgie, de recommander de prévenir une nouvelle occlusion, déterminée cette fois par la cicatrisation des tissus divisés, en introduisant entre les lèvres de la plaie, soit une canule, soit une mèche de charpie, soit tout autre corps étranger.

Quand l'occlusion de la vulve a son siége sur les parois mêmes de l'ouverture de ce canal, la conduite à tenir est identique avec celle que je viens d'indiquer. Le débridement n'offre pas de particularité à noter, d'autant mieux que cette variété d'occlusion est rarement indépendante de l'adhérence des lèvres.

L'hymen peut être également la cause de cette occlusion ; son imperforation est tantôt complète, et alors la copulation et l'excrétion cataméniale sont impossibles ; tantôt elle est incomplète et forme simplement obstacle, par la résistance de son tissu, à l'accomplissement de l'acte copulateur.

— Il est bien entendu qu'il ne s'agit point ici de fécondation, car la science possède plus d'un exemple de grossesse avec un hymen dont l'ouverture presque imperceptible laissait à peine passer un stylet.

Quand la déchirure de l'hymen est incapable de permettre l'introduction de la verge, et que les premières
approches de l'homme n'ont pu l'agrandir d'une manière
notable, il suffit d'un coup de ciseaux ou de bistouri, dirigé
soit en haut, soit en bas, mais dans le sens de la ligne médiane, pour ouvrir un passage convenable et rendre ainsi
possible la copulation.

Quand l'hymen est imperforé, au lieu d'une incision longitudinale, il convient mieux de faire une ouverture en T,
dont les lambeaux sont ensuite taillés, afin que par leur
longueur ils ne fassent pas le coït, sinon réalisable, du
moins douloureux pour les deux conjoints. On peut même,
dans les cas d'imperforation incomplète, donner cette forme
à l'ouverture artificielle, surtout lorsqu'on a à craindre que
les lambeaux de l'hymen incisé ne se réunissent pendant le
travail de la cicatrisation, ou ne restent durs et pendants,
comme dans l'imperforation complète.

2° *Anomalie des lèvres.* — Je ne reviendrai pas ici sur
l'adhérence des grandes et des petites lèvres entre elles,
dont je viens de parler ; je ne m'arrêterai pas davantage à
l'absence ou à la petitesse de ces organes, parce que ces
anomalies n'empêchent point la copulation, et je n'indi-
querai comme vice de conformation susceptible de s'opposer au rapprochement sexuel, que le volume, quelquefois
énorme, que présentent les petites lèvres.

Ce n'est guère que dans les pays chauds, et surtout en
Afrique, que les petites lèvres acquièrent ce développement
considérable ; dans ces contrées, l'excision de ces parties
constitue une règle d'hygiène comparable à la circoncision,
et, de même que cette dernière opération est sortie du domaine purement chirurgical, l'ablation d'une portion des
petites lèvres est la spécialité de certains hommes étrangers

à notre art et qui s'en vont par les rues en criant : *Quelle est celle qui veut être coupée* (1) ?

Cet usage a disparu des pays où s'est établie la civilisation européenne, mais le fait anatomique qui lui avait donné naissance existe toujours, ainsi que l'a constaté **M.** le docteur Duchesne, en visitant les prostituées mauresques de la ville d'Alger (2).

On rencontre rarement une semblable anomalie dans nos climats tempérés, et si quelques femmes présentent un volume des nymphes plus considérable que dans l'état normal, ce volume n'atteint jamais des proportions incompatibles avec le coït.

Cependant, si une pareille conformation existait, il serait facile de la faire disparaître en pratiquant l'excision des petites lèvres, qui s'exécute avec de grands ciseaux ; l'hémorrhagie qui en résulte n'exige, pour s'arrêter, que l'emploi de compresses d'eau froide ou de glace, et l'inflammation s'éteint d'elle-même par quelques jours de repos au lit.

3º *Anomalies du clitoris.* — Ces anomalies sont de deux sortes : ou cet organe manque complétement, ou bien il acquiert des dimensions assez considérables pour lui donner les apparences d'une verge véritable.

Dans le premier cas, l'introduction du membre viril dans le vagin n'en est pas empêchée ; seulement, les plaisirs du coït dévolus à la femme, s'ils ne sont pas entièrement abolis, en sont profondément atteints. Le doute que j'émets ici m'est suggéré, non par l'observation directe, mais par les études anatomiques de **M.** Kobelt, que j'ai rapportées dans

(1) Voyez Amb. Paré, *OEuvres complètes*, t. III, p. 19, édit. de J.-F. Malgaigne, Paris, 1841.

(2) *De la prostitution dans la ville d'Alger*, Paris, 1853, p. 124.

l'introduction de cet ouvrage, et aussi par certaines considérations que je ferai valoir plus loin, alors que j'examinerai les circonstances auxquelles doit être rapportée la frigidité.

En cette place, je ne veux m'occuper que de la copulation proprement dite, c'est-à-dire de cette partie de l'acte caractérisée par l'introduction de la verge dans le vagin, et je dois, par conséquent, remettre à plus tard les considérations que je me propose de présenter sur l'absence et la petitesse, congénitales ou acquises, du clitoris.

Je ne parlerai ici que de son volume extraordinaire.

Quelques auteurs portent ce volume à des proportions exorbitantes : Columbus cite un clitoris dont la longueur égalait celle du petit doigt; Haller donne à un autre 7 pouces, et l'on va même jusqu'à l'égaler au volume de la verge, que dis-je? on ne recule pas jusqu'à lui accorder 12 pouces !

Ces proportions sont évidemment exagérées, ou du moins les exemples de semblables clitoris sont excessivement rares; les cas les plus ordinaires sont des clitoris de la longueur du pouce, tel que celui observé et décrit par M. Moreau (1).

Les femmes qui présentent un pareil vice de conformation ont été accusées de tout temps d'un penchant très prononcé non-seulement pour la luxure, mais encore pour la *tribadie*, ce vice honteux qui fait rechercher aux femmes les individus de leur sexe : « Les doctes africains, dit Ambroise Paré, appellent telles femmes *sahacat*, qui vaut en latin *fricatrices*, parce qu'elles se frottent l'une l'autre par plaisir ; et véritablement elles sont atteintes de ce méchant vice d'user charnellement les unes avec les autres (2). »

(1) *Traité pratique des accouchements*, t. I, p. 105.
(2) *Loc. cit.*, p. 18.

Les observations de Parent-Duchâtelet ne permettent plus d'ajouter foi à ces croyances populaires. Cet auteur, dont la véracité est au-dessus de tout soupçon, assure que le développement du clitoris est rare chez les prostituées ; que ce développement, quand il existe, ne coïncide pas chez elles avec des penchants contre nature, et que les tribades n'ont, dans la conformation de leurs organes sexuels, rien qui les distingue de ceux des autres femmes (1). S'il m'était permis de me citer après Parent-Duchâtelet, je dirais que les hasards de la vie ou les nécessités de ma profession m'ayant fait connaître plusieurs tribades, je les ai très attentivement examinées et n'ai signalé chez elles rien d'anormal dans les parties externes de la génération. Seulement, elles étaient à peu près toutes remarquables par une absence à peu près complète des seins et par un penchant très prononcé pour l'équitation.

Assez généralement les tribades éprouvent de l'éloignement pour le commerce des hommes, et sont frappées à leur endroit d'une sorte de frigidité qui légitime les courtes considérations que je viens de présenter et sur lesquelles j'aurai à revenir plus longuement ailleurs.   .

Il faut que le clitoris atteigne des dimensions assez considérables pour s'opposer à la copulation, et si l'excision n'en était pratiquée que dans ce but, elle serait à coup sûr, dans nos contrées, une des opérations les plus rares de la chirurgie. Mais il est incontestable qu'un clitoris volumineux, exposé dans la marche à un frottement continuel de la part des vêtements, ou par toute autre cause, entretient un orgasme qui peut conduire la femme à la nymphomanie et à toutes les fâcheuses conséquences qui en découlent.

____

(1) *De la prostitution dans la ville de Paris*, t. I, p. 220 et suiv.

Quoi qu'il en soit, et quel que puisse être le but que l'on se propose en excisant le clitoris, l'opération est très simple. Si l'organe est volumineux, on le prend avec la main gauche et on le tranche d'un coup de bistouri, et s'il est moins fort, on le saisit avec une pince, et on en opère la section, soit avec un bistouri, soit avec des ciseaux. — Il ne convient pas, dans l'intention de prévenir une hémorrhagie que l'on peut arrêter avec la cautérisation, de lier l'organe, et d'en déterminer ainsi la mortification et la chute. Ce procédé, outre qu'il est long et douloureux, expose à des accidents de gangrène qui ne sont pas à craindre avec l'emploi du bistouri ou des ciseaux. Si une menace d'hémorrhagie existait réellement, et si le clitoris était assez volumineux, on pourrait lier ou tordre les artérioles qui alimentent cet organe. Mais, je le répète, la glace, et au besoin la cautérisation, répondent dans la presque totalité des cas à toutes les indications.

B. *Anomalies du vagin.*

Les anomalies du vagin sont nombreuses et fort diverses ; toutes ne constituent pas une impossibilité radicale à la copulation, mais celles qui la permettent encore la rendent ou douloureuse ou difficile.

Pour mettre quelque ordre dans l'examen des vices de conformation de cet organe, je les classerai sous les cinq chefs principaux suivants : 1° absence du vagin ; 2° rétrécissements ; 3° obturation ; 4° bifidité ; 5° communication avec les organes voisins.

Quelques-uns de ces vices de conformation s'opposent à la fécondation, d'autres, au contraire, permettent encore cet acte, mais apportent plus ou moins de difficultés à la sortie du produit de la conception.

On me permettra, pour ne pas scinder cet article intéressant, d'anticiper sur la partie de cet ouvrage consacrée à la stérilité de la femme, et d'indiquer à chacune des anomalies que je vais examiner les particularités qui s'y rattachent.

Absence du vagin. — L'absence complète du vagin est un fait heureusement fort rare et qui s'accompagne généralement, quand elle existe, c'est-à-dire quand le vagin ne se confond ni avec le rectum, ni avec le canal de l'urètre, de l'absence ou tout au moins de l'atrophie complète de la matrice. Le fait suivant, rapporté par Fodéré, fera mieux comprendre ma pensée : « Le 6 août 1722, dit cet auteur, dans la paroisse du Temple, à Paris, une fille âgée de vingt-cinq ans et demi, jouissant d'une bonne santé et d'un extérieur agréable, fut mariée à un jeune homme nommé Lahure. Il se passa six ans sans que le mariage pût être consommé ; à cette époque, la femme consentit à être visitée par une sage-femme qui déclara n'avoir vu aucun des organes propres à la génération, et que ce qui constitue le sexe était occupé ici par un corps solide percé d'un petit trou ; la femme même avança n'avoir jamais été réglée et s'être néanmoins toujours bien portée.

» Un chirurgien nommé Déjaux fut ensuite appelé, et, après avoir observé la même chose, il crut pouvoir, par une incision dans les chairs qui interceptaient la communication extérieure des parties sexuelles, les développer et leur rendre l'usage dont cette barrière les privait. L'opération fut faite en 1734, mais en vain. Le chirurgien, ayant enfoncé le scalpel à la profondeur d'environ deux travers de doigt, au lieu du vide qu'il pensait rencontrer, ne trouva que des chairs très résistantes ; il jugea alors qu'il n'y avait rien à espérer en allant plus avant, et qu'on courait risque, au contraire, d'intéresser le rectum et la vessie ; il se contenta donc d'entretenir l'ouverture qu'il avait faite, en la tenant soigneusement dilatée par le moyen d'une grosse tente, et cette ouverture, qui n'était autre chose que celle de la plaie, subsista toujours, mais conserva toujours aussi la forme d'une cicatrice.

» La paix régna encore dans le ménage jusqu'en 1742, temps où le mari, dégoûté de sa femme, forma la demande en cassation du mariage. Levret et Saumet, consultés, rapportèrent, après leur visite, que l'orifice de la vulve était ouvert de manière qu'on y pouvait introduire deux ou trois doigts jusqu'à la profondeur de deux à trois pouces, mais qu'ils ne pouvaient aller plus avant, en étant empêchés par une substance solide qui bouchait l'orifice de la matrice ; que les vestiges de l'opération faite en 1734 annonçaient qu'elle n'avait pas réussi, parce qu'on n'avait pas suffisamment débridé les parties qui faisaient obstacle, ce qui pouvait être arrivé par la timidité de l'opérateur, ou par la prudence qui lui avait fait craindre de blesser les viscères soustraits à la vue et masqués par l'effusion du sang.

» Les célèbres Ferrin, Petit et Morand, consultés ensuite, décidèrent que l'opération avait été bien faite et qu'elle aurait été le seul moyen de remédier à l'impuissance de cette femme ; mais qu'il était naturel de penser, d'après les détails fournis par l'opérateur, que la malade n'avait jamais été, ni avant ni depuis son mariage, pourvue des parties nécessaires à la génération. La mort de la femme en question, arrivée à Lyon environ dix ans après, confirma ce dernier jugement, car l'autopsie cadavérique fit voir le vagin et la matrice ne formant qu'une substance dure, compacte et sans cavité (1). »

(1) *Causes célèbres*, t. VII et X, 20ᵉ cause. — Fodéré, *Médecine légale*, t. I, p. 385 et suiv.

Sans doute le récit de Fodéré laisse dans l'ombre certaines particularités qu'il eût été intéressant de connaître, ainsi, par exemple, l'existence des grandes et petites lèvres. Il est bien vrai que la sage-femme déclare n'avoir vu *aucun des organes propres à la génération*, mais plus tard Levret et Saumet semblent admettre l'existence d'un vagin incomplet, et il est probable qu'ils n'eussent pas manqué de noter, si cela eût été, l'absence des lèvres génitales.

Quoi qu'il en soit, la matrice n'était plus cet organe creux que l'on connaît ; c'était un corps membraneux, plein, sans ouverture, en un mot, ce n'était plus l'organe de la conception, et cette transformation équivalait à une véritable absence.

Cependant il ne faut pas admettre d'une manière absolue que l'absence du vagin entraîne toujours et fatalement celle de la matrice. M. Amussat a lu à l'Institut, le 5 novembre 1835, une observation d'absence de vagin avec présence, non-seulement de l'utérus, mais encore d'émissions menstruelles. Le sujet était une jeune Allemande de quinze ans et demi, dont le ventre, très développé par les règles accumulées dans la matrice, offrait à sa partie inférieure une tumeur volumineuse, dure, sensible à la pression. La vulve était parfaitement conformée ; seulement, en écartant les grandes et les petites lèvres, au lieu de rencontrer l'ouverture qui s'y trouve ordinairement, on voyait une surface concave et lisse, presque au centre de laquelle était le méat urinaire, situé beaucoup plus bas que dans l'état normal. Le doigt introduit dans le rectum sentait parfaitement l'utérus distendu qui occupait toute l'excavation du bassin. L'opération pratiquée par M. Amussat, et sur laquelle je reviendrai tout à l'heure, ne laissa aucun doute sur l'existence de l'utérus et sur l'activité de sa fonction cataméniale.

Les annexes de la matrice peuvent également manquer partiellement ou d'une manière complète, dans les cas d'absence du vagin. La *Gazette des hôpitaux* rapporte, d'après un journal anglais, que Sarah Richardson, âgée de soixante-douze ans, étant morte d'une maladie chronique des poumons, l'autopsie, faite vingt-quatre heures après, permit de constater les circonstances suivantes : « L'ovaire droit n'est point altéré ; à son extrémité supérieure ou libre est attaché par un col étroit un petit sac ovale. Un ligament rond, uni à l'ovaire, se perd dans le tissu cellulaire derrière le col de la vessie. A la place de l'ovaire gauche est une tumeur fibreuse de forme irrégulièrement arrondie, unie par un ligament rond plus petit que celui du côté droit et qui se rend de même à la vessie. Les trompes de Fallope manquent ; le tissu cellulaire placé au-dessous de la vessie fait faire au péritoine situé derrière une légère saillie. Malgré les recherches les plus exactes et les plus minutieuses, on ne peut découvrir aucune trace d'utérus. Les parties externes de la génération n'offrent rien d'anormal : le mont de Vénus est à peine couvert de poils ; un cul-de-sac d'environ un demi-pouce de profondeur, situé au-dessous de l'orifice de l'urètre, constitue tout ce qui existe du vagin. Les mamelles étaient assez développées (1). »

Les détails dans lesquels j'ai cru devoir entrer, à l'occasion d'une anomalie que quelques praticiens estiment au-dessus des ressources de l'art, se légitiment par l'examen que je ferai tout à l'heure de l'opportunité des opérations que l'on a proposées, pour détruire cette infirmité, car on comprend déjà que si l'absence du vagin entraînait toujours celle de la matrice, il n'y aurait aucun motif qui pût déci-

____

(1) *Gazette des hôpitaux*, ann. 1842, n° 93, supplém., p. 430, et *London medico-chirurg. transactions*, t. VI.

der un chirurgien honnête et jaloux de son honneur à tenter l'établissement d'un vagin artificiel. En effet, dans la très grande majorité des cas, quand l'urètre ne participe pas à l'occlusion vaginale, ce n'est qu'à l'âge de la puberté que l'on s'aperçoit de l'anomalie qui m'occupe ; jusqu'alors l'attention se porte rarement vers un appareil que l'on sait ne devoir entrer en fonction que plus tard, et la sollicitude des parents ou de la malade ne s'éveille qu'à l'époque où apparaissent d'ordinaire les premiers symptômes de cette activité.

L'absence des règles, car c'est là le premier signal qui sollicite l'attention, n'est accompagnée d'aucun dérangement dans la santé générale, ou détermine tous les accidents qui suivent d'habitude l'aménorrhée.

C'est sur cette différence de symptomatologie que repose l'importante question de la nécessité d'une opération.

Quand l'utérus existe, qu'on peut en constater la présence à travers les parois abdominales, et que les règles, retenues dans son intérieur, l'ont forcé à un développement anormal, il est de toute évidence, qu'à moins de contre-indications trop formelles, l'opération doit être tentée.

Quand la matrice existe, mais lorsque les menstrues n'ont donné aucun signe de leur présence, et que la santé générale n'est pas altérée, la prudence et l'honneur de l'art exigent une sage réserve, et la temporisation me semble alors de toute rigueur.

Si, au contraire, comme dans le cas rapporté par Fodéré, la matrice est atrophiée, si les règles font défaut, et si la santé générale est bonne, tout se réunit pour s'opposer à l'opération, et le chirurgien ne devra jamais compromettre son art pour faciliter un coït dont le but final, la fécondation, ne pourrait être atteint.

Après avoir bien limité les cas dans lesquels l'opération doit être pratiquée, les chirurgiens se sont demandé à quelle époque l'opération devait être entreprise. Il me semble qu'une bien grande incertitude ne peut régner à cet égard. Si le chirurgien, averti de bonne heure, opère avant l'entier développement des organes, il double les chances malheureuses de l'opération en augmentant les facilités d'intéresser le rectum ou la vessie, et en se privant, comme point de repaire pour conduire le bistouri, de la tumeur sanguine produite par les règles accumulées dans la matrice.

Cependant, s'il attend trop tard, c'est-à-dire s'il attend que plusieurs mois se soient écoulés depuis l'établissement des menstrues, l'opération, il est vrai, en sera peut-être plus facile, mais les accidents consécutifs seront à coup sûr et plus nombreux et plus formidables.

Il convient donc d'attendre l'approche des premières règles, mais il importe aussi de ne pas temporiser au point de permettre leur accumulation dans la matrice.

Une fois l'opération résolue, le chirurgien, avant de s'armer du bistouri, devra bien se convaincre qu'il va porter l'instrument tranchant entre deux organes importants, très rapprochés, et dont la lésion est toujours grave ; on a vu la mort résulter de la blessure de la vessie, ou tout au moins des fistules très difficiles à guérir.

Pour se mettre en garde contre de pareils accidents, les précautions les plus minutieuses sont indispensables : il faut d'abord introduire une sonde dans la vessie et ensuite l'index de la main gauche dans le rectum, avec lequel on va à la recherche de la sonde à travers les tissus dont on peut ainsi mesurer l'épaisseur ; de cette façon, on s'assure si l'oblitération du vagin est complète, ou si ce canal forme le cul-de-sac qui reçoit le col utérin. Dans ce cas, le cul-de-sac offre une résistance assez considérable par suite de l'accumulation du sang menstruel qui s'y est faite.

Quand toutes ces précautions auront été prises, et quand la vessie sera vidée, l'opérateur confiera la sonde à un aide, et laissera son index gauche dans le rectum, afin d'avoir un guide dans la voie qu'il va tracer.

A quelques lignes au-dessous du méat urinaire dont la position lui est indiquée par la sonde, le chirurgien pratiquera une incision dans le sens des lèvres génitales, et pénétrera plus avant dans la direction du vagin, selon l'axe du petit bassin, et ira à la recherche du col de l'utérus.

Cette partie de l'opération, véritable dissection, sera faite lentement et avec précaution; on comprend la prudence qui doit présider à chaque coup de bistouri, afin d'éviter les deux organes entre lesquels on chemine, et pour ne pas intéresser le col de l'utérus lui-même. La main de l'opérateur, quittant le bistouri, devra souvent explorer la plaie et s'assurer de la position de la sonde et de l'index resté dans le rectum. Si la nature des adhérences le permet, il vaut mieux déchirer avec le doigt le tissu cellulaire qui unit les parois vaginales que de le disséquer avec le bistouri, car quelque attention que l'on apporte, on n'est jamais sûr de ne pas toucher la vessie ou le rectum.

Enfin, si le cul-de-sac existe, et si l'on a constaté l'existence d'une tumeur sanguine, il convient de ne pas ouvrir cette dernière par une large incision qui laisserait sortir tout à coup tout le sang accumulé. M. Vidal (de Cassis) propose de faire une petite ponction avec un de ces trocarts à robinet ou à soupape qu'on a imaginés pour vider les empyèmes sans permettre l'introduction de l'air dans les cavités pleurales. Après l'écoulement de tout le liquide, on ferait usage de corps dilatants pour agrandir le canal que l'on a creusé et lui permettre de compléter ses parois.

Comme on le doit comprendre, le rétablissement du vagin est une opération excessivement grave, et à ce point, que Boyer, malgré les dangers que fait courir à la femme la rétention du sang menstruel, conseille de s'abstenir. « J'ai vu pratiquer trois fois cette opération, dit M. Vidal (de Cassis), et trois fois la mort en a été la conséquence plus ou moins prompte. Les malades ont succombé à une espèce de fièvre qui avait la plus grande analogie avec la fièvre de résorption. Il paraît qu'après l'évacuation prompte de l'humeur qui était depuis longtemps accumulée dans la matrice, cet organe ne revient pas assez promptement sur lui-même ; l'air pénètre dans sa cavité ; de là des accidents qui ont une grande analogie avec ceux qui succèdent à l'inertie de la matrice après l'écoulement, et avec ce qui arrive à la suite de l'ouverture de certains abcès symptomatiques à larges poches (1). »

L'accident signalé par M. Vidal, s'il n'est complétement prévenu, est au moins assez considérablement affaibli par la modification que cet auteur lui-même propose, pour qu'il ne soit pas une contre-indication formelle à l'opération.

D'ailleurs à côté des cas malheureux notés par les auteurs, la chirurgie compte quelques succès qui peuvent au besoin engager à l'opération.

Mais si ces considérations étaient insuffisantes pour lever tous les scrupules, on pourrait recourir au procédé en plusieurs temps qu'employa M. Amussat dans l'observation dont j'ai déjà parlé.

Voici ce procédé tel que le décrit M. Malgaigne : « Une jeune fille, de quinze ans et demi, avait le vagin obli-

(1) *Traité de pathologie externe*, t. V, chap. iv, art. iii, 4° édit. Paris, 1855.

téré au moins dans les deux tiers de son étendue ; au-dessus,
les règles accumulées formaient une tumeur fluctuante. La
malade ayant été préparée par un bain, un lavement et
un cataplasme sur la vulve, le chirurgien, armé d'une
grosse sonde droite, en appuya l'extrémité au-dessous de
l'urètre, là où l'orifice du vagin aurait dû se trouver, et
poussa dans la direction du vagin, de manière à refouler la
muqueuse et à produire un léger enfoncement. Il répéta
cette manœuvre avec le petit doigt, après avoir mis au
préalable un autre doigt dans le rectum pour servir de con-
ducteur ; la pression fut douloureuse, mais déjà efficace, et
l'impression du petit doigt resta. Pour mieux atteindre son
but, il attira alors le périnée en arrière en le pinçant avec
un doigt dans l'anus et le pouce dans la vulve, tandis que,
d'autre part, il cherchait à attirer en haut l'urètre pour
l'écarter du rectum et laisser plus d'espace entre eux. Il
resta un trou sans déchirure ni effusion de sang. Pour conserver cette dilatation, on plaça dans ce petit enfoncement,
en forme de doigt de gant, une éponge préparée. Trois
jours après, on répéta l'introduction et l'impulsion du doigt ;
on introduisit deux doigts pour opérer une distension plus
forte ; il y eut en effet un véritable éraillement dans la
muqueuse avec effusion de sang. On remit l'éponge préparée. Après cinq autres tentatives ainsi faites à un ou deux
jours d'intervalle, on avait créé un conduit artificiel de près
de 6 centimètres de longueur : alors, au fond de ce conduit, on dirigea sur l'indicateur un trocart qu'on plongea
dans la tumeur. Puis on remplaça le trocart par le bistouri
garni de linge dans les cinq sixièmes de sa lame ; il n'y avait
plus qu'une épaisseur de 12 à 15 millimètres à traverser.
Il sortit de 350 à 380 grammes d'un sang gluant et noi-
râtre. On introduisit dans ce vagin nouveau une grosse

canule en gomme élastique ; et après divers accidents la
guérison s'acheva, et elle dure déjà depuis plusieurs
années. »

A cet exposé de la conduite de M. Amussat, M. Malgaigne ajoute son expérience personnelle : « J'ai eu à faire,
poursuit-il, une opération analogue sur une femme qui
avait eu le vagin oblitéré à la suite d'un accouchement. Je
commençai par diviser la cicatrice extérieure qui arrivait
presque au niveau de la vulve ; puis, après la première
émission, je déchirai les parties avec l'indicateur poussé
en avant, et élargissant la voie de droite à gauche jusqu'à ce
qu'enfin je tombai dans une petite cavité où je reconnus le
col utérin. Il fallut maintenir le vagin dilaté pendant plus
d'une année avec des tentes de gentiane ; mais enfin il per-
sista et se prêta parfaitement aux relations conjugales. La
femme n'est pas devenue enceinte jusqu'à présent (1). »

Rétrécissement du vagin. — L'altération de la capacité
du vagin ne porte pas seulement sur son diamètre trans-
verse ; toujours ce canal oblitéré ou rétréci a une longueur
bien inférieure à celle qu'il présente dans l'état normal ;
les faits observés et rapportés par Baillie (2), S. Morand (3),
Caillot (4), Chaussier (5), ne laissent aucun doute à cet
égard ; j'ai constaté moi-même cette diminution dans la
longueur du vagin chez une jeune fille de dix-neuf ans, que
l'étroitesse de cet organe empêchait de se livrer à la prostitution.

(1) *Manuel de médecine opératoire*, 6ᵉ édit., p. 702-703. Paris,
1854.

(2) *Anatomie pathologique.*

(3) *Opuscules de chirurgie.* Paris, 1768.

(4) *Mémoires de la Société médicale d'émulation.*

(5) *Bulletin de la Faculté de médecine de Paris.*

L'étroitesse du vagin est quelquefois limitée sur un point, mais le plus ordinairement elle occupe le canal tout entier. Nysten a inséré, dans le *Journal de médecine* de Corvisart et de Leroux, une observation sur laquelle je reviendrai longuement ailleurs, et de laquelle il résulte que l'orifice du vagin présentait seul un resserrement énorme.

Mais, ainsi que je viens de le dire, c'est le plus ordinairement sur toute la longueur du canal que porte l'étroitesse; les faits de ce genre ne sont pas très rares; je n'en rapporterai que deux exemples, remarquables, le premier par sa disparition naturelle, et le second par le traitement mis en usage et dont le succès doit engager à imiter l'auteur en de semblables circonstances.

Le sujet de la première observation, consignée dans les *Mémoires de l'Académie des sciences de Paris*, est une jeune personne dont le vagin pouvait à peine admettre une plume à écrire. A chaque époque menstruelle, elle éprouvait dans la matrice une tension douloureuse très forte, et les règles coulaient avec une très grande difficulté. Mariée à l'âge de seize ans à un homme jeune et vigoureux, elle ne put recevoir ses embrassements, et, visitée par des médecins, elle fut déclarée par eux impropre à la copulation. Cependant, après onze années d'impuissance et de stérilité, et sans que le vagin eût acquis une capacité plus grande, cette femme devint enceinte; son état, on le comprend, inspira les plus vives craintes, car on prévoyait que l'accouchement serait impossible par les voies naturelles. Mais vers le cinquième mois de la grossesse, le vagin commença à se dilater, et sur la fin, il avait acquis les dimensions convenables pour permettre la sortie de l'enfant (1).

(1) *Mémoires de l'Académie des sciences de Paris.*

Ce fait est excessivement remarquable par la terminaison qu'il a présentée ; il est peut-être le seul dans la science, et en face d'une exception aussi rare, il y aurait folie à s'abstenir et à compter sur la nature.

Dans les cas de ce genre, il faut que l'art intervienne, et je vais dire, en racontant le second fait que j'ai choisi, de quelle manière se doit faire cette intervention.

Le vagin de la femme en question était à ce point resserré dans toute son étendue qu'il pouvait à peine admettre le tuyau d'une plume à écrire. Mariée à un homme dont la force virile n'était pas douteuse, cette infortunée ne put lui faire goûter les plaisirs de la couche nuptiale, et elle allait voir son mariage déclaré nul, quand Benevoli consulté mit en usage la médication suivante : il employa d'abord les fomentations émollientes ; ensuite il introduisit un pessaire de racine de gentiane dans toute la longueur du canal, comme s'il se fût agi d'agrandir une fistule, et il augmenta progressivement le volume de ce pessaire jusqu'à ce qu'il pût le remplacer par la moelle d'une tige de maïs, et arriver ensuite à l'éponge préparée. Ces diverses substances, en s'imprégnant des mucosités vaginales, se gonflèrent, dilatèrent progressivement le vagin, et le rendirent apte à remplir ses fonctions (1).

Il suffit d'indiquer cette médication pour que tout le monde en comprenne les avantages, et que, dans un cas pareil, on suive l'ingénieuse et sage conduite de Benevoli.

Obturation du vagin. — Cette anomalie est constituée par la présence d'une membrane plus ou moins résistante et placée plus ou moins haut dans l'excavation vaginale.

____

(1) Van-Swieten, *Comment. in aphorism. Boerh.*, § 1290, et Boyer, *Malad. chirurg.*, 1re édit., t. X, p. 340.

C'est une véritable cloison qui coupe le vagin en deux : une partie supérieure, et une partie inférieure. Nous verrons tout à l'heure, dans les cas de bifidité, cette cloison se diriger dans le sens vertical et diviser le vagin en deux portions latérales.

La cloison obturatrice dont j'ai à m'occuper ici est tantôt incomplète et tantôt complète. La distinction, on le comprend, est de la plus haute importance sous le rapport de la stérilité.

Une des observations les plus remarquables de cloison incomplète que possède la science, est celle que rapporte J.-L. Petit.

Le sujet est une jeune femme que notre chirurgien avait examinée alors qu'elle était encore fille, dans le but de constater les dimensions du bassin. Après avoir reconnu la bonne conformation de cette partie, J.-L. Petit se refusa de visiter les organes internes de la génération, ne voulant pas détruire les signes de la virginité.

La jeune fille s'étant mariée, et le motif allégué par le chirurgien n'existant plus, celui-ci reprit l'examen interrompu, et constata ce qui suit : « Je trouvai, dit-il, au-dessus de l'orifice du vagin, une tumeur de la grosseur d'un œuf, laquelle s'élargissait en montant ; comme la malade ne souffrait point, je portai mon doigt aussi avant qu'il me fut possible, et comme si j'avais percé une poche, il sortit en abondance du sang rouge et fluide, puis des caillots noirs, et en pressant tout l'espace qu'occupait la tumeur, je la vidai tout entière ; puis portant mon doigt au-dessus, à droite et à gauche, je reconnus que cette poche avait la forme d'un *panier de pigeon*, ayant son fond en bas, et son ouverture, qui était fort grande, était en haut, de manière que le sang menstruel, au lieu de sortir, tombait dans cette poche et la remplissait au point qu'elle formait une tumeur qui bouchait tout le vagin. Tout ce que je viens de dire se passa sans douleur. Pour remédier à cet accident, quoique la membrane qui formait cette poche eût l'épaisseur d'un écu, je fus d'avis de la fendre dans presque toute sa longueur; et si l'on m'avait cru, cette dame ne serait pas morte.

» On consulta à mon insu différentes personnes, qui rejetèrent bien loin l'idée de cette opération, et en firent une description telle que la mère, le gendre et la fille en furent effrayés.

» On conseilla un pessaire, qui, introduit et placé à propos, au commencement des règles, presserait la poche et la tiendrait appliquée contre le vagin, pour empêcher qu'elle ne se remplît, pendant que le sang coulerait librement par l'ouverture du pessaire. Cette idée fut suivie. La malade eut ses règles ; le pessaire réussit parfaitement, et l'on crut la malade guérie. La dame devint grosse ; la grossesse se passa sans incommodité ; l'accouchement ne se passa pas de même ; la poche en forme de panier de pigeon, à laquelle on ne songeait plus, et dont la sage-femme ne fut point prévenue, retarda longtemps l'accouchement, et s'étant enfin déchirée, on tira heureusement l'enfant, que l'on trouva mort ; mais la tête avait été retenue si longtemps au passage que la poche, le vagin et la vessie, qui avaient été fort comprimés contre le pubis, tombèrent en gangrène ; je fus appelé à ce désastre : le déchirement et la pourriture régnaient dans tout le vagin et la vessie, et la gangrène attaquait même l'urètre, le clitoris, les nymphes et l'intérieur des grandes lèvres, etc. (1). »

(1) *OEuvres complètes.* — *Traité des maladies chirurg.*, Paris, 1844, p. 792, édit. de la *Bibliothèque chirurgicale.*

Comme le voulait faire J.-L. Petit, qui se trouvait en présence d'une véritable valvule, l'excision de la cloison est la seule ressource que l'art mette à notre disposition.

Quelquefois, surtout quand l'obturateur n'est ni trop étendu ni trop épais, on peut se contenter de le fendre en deux, soit avec les ciseaux, soit avec le bistouri, et les lambeaux, en se rétractant, se perdent dans les plis du vagin et ne sont plus un obstacle à la copulation et à la sortie des règles.

Mais si la cloison était très étendue, sans être cependant complète, et si elle était constituée par une membrane dure, épaisse, calleuse, il en faudrait faire l'extirpation entière, opération qui, grâce au spéculum, n'offre aucune difficulté.

Quand la cloison est complète, c'est-à-dire quand elle produit l'effet d'un diaphragme placé en travers du vagin, le diagnostic, surtout à l'âge où s'établissent les menstrues, ne peut s'égarer. Outre le sentiment de pesanteur que la malade éprouve du côté de la matrice, outre le développement de l'abdomen dû à l'accumulation du sang dans l'utérus, les règles, pressant sur la membrane qui forme la cloison, la refoulent en bas, et constituent ainsi une tumeur fluctuante que l'on aperçoit à l'entrée de la vulve quand l'obstacle est placé assez bas, mais que l'on reconnaît toujours en introduisant le doigt dans le vagin.

L'indication à remplir se devine.

Quelquefois le sang accumulé brise par son propre poids la membrane, et épargne ainsi au chirurgien un coup de bistouri ou de trocart.

Mais le plus ordinairement, l'art est obligé d'intervenir et de donner issue au liquide, sauf à couper ensuite les lambeaux flottants dans le vagin.

Les exemples d'obturation vaginale sont moins rares

qu'on ne pense : Ambroise Paré, Ruysch, Fabrice de Hilden, Benevoli, J.-L. Petit en rapportent plusieurs, et l'on en rencontre un assez grand nombre dans les recueils et les journaux de médecine.

Bifidité du vagin. — Ainsi que je le disais plus haut, la cloison dont je viens de parler, au lieu d'être transversale, diaphragmatique, peut être longitudinale, c'est-à-dire dans le sens de l'axe du vagin, et partager ainsi ce canal en deux portions latérales. Cette cloison est tantôt incomplète et tantôt complète.

Elle est incomplète quand elle n'occupe pas toute la longueur du canal, qu'elle commence à un point plus ou moins éloigné de la vulve.

Elle est complète, au contraire, quand elle divise le vagin dans toute son étendue ; assez généralement alors, la matrice elle-même participe à cette anomalie, et présente une bifidité sur laquelle j'aurai à revenir plus tard. Dance a inséré, dans les *Archives de médecine*, une observation de ce genre recueillie sur une femme morte à l'Hôtel-Dieu, et à laquelle je dois donner ici une place, pour mieux faire comprendre le vice de conformation dont il s'agit : « Une membrane continue, dit-il, divisait le vagin dans toute sa longueur, à partir du méat urinaire et de la commissure postérieure de la vulve jusqu'au milieu du col utérin. Cette cloison avait environ une demi-ligne d'épaisseur ; elle était ferme, résistante, tapissée de chaque côté par la membrane muqueuse vaginale, qui se continuait de part et d'autre sans interruption. Le col de la matrice ne formait point de saillie apparente dans la cavité de ce double vagin ; son extrémité inférieure était plutôt aplatie qu'arrondie ; à droite et à gauche de cette surface, on voyait deux simples trous de forme ronde, de la grandeur d'un petit tuyau de plume, n'étant point couronnés par deux lèvres, ne présentant point l'apparence de fente transversale comme dans l'état naturel. Ces trous aboutissaient isolément dans une loge correspondante de la matrice, dont la cavité était ainsi séparée en deux par un *septum* médian. Vers les angles supérieurs de cet organe, existaient deux prolongements latéraux d'un pouce et demi à deux pouces de longueur, ayant le volume du doigt, une texture identique avec celle des parois utérines, dont ils étaient une continuation, une forme arrondie et conoïde, se terminant enfin par leur sommet en donnant naissance aux deux trompes. La longueur de ces derniers canaux était, à partir de ce point jusqu'à leurs pavillons, aussi grande que dans l'état naturel. Le corps de la matrice avait un très petit volume ; sa hauteur, jointe à celle du col, était seulement de deux pouces ; sa texture ne différait point de celle d'une matrice ordinaire ; elle ne paraissait point avoir été en aucun temps le siége de la fécondation. Les ovaires étaient petits et comme ratatinés, l'urètre et le clitoris bien conformés (1). »

La bifidité, car, en définitive, c'est à ce point de vue qu'elle nous intéresse, peut-elle empêcher la copulation ? Rigoureusement, elle ne constitue pas une impossibilité absolue, un obstacle infranchissable, mais elle est une gêne et une source non douteuse d'ennuis et de douleurs pour les deux conjoints. Une jeune femme, dont la bifidité du vagin était incomplète, pouvait se livrer à la copulation, il est vrai, mais avec de telles précautions qu'elle réclama mes soins pour être débarrassée de cette infirmité. La verge, en pénétrant dans le canal, heurtait quelquefois le bord inférieur de la cloison, qui était à peu près à deux travers

_____

(1) *Archives générales de médecine*, ann. 1829, t. XX, p. 538.

de doigt de l'orifice vulvaire, et ce choc n'était pas sans douleur pour l'homme et surtout pour la femme ; dans tous les
cas, quel que fût le côté où se logeât la verge, la poche
vaginale n'ayant plus que la moitié de sa capacité ordinaire,
était distendue outre mesure, et cette distension faisait du
coït un sujet constant de souffrances.

A ne considérer que l'acte copulateur, l'opportunité d'une
opération ne saurait être douteuse ; mais quand la bifidité
du vagin se prolonge jusqu'au col de l'utérus et pénètre dans
cet organe, il peut être utile de s'abstenir et de laisser subsister un obstacle au coït, afin de prévenir les accidents
ultérieurs que déterminerait à coup sûr une grossesse ; car
le produit de la conception, en se développant dans une
cavité trop étroite, s'il ne succombait pas lui-même, pourrait bien déterminer la rupture de la poche utérine dans
laquelle il serait contenu, sans parler des douleurs nombreuses qui accompagneraient cette distension forcée ; et
puis la cloison longitudinale partageant en deux, comme
dans l'observation de Dance, l'ouverture inférieure de la
matrice, on prévoit quelles difficultés, et même quelle impossibilité, présenterait l'accouchement.

Par toutes ces considérations, dans les cas de bifidité du
vagin et de l'utérus, j'estime qu'il convient de respecter
l'obstacle apporté par la nature à l'entraînement de la passion, et de considérer la cloison vaginale comme une sage
prévision de la providence.

Mais quand la bifidité n'intéresse que le vagin, quand la
matrice reste étrangère à cette anomalie, on est autorisé à
débarrasser la femme d'une infirmité qui, outre les ennuis
dont elle remplit son existence, serait, dans le cas de grossesse, la source de nombreux accidents au moment de la
parturition.

Communication du vagin avec les organes voisins. —
Les organes avec lesquels ces communications s'établissent
sont l'urètre, la vessie et le rectum; elles s'opèrent par des
solutions de continuité des parois vaginales, et constituent
ainsi des fistules qui presque toujours sont au-dessus des
ressources de l'art.

Au point de vue exclusif de la copulation, le dommage
n'est pas grand, car le coït est toujours possible; seulement ces dispositions, en laissant sortir par le vagin, soit
les urines, soit les excréments, inspirent le dégoût, et deviennent ainsi la source de répulsions morales.

Il n'en est pas de même au point de vue de la fécondation qui, ainsi que je le dirai plus loin, peut être profondément atteinte.

Les communications du vagin avec l'urètre et la vessie,
quoique peu fréquentes, se rencontrent cependant plus
souvent que la communication du vagin avec le rectum.
J.-L. Petit rapporte les deux exemples suivants des deux
premières anomalies : « J'ai vu, dit-il, une fille à l'âge de
quatre ans, qui était venue au monde n'ayant ni urètre, ni
nymphes, ni clitoris : elle avait un vagin assez large; mais
n'ayant pas d'urètre, ou du moins la partie de ce canal où
se trouve le sphincter manquant, elle rendait involontaire-
ment ses urines; j'en ai vu une autre qui avait tout l'extérieur de la vulve, le clitoris, les nymphes et les grandes
lèvres bien conformés, mais à qui il manquait tout l'urètre
et le col de la vessie; elle rendait ses urines à l'entrée du
vagin par un trou assez large pour y mettre le petit
doigt (1). »

____

(1) *OEuvres complètes*, édition de la *Bibliothèque chirurgicale*,
p. 798.

L'ouverture du vagin dans le rectum est excessivement rare, et de pareilles observations, d'après Boyer, n'ont été faites qu'un très petit nombre de fois : on en trouve un exemple dans le *Journal des savants*, année 1777, et un second dans les *Mémoires de Berlin*, année 1774. L'illustre secrétaire de l'Académie de chirurgie, Louis, en cite un troisième exemple sur lequel je demande la permission de m'arrêter un instant, à cause des circonstances qui l'accompagnèrent et de la discussion à laquelle il donna lieu, et qui est fort peu connue.

Dans une thèse soutenue sous sa présidence aux écoles de chirurgie, et dont les bibliomanes s'accordent à lui attribuer la paternité, Louis raconte qu'une jeune fille, chez laquelle il n'existait aucune trace des parties externes de la génération, était réglée par l'anus. Son amant, poursuit-il, lui arracha l'aveu de ce vice de conformation, et, dans ses transports amoureux, il la supplia de lui permettre de s'unir à elle par la seule voie qui lui restait : elle y consentit, devint enceinte, et accoucha à terme, par l'anus, d'un enfant bien constitué (1).

Comme conséquence de cette observation, Louis demanda aux casuistes si une femme, privée de vulve, était,

(1) Voici en entier le texte même de cette curieuse observation :
« Alia imperforationis apparentis species hic manet recensenda de quâ
» non ita pridem Parisiis vidimus exemplum notatu dignum, vernacule
» in academiarum commentariis non tradendum, ob verecundiam de re
» pudendâ servandam. Adolescentula in quâ nullum vulvæ et vaginæ
» vestigium, per anum purgationes menstruas patiebatur : eam vir
» quidem adamavit, et huic quâ datâ viâ se commisit, non tangenda
» transiliens vada, quod alibi nefanda fuisset fœtidas in hoc casu fuit
» secundùm naturæ intentum. Gravida enim facta fœtum tempore
» opportuno enixa est, lacerato ani sphinctore. An uxore sic dispositâ,
» uti fas sit judicent theologi morales? »

oui ou non, en droit de chercher dans l'anus la voie de la propagation. Les théologiens s'émurent, des cris de réprobation s'élevèrent contre le célèbre.chirurgien qui ne tarda pas à avoir contre lui le parlement et la Sorbonne.

Il fut interdit.

Cependant la question n'était pas neuve pour les casuistes et avait été bien longtemps avant Louis approfondie par les pères Cucufe et Tournemine. A ce problème : *An imperforata mulier possit concipere?* les deux savants pères que je viens de citer avaient décidé « qu'une fille, privée de la vulve en apparence, devait trouver dans l'anus des ressources pour remplir le vœu de la reproduction. » Sanchez, le fameux casuiste espagnol que tout le monde connaît, avait partagé l'opinion des pères Cucufe et Tournemine, et cependant, malgré cette unanimité de trois grandes lumières de la théologie, les papes avaient fait un cas réservé aux jeunes filles qui tenteraient cette voie.

Louis, par sa question indiscrète : *An uxore sic dispositâ, uti fas sit judicent theologi morales?* mettait donc en suspicion les décisions de Rome, et justifia jusqu'à un certain point les rigueurs exercées contre lui par la Sorbonne et le Parlement.

Cette affaire, on le comprend, ne se passa pas dans le huis-clos, et le problème, fort débattu en France, fut de nouveau soumis à la sagesse du souverain pontife. Le pape Benoît XIV, qui portait alors la tiare, plus philosophe et plus éclairé que ses prédécesseurs, permit l'usage de la *parte-poste* dans le sens du père Cucufe.

En présence d'une pareille décision et en souvenir du fait rapporté par Louis, Pougens n'hésite pas à donner le conseil suivant : « Les jeunes femmes stériles seraient peut-être autorisées, ou devraient, au contraire, tenter les deux voies, pour s'assurer de la véritable route de la propagation (1). »

Comme on le voit, Pougens répudie cette maxime de la sagesse des nations : *Dans le doute, abstiens-toi.*

CHAPITRE II.

LÉSIONS ORGANIQUES DE L'APPAREIL COPULATEUR.

Ce chapitre sera un des plus courts de l'ouvrage, car si les diverses affections qui peuvent y figurer ont une importance assez grande dans la pathologie générale des organes génitaux de la femme, elles ne présentent qu'une valeur secondaire au point de vue qui nous occupe.

Ces affections sont toutes plus ou moins douloureuses, et l'augmentation des souffrances que déterminerait à coup sûr la présence d'un corps étranger mis en contact avec les parties malades, est un motif suffisant pour faire redouter aux femmes l'acte du coït. Cette abstention est, il est vrai, momentanée, et prend sa source dans une série d'accidents qui ne rentrent que d'une manière subsidiaire dans le cadre de mon sujet.

Je ne m'y arrêterai donc pas davantage.

Mais si ces phénomènes morbides, en tant qu'ils constituent par eux-mêmes un obstacle à la copulation, méritent à peine d'être mentionnés dans un ouvrage de la nature de celui-ci, il n'en est plus de même quand on les étudie dans leurs conséquences, et qu'on les considère comme causes déterminantes de l'impuissance chez la femme.

Et, en effet, un des résultats les plus fâcheux, à notre point de vue, que ces affections peuvent produire, est le

(1) *Dictionnaire de médecine pratique*, t. IV, p. 1626, 2ᵉ édit.

rétrécissement ou l'oblitération du vagin ou de la vulve, soit par l'agglutination immédiate des parois vulvaires ou vaginales, soit par la formation de brides ou de callosités.

Les plaies, les ulcérations, les excoriations, les déchirures, l'inflammation, etc., peuvent amener l'un ou l'autre des accidents que je viens de signaler, et les exemples n'en sont pas très rares dans la science.

Paul de Sorbait raconte qu'une jeune fille s'étant endormie sur un vase, dans lequel elle avait placé des charbons pour se chauffer, brisa ce vase et se brûla toute la région du périnée, de la vulve et du pubis. Cet accident, mal soigné, détermina la réunion des grandes lèvres, et ne laissa plus entre elles que deux petites ouvertures, l'une près de l'anus et l'autre au-dessous du pubis. La femme devint plus tard enceinte, et il fallut, pour que l'accouchement s'effectuât, inciser la cicatrice.

Arnaud cite le fait d'une jeune fille qui, à la suite d'une course à âne, éprouva, aux parties génitales externes, une inflammation avec excoriation des grandes lèvres ; celles-ci, abandonnées à elles-mêmes, s'agglutinèrent, en respectant toutefois le méat urinaire, et en laissant un trou par lequel s'écoulaient les règles. Comme dans l'observation précédente, la jeune fille se marie, devient enceinte et doit subir l'incision de la cicatrice pour permettre le passage à l'enfant.

Les ulcérations syphilitiques sont souvent la cause d'une semblable adhérence, et il arrive quelquefois alors que la preuve manifeste d'une faute antérieure au mariage devient pour l'époux un signe non équivoque de virginité. Dupuytren fut appelé un jour pour détruire une de ces adhérences qui avait résisté à toutes les approches conjugales, et se garda bien, comme on doit le comprendre, de dissiper l'heureuse erreur du mari.

L'ouverture vulvaire peut encore être rétrécie à la suite de la déchirure du périnée, que cette déchirure arrive d'une manière traumatique ou qu'elle soit produite par un accouchement. Les cas de ce genre se rencontrent assez fréquemment dans la pratique et sont en nombre assez suffisant dans tous les ouvrages d'obstétrique, pour qu'il soit inutile d'en rappeler ici quelques-uns.

Les ruptures du vagin, par cause traumatique ou pendant l'accouchement, sans être fréquentes, ne sont cependant pas très rares. Cet accident, toujours grave, est presque constamment suivi d'une péritonite assez généralement mortelle, ce qui me dispense de m'y arrêter davantage.

Il en est à peu près de même des autres solutions de continuité des parois vaginales, lésion qui, s'il faut en croire quelques auteurs, se serait produite pendant l'acte du coït. Ainsi, Diemerbroeck rapporte l'observation d'une déchirure du vagin amenée par la présence de la verge, et qui détermina une hémorrhagie mortelle ; Dugès cite un exemple du même genre dans le *Dictionnaire de médecine et de chirurgie pratiques ;* Plazzoni a rencontré une lésion analogue due à la même cause, etc., etc. ; mais, je le répète, ces accidents, fort intéressants dans un ouvrage sur les maladies des femmes, ne méritent ici qu'une simple mention.

Il n'en est pas de même pour les accidents qui laissent après eux un rétrécissement ou une véritable oblitération du vagin. Un accouchement long et pénible peut amener un semblable résultat, et M. Moreau cite l'observation d'une dame anglaise dont le rétrécissement vaginal, à la suite d'un premier accouchement, ne laissait même plus passer les menstrues.

Les injections vaginales caustiques sont la source à laquelle il faut le plus fréquemment faire remonter l'oblitération du vagin. Une allumeuse de réverbères de Genève s'étant injecté du vitriol dans l'organe copulateur, afin de provoquer un avortement, les parois de ce canal contractèrent de telles adhérences que le produit de la conception ne put passer, et la femme mourut.

Quelquefois il ne se forme pas des adhérences, surtout quand les injections sont purement astringentes, mais alors les parois vaginales deviennent dures, calleuses, et s'épaississent au point d'amener un rétrécissement incompatible avec le coït. Les prostituées savent tout le parti qu'elles peuvent tirer de ces circonstances, et il en est, surtout en Italie, qui vendent pendant de longues années, et grâce à des injections de ratanhia ou de tannin, une prétendue virginité que la syphilis a plus d'une fois marquée de stigmates.

Quelle que soit la cause à laquelle il faille rapporter soit l'adhérence des parois vulvaires ou vaginales, soit le rétrécissement ou l'oblitération de l'organe copulateur, nous avons toujours affaire à une série d'affections dont l'histoire m'a occupé déjà, et qui ne diffèrent des premières que par les causes qui leur donnent naissance.

Le traitement de celles-ci sera donc à peu près identique avec le traitement de celles-là ; cependant, dans les cas où l'obstacle est constitué par des brides solides ou des callosités, la dilatation progressive que j'ai recommandée, à l'exemple de Benevoli, est insuffisante, et il convient, tout en utilisant l'action des corps dilatants, de recourir à quelques incisions et scarifications pour détruire les cicatrices et les brides les plus résistantes. L'opérateur devra faire lui-même le pansement que cette thérapeutique exige, car, négligée, la médication deviendrait bientôt elle-même une nouvelle cause d'obturation.

CHAPITRE III.

LÉSIONS VITALES DE L'APPAREIL COPULATEUR.

Les affections qui remplissent ce nouveau chapitre de l'histoire des obstacles apportés à l'intromission de la verge dans les organes sexuels de la femme, sont les névralgies de la vulve et du vagin et les spasmes du vagin.

Névralgie de la vulve et du vagin. — Avant Lisfranc, cette affection était peu connue ; mais depuis que ce chirurgien l'a décrite avec ses tendances un peu trop prononcées, peut-être, vers les idées de Broussais, elle a été l'objet d'études sérieuses, et l'on a droit de s'étonner qu'après le travail consciencieux de Tanchou, dont je parlerai tout à l'heure, M. Paul Dubois ait prétendu, dans le cours de la discussion académique sur le traitement des déviations de l'utérus par le pessaire intra-utérin, qu'il était le premier à signaler cette affection ; je montrerai bientôt, en faisant à chacun la part qui lui revient, ce qu'il faut penser de cette assertion de M. Dubois.

Bien que Lisfranc et Tanchou aient décrit isolément les névralgies de la vulve, il paraît difficile d'admettre que cette névralgie ne s'irradie pas jusque sur le vagin, et reste limitée aux grandes et aux petites lèvres. J'ai eu occasion d'observer quatre cas de cette maladie, et, dans tous, le vagin était aussi douloureux que la vulve.

De plus, et pour légitimer le rapprochement que je fais ici, les mêmes causes peuvent amener la névralgie sur l'un ou l'autre organe, et, quel que soit son siége, les mêmes symptômes l'accompagnent, les mêmes conséquences la suivent et le même traitement lui convient.

Il me paraît donc superflu et même illogique de couper

en deux, ainsi qu'on l'a fait dans les ouvrages généraux de pathologie, une seule et même affection, sous le prétexte spécieux qu'elle siége sur des organes distincts, comme si la nature s'accommodait des divisions factices que, pour sa commodité, l'esprit admet et se trace.

La névralgie de la vulve et du vagin est tantôt idiopathique et tantôt symptomatique d'une affection de l'utérus. Lisfranc (1) assure qu'elle est héréditaire dans certaines familles, dont toutes les femmes la présentent alors à des degrés variés. D'après Tanchou (2), l'époque de retour serait souvent marquée par cet état névralgique, « et alors, dit-il, ces névroses peuvent être considérées comme une déviation du travail menstruel; l'excitation fonctionnelle qui avait son siége dans les nerfs de l'ovaire et de l'utérus, se transporte sur ceux de la vulve. » Enfin le travail de la menstruation détermine souvent l'affection dont il s'agit, et alors la sensibilité des organes externes de la génération n'est exaltée que quelques jours avant et quelques jours après l'écoulement des règles.

Dans d'autres circonstances, la névralgie dont je parle est liée à un *état morbide* de l'utérus ; pour Lisfranc, cet état morbide était l'engorgement ou l'ulcération du col ; pour M. Paul Dubois, c'est tantôt un état phlegmasique de la muqueuse utérine, tantôt une déviation de l'organe, tantôt enfin une névralgie même de la matrice qui rayonne sur le vagin et s'étend jusque sur la vulve.

A ce point de vue, M. Dubois pourrait bien avoir raison, ainsi que je le dirai en parlant de la thérapeutique.

Mais qu'elle soit idiopathique ou symptomatique d'une affection quelconque de l'utérus, la névralgie de la vulve et

(1) *Clinique chirurgicale de l'hôpital de la Pitié*, t. II, p. 163, et *Gazette des hôpitaux*, 12 mars 1842.

(2) *Gazette des hôpitaux*, 14 juillet 1842.

du vagin réclame impérieusement les soins de la médecine :
« La femme, dit Lisfranc, dont mon expérience personnelle
atteste les paroles, la femme a pour le coït lui-même une
grande répugnance, et, quoique le sentiment du devoir et
la crainte de perdre l'affection de son mari la dominent, elle
s'en éloigne d'abord autant que le lui permettent les circonstances, et puis enfin il devient si irritant, si agaçant, si
douloureux, qu'elle le refuse et le rejette avec une sorte
d'effroi : refus terrible, qui, presque toujours, entraîne bientôt après lui les événements les plus funestes à l'union conjugale. Je n'exagère rien ici, car on m'a raconté des scènes
déplorables ; j'en ai quelquefois été témoin. L'état dont nous
nous occupons exige donc l'attention la plus sérieuse de la
part du médecin. Son ministère est ici, non pas seulement
de guérir, mais encore de rendre une épouse à son mari,
un père à ses enfants, en rétablissant la paix au sein d'une
famille désolée. »

Ce tableau n'est point chargé à plaisir, et tous ceux, Tanchou, M. Dubois, etc., qui ont eu occasion d'observer cette
névralgie, s'accordent sur la gravité qu'elle présente au
point de vue du rapprochement des sexes, et M. Dubois la
considère même comme une cause de stérilité.

Il faut donc nous arrêter sur la thérapeutique la plus
convenable, et d'autant plus sérieusement que les moyens
curatifs ordinaires échouent assez souvent, et qu'il me faudra faire ici comme un avant-propos de ce que je dirai plus
loin sur l'action thérapeutique du redresseur intra-utérin.

Quand la névralgie est essentielle, qu'elle n'est sous la
dépendance d'aucun état morbide de l'utérus, son traitement
est celui de toutes les névralgies en général. Cependant, si
je dois prendre en considération certains résultats que j'ai
obtenus avec la valériane et l'asa fœtida, je me crois autorisé
à penser que ces deux antispasmodiques ont une action en

quelque sorte spéciale sur l'innervation des organes génitaux ; cette action m'a paru plus prononcée chez la femme
que chez l'homme, et je suis parvenu avec eux à des rémis-
sions complètes d'hystéralgie et de névralgie de la vulve et
du vagin qui avaient opiniâtrément résisté à toutes sortes
de médications.

Aussi, dans l'affection qui m'occupe, je n'hésite pas à conseiller de prescrire l'asa fœtida et la valériane combinées
ensemble, soit en pilules, soit en potion, ce qui n'empêche
en aucune manière les moyens externes généralement recommandés, tels que bains froids ou chauds, frictions opiacées, belladonées, etc.

Quand la névralgie est sous la dépendance d'un état
pathologique de l'utérus, d'une phlegmasie, d'une ulcération ou d'un déplacement, il est rationnel de s'adresser
d'abord et directement à l'affection utérine, cause de la
douleur vulvo-vaginale. Je n'ai pas à décrire ici le traitement de ces diverses maladies; cependant il est des circonstances où l'état nerveux dont je parle, quoique existant
avec une phlegmasie, une ulcération ou un engorgement
de la matrice, est déterminé par le poids de l'utérus plutôt
que par la lésion organique qu'il présente; la femme
éprouve alors des douleurs de reins, des tiraillements dans
les lombes, de la pesanteur au périnée, etc., etc. Dans ce
cas, et si la lésion organique permet de les appliquer, tout
moyen qui aura pour but de soutenir l'utérus amènera de
bons résultats : la ceinture hypogastrique et les pessaires
ordinaires répondent d'habitude à cette indication ; le pessaire intra-utérin de M. Simpson ou celui de M. Valleix
peuvent, d'après M. Dubois(1), amener les mêmes effets, en

_____

(1) *Bulletin de l'Académie impériale de médecine*, t. **XIX**, Paris,
1854, p. 832 et 833.

offrant à l'utérus un point d'appui ou de soutènement. Sans aucun doute, le pessaire de M. Valleix offre, comme moyen mécanique de sustentation, les mêmes avantages que les pessaires ordinaires; mais il présente le grave inconvénient d'augmenter la phlegmasie et même de faire naître une inflammation qui n'est pas sans danger, ainsi que l'expérience ne l'a que trop démontré.

L'action bienfaisante du pessaire de M. Valleix est moins contestable quand l'état pathologique de l'utérus est un état hystériforme, sans lésion organique, mais seulement avec troubles plus ou moins graves du côté de l'innervation. Dans ce cas, l'application du pessaire n'a pas besoin de se prolonger longtemps, et ne peut, par conséquent, en dehors de certains cas exceptionnels d'idiosyncrasie, et tout à fait au-dessus des prévisions humaines, déterminer les accidents que M. Depaul a signalés dans son rapport à l'Académie de médecine. Son action se borne alors à modifier d'une manière spéciale la sensibilité utérine, et, par suite, celle de tout le reste de l'appareil génital, qui est sous sa dépendance. M. Dubois, il faut le reconnaître, fut le premier à signaler cette action du pessaire de M. Valleix, et depuis j'ai eu moi-même occasion d'en constater la réalité. Sans doute ce moyen ne réussit pas d'une manière constante; il est des cas rebelles même dans lesquels le mal paraît s'accroître sous la pression exercée par la tige du pessaire; mais il en est d'autres, je le répète, comme celui qu'a cité M. Malgaigne dans son premier discours dans la discussion académique sur le traitement des déviations utérines, où l'effet est si complet et si immédiat que l'on pourrait croire à quelque supercherie de la femme.

A ce point de vue, mais à ce point de vue seul, ainsi que j'aurai l'occasion de le démontrer plus loin, le pessaire intra-utérin doit être conservé, car il modifie quelquefois la sensibilité utérine là où tous les moyens ordinaires ont échoué.

Spasmes du vagin.—A l'encontre des névralgies de la vulve et du vagin, qui sont un empêchement en quelque sorte moral au rapprochement des sexes, les spasmes du vagin constituent un obstacle matériel à l'intromission de la verge dans les organes sexuels de la femme. Le resserrement convulsif de ce canal est quelquefois si prononcé qu'à peine l'ouverture vulvaire peut admettre un tuyau de plume à écrire. Fort heureusement, ces constrictions sont intermittentes, et lorsqu'elles sont continues, elles coexistent avec la vaginite ou avec l'état puerpéral, comme si la nature avait voulu prévenir l'homme, par cet empêchement formel, de s'abstenir d'un coït compromettant ou impossible.

Quoi qu'il en soit, et d'après ce que je viens de dire, les spasmes du vagin sont, tantôt idiopathiques, tantôt symptomatiques d'une vaginite, et tantôt mixtes, c'est-à-dire se montrant pendant le travail de l'accouchement.

Quand l'affection est essentielle, qu'elle ne s'accompagne ni de rougeur, ni d'excoriations sur les lèvres et le vagin, les accès sont intermittents, plus ou moins rapprochés, et d'une durée plus ou moins longue. Les tentatives du coït les déterminent quelquefois, mais, dans ce cas, les spasmes disparaissent d'eux-mêmes, quand la muqueuse vaginale est lubréfiée par les mucosités. — En dehors de cette circonstance, dont on comprend d'ailleurs le mode d'action, il est assez difficile de déterminer les causes prochaines qui donnent naissance à une pareille affection. Cependant, les femmes nerveuses y paraissent plus disposées que toutes autres, surtout si elles éprouvent de fortes émotions morales, et si elles caressent des idées érotiques. C'est à l'ou-

verture vulvo-vaginale que la constriction est le plus prononcée, et, comme je le disais plus haut, le resserrement
est quelquefois si considérable qu'il peut à peine laisser
passer, et non encore sans douleur, un tuyau de plume à
écrire.

Les spasmes du vagin qui sont déterminés par une inflammation franche ou spécifique de cet organe, sont con-
tinus et suivent les périodes de la maladie qui les tient sous
sa dépendance. Cette corrélation est toujours facile à constater au moyen des symptômes si tranchés de la vaginite
qui se décèlent toujours à l'examen le moins attentif.

Il en est de même des spasmes qui accompagnent le travail de l'accouchement, et qui ne se prolongent pas au delà
du temps de la parturition. Au point de vue du diagnostic
différentiel, et pour ne pas les considérer comme une cause
sérieuse de dystocie, les antécédents de la femme permettront toujours de distinguer les spasmes du vagin de quelque
vice de conformation ou de quelque maladie qui aurait
amené un état permanent d'étroitesse du vagin.

Comme on le doit présumer, les spasmes symptomatiques
et les spasmes mixtes n'exigent point une thérapeutique spéciale : les premiers, liés à la vaginite, disparaîtront avec
elle ; et les seconds, complication de l'accouchement, se
dissipent toujours avec la délivrance de la femme, et réclament quelquefois, pour que la parturition s'accomplisse,
l'usage habilement combiné des antiphlogistiques.

Restent donc les spasmes essentiels. — Comme ils sont
ordinairement l'apanage des femmes nerveuses et livrées
aux pensées érotiques, il faut recourir presque toujours à
une médication générale, dont les fortifiants, le fer et les
distractions feront la base, et employer en même temps un
traitement local dont les ressources sont les bains entiers ou

de siége, les injections narcotiques et les onctions avec la pommade belladonée. Il est rare que ces moyens, tant généraux que locaux, bien combinés et bien conduits, n'amènent promptement la rémission d'une maladie qui est un véritable tourment pour les femmes qui en sont atteintes.

CHAPITRE IV.

LÉSIONS MÉCANIQUES DE L'APPAREIL COPULATEUR.

TUMEURS. — CORPS ÉTRANGERS.

Si pour la logique de la classification je rapproche les tumeurs et les corps étrangers développés ou introduits dans l'appareil copulateur, je dois les examiner séparément, parce qu'en dehors du seul point de contact qu'ils présentent dans leurs résultats par rapport à la copulation, ils n'ont rien de commun dans leur histoire, et s'offrent à l'observateur avec une étiologie, une marche et une terminaison qui me forcent de donner à chacun d'eux une place distincte.

TUMEURS DE L'APPAREIL COPULATEUR.

Il est ici indispensable, tant sous le rapport du diagnostic que sous celui du traitement, de séparer les tumeurs dont la vulve est le siége de celles qui affectent plus spécialement le vagin.

§ 1. — Tumeurs de la vulve.

Je les diviserai en deux classes : 1° celles qui sont le produit d'une lésion organique de la vulve ; 2° celles qui sont formées par la présence anormale et accidentelle d'un organe voisin.

A. *Tumeurs de la vulve par lésions organiques.*

Parmi les tumeurs de la vulve par lésion organique, les unes affectent une marche aiguë et rapide, et les autres une marche lente et chronique.

Au nombre des premières se placent les abcès et les tumeurs sanguines ou thrombus de la vulve.

Parmi les secondes se rangent l'éléphantiasis, les kystes, les loupes, les corps fibreux et le cancer de la vulve.

Je passerai rapidement sur chacune de ces affections, car si leur histoire offre une face qui regarde notre sujet, elles appartiennent bien plus à la pathologie générale des organes génitaux de la femme qu'à un traité sur l'impuissance. De plus, les tumeurs à marche aiguë ont une existence si fugitive qu'elles méritent à peine ici une mention; d'ailleurs l'une d'elles, le thrombus, se produit généralement au milieu de circonstances peu favorables au coït, car tous les auteurs qui s'en sont occupés le signalent, soit comme un accident des derniers temps de la grossesse, soit comme un épiphénomène de l'accouchement.

Sans doute les abcès et les thrombus de la vulve peuvent par leur volume empêcher l'intromission de la verge dans le vagin et constituer un obstacle matériel au congrès; mais c'est surtout par les douleurs qu'ils occasionnent qu'ils doivent être considérés comme s'opposant à la copulation.

Il n'en est pas de même des tumeurs à marche chronique, presque toujours indolentes et ne gênant le rapprochement sexuel que par l'obstacle que leur volume oppose à l'accomplissement de cet acte. Assez rares et ne se montrant pour la plupart qu'à un âge avancé de la vie, elles exigent toutes l'intervention de la médecine opératoire, et rentrent par cela même dans le domaine de la chirurgie générale.

B. *Tumeurs de la vulve dues à la présence d'un organe voisin.*

Les organes qui peuvent venir faire tumeur à la vulve sont le vagin, la matrice et l'intestin.

Le vagin et la matrice n'apparaissent à l'orifice vulvaire, et par conséquent ne s'opposent à la copulation que par suite de déplacements qui m'occuperont ailleurs.

La présence de l'intestin dans les grandes lèvres m'arrêtera ici un instant, parce que ce genre de hernie est peu connu, et que, d'après les rares exemples que nous en avons, il paraît affectionner l'âge le plus propre à la génération.

Cette hernie signalée, je crois, pour la première fois par A. Cooper, qui en a donné deux observations et qu'il appelait *pudendal hernia,* est ainsi décrite d'après lui dans la *Bibliothèque du médecin praticien :* « La tumeur formée par cette hernie paraît, à l'extérieur, un peu au-dessus d'une ligne qui, partant de l'orifice extérieur du vagin, se dirigerait de dedans en dehors. Cette hernie débute comme la hernie périnéale et la hernie vaginale latérale. Elle pousse d'abord en bas le péritoine, qui va du vagin au rectum, et puis, au lieu de se développer dans le premier de ces canaux comme la hernie vaginale, au lieu de proéminer sur un point très voisin de l'anus, comme la hernie périnéale, la hernie vulvaire se développe surtout dans l'épaisseur de la grande lèvre, sur le point indiqué par A. Cooper ; pour y parvenir, les organes déplacés passent d'abord derrière un ligament large de l'utérus, poussent devant eux le péritoine dans le sillon rempli de tissu cellulaire qui sépare le vagin du rectum ; puis ces organes écartent les fibres des aponévroses périnéales, celles du muscle releveur de l'anus au moment où il va s'insérer sur les côtés du vagin. D'après cette marche de la hernie et le siége que son fond va occuper, on peut prévoir que l'artère vaginale sera placée en dedans du sac, l'artère honteuse interne en dehors. La position de ces deux vaisseaux fait entrevoir la nécessité d'un débridement méthodique dans les cas d'étranglement (1). »

J'ai dit tout à l'heure que cette hernie était peu connue, et qu'on l'avait toujours observée à l'âge le plus favorable à la copulation ; la science, en effet, n'en possède que trois exemples bien authentiques, deux qui appartiennent à A. Cooper, et le troisième communiqué par M. J. Cloquet à Murat, l'auteur de l'article VULVE du *Dictionnaire des sciences médicales*. Les malades du chirurgien anglais n'avaient que vingt-deux ans, et celle de M. Cloquet vingt-quatre.

Qu'on me permette de rapporter en entier cette dernière observation, qui me dispensera de plus longs développements sur ce sujet. « La domestique du garde-magasin de l'hôpital Saint-Louis, jeune fille âgée de vingt-quatre ans, d'une constitution sèche et nerveuse, vient me consulter, dit M. J. Cloquet, au mois de février de la présente année, sur une maladie qui lui était survenue, depuis peu de temps, aux organes extérieurs de la génération. L'ayant examinée, je trouvai, dans la partie postérieure de la grande lèvre droite, une tumeur arrondie, rénitente, du volume d'un gros marron, qui soulevait la peau et faisait saillie en dedans de la vulve. Cette tumeur, un peu douloureuse au toucher, se prolongeait à la partie latérale droite du vagin, sous la forme d'une saillie longitudinale, longue de deux

______

(1) *Bibliothèque du médecin praticien*, t. I, p. 13.

pouces environ, dure et résistante; la pression exercée avec
le doigt sur cette dernière portion n'y occasionnait que des
douleurs sourdes. La tumeur augmentait sensiblement de
volume, devenait plus dure et plus tendue, lorsqu'on faisait
tousser la malade. La jeune fille y ressentait de temps à
autre des engourdissements, et éprouvait de légères co-
liques dans toute la partie inférieure de la cavité abdominale ; du reste, les autres fonctions s'exerçaient librement,
à l'exception de la marche, qui était pénible, à raison de la
gêne que produisait la tumeur par son volume, et des douleurs qui s'y manifestaient lorsque la malade s'était fati-
guée par quelque exercice forcé. Cette tumeur avait paru
peu à peu, sans douleur, depuis environ quinze jours ; elle
n'avait jamais causé de vives douleurs, des nausées, ni de
vomissements. La malade attribuait son *effort* à des mouvements considérables qu'elle avait faits pour lever des pa-
quets de linge et des baquets remplis d'eau. Comme elle
était habituellement constipée, je pense que les efforts nécessités pour la défécation ont dû contribuer aussi très puissamment à la production de sa maladie. Ayant fait coucher
la malade sur le dos, dans la position ordinaire pour l'opération du taxis, je parvins, à l'aide d'une pression assez
forte, exercée méthodiquement selon la direction de la
tumeur, à diminuer d'abord son volume, et à en obtenir
ensuite l'entière réduction, laquelle se fit subitement par
l'ascension brusque des parties déplacées, qui glissèrent
tout à coup sous mes doigts, en faisant entendre ce bruit
particulier qu'on a désigné sous le nom de *gargouillement...*
Je pratiquai ensuite le toucher dans la position verticale du
corps; les viscères déplacés ne reparurent pas, et la jeune
fille put marcher librement comme avant l'accident. Je
voulus lui appliquer un pessaire en bondon, afin de com-

primer et de retenir la portion relâchée du vagin qui avait livré passage à l'intestin, mais la malade ne voulut pas s'assujettir à le porter ; et, bien qu'elle ait repris ses occupations habituelles depuis cette époque, sa tumeur ne s'est point reproduite, et elle jouit actuellement d'une parfaite santé (1). »

Quoique M. J. Cloquet ne parle pas de la copulation, et qu'il dise que toutes les fonctions, hors celle de la marche, se faisaient avec facilité et comme à l'état normal, il ne peut être douteux que le coït, s'il eût été tenté, aurait été, sinon entièrement impossible, du moins très douloureux. La réserve de l'écrivain était commandée par la position de sa malade, bien qu'il ait pratiqué sur elle le toucher vaginal.

Quoi qu'il en soit, par le fait que je viens de rapporter, et par les exemples analogues de A. Cooper, relatés dans ses *OEuvres chirurgicales*, et consignés dans le *Traité des hernies* de M. Lawrence, la hernie vulvaire n'offre aucun danger, n'expose pas à la récidive, et cède facilement à la réduction. C'est donc, par conséquent, une cause essentiellement passagère d'impuissance, et sans la rareté qui la caractérise, je n'aurais pas donné à son histoire une place aussi étendue dans ce livre.

§ II. — Tumeurs du vagin.

Comme pour les tumeurs de la vulve, j'admettrai pour celles du vagin deux classes : 1° les tumeurs produites par une lésion organique ; 2° les tumeurs constituées par la présence anormale et accidentelle d'un organe voisin.

______

(1) *Dictionn. des sciences médicales*, art. VULVE, t. LVIII, p. 418.

A. *Tumeurs du vagin produites par une lésion organique.*

Conformément à ce que j'ai dit des tumeurs de la vulve, les tumeurs du vagin par lésion organique peuvent offrir, les unes un caractère aigu, les autres une marche chronique.

Mais les unes et les autres ne me doivent point arrêter longtemps, parce que, je le répète, elles rentrent bien plutôt dans le cadre des ouvrages généraux de chirurgie et d'obstétrique qu'elles ne ressortent de mon domaine.

En effet, les tumeurs sanguines du vagin, si bien décrites par Legouais et Deneux, sont presque toujours des accidents de la parturition, et les abcès du vagin, ou pour parler plus exactement, les abcès faisant saillie dans cet organe, et dont la fréquence s'explique par la présence du tissu cellulaire qui soutient les parois de ce canal, n'offrent rien de remarquable à notre point de vue, si ce n'est qu'ils obstruent le libre passage du vagin, et éloignent la femme de toute copulation, par les douleurs atroces qu'ils déterminent pendant cet acte.

Les tumeurs à marche chronique, les kystes et les polypes, ne présentent réellement dans leur histoire qu'un point intéressant à étudier : c'est leur diagnostic. Comme on va le voir, alors que je vais parler des hernies vaginales, il est de la plus haute importance de distinguer les kystes et les polypes de ces hernies, car si l'instrument tranchant doit être porté sur les premiers, il faut soigneusement se garder d'ouvrir la vessie et l'intestin. — Mais toutes ces considérations appartiennent à la pathologie chirurgicale, qui fournit les éléments du diagnostic différentiel et les bases du traitement.

B. *Tumeurs du vagin produites par la présence d'un organe voisin.*

Eu égard aux organes qui avoisinent le vagin, il ne peut y avoir que l'utérus, la vessie et le rectum qui viennent faire hernie dans ce canal.

La hernie déterminée par la matrice, c'est-à-dire les déplacements de cet organe, m'occuperont longuement dans une autre partie de cet ouvrage, où je me réserve de faire ressortir leur influence fâcheuse tout à la fois sur la copulation et la fécondité de la femme.

La hernie produite par la présence de la vessie m'occupera un instant sous le nom de *cystocèle*.

Et la hernie déterminée par la procidence de l'intestin m'arrêtera aussi un moment sous les noms de *hernie vaginale* proprement dite, et de *rectocèle*, quand c'est le rectum qui fait saillie dans le vagin et sort par la vulve.

Il ne faut pas croire que chacune de ces hernies se présente dans la pratique isolément, dégagée de toute complication : dans la très grande majorité des cas, le cystocèle s'accompagne d'un prolapsus plus ou moins prononcé de l'utérus, et la hernie vaginale et surtout le rectocèle se compliquent de cystocèle et quelquefois aussi d'abaissement de la matrice.

Je ne les sépare ici que pour la clarté du discours, sachant bien que la nature ne se prête ni aux méthodes de l'art, ni aux commodités de l'écrivain.

Cystocèle vaginale. —D'après les expériences de M. Rognetta (1) sur le cadavre, et d'après les observations de M. Jobert (de Lamballe) (2), la cystocèle vaginale serait produit, soit par la laxité de la paroi antérieure du vagin,

(1) *Mémoire sur les prolapsus*, 1833.
(2) *Mémoires de l'Académie de médecine*, t. VIII, p. 703.

soit par le relâchement des moyens d'union qui existent entre cet organe et les parties environnantes, comme, par exemple, l'aponévrose qui se prolonge du col de la vessie et de la paroi postérieure du pubis sur les côtés du vagin.

Il en doit être réellement ainsi, car la cystocèle se rencontre bien rarement chez les jeunes filles, tandis qu'on l'observe presque toujours chez les femmes qui ont eu beaucoup d'enfants ; la lenteur et les difficultés de l'accouchement ne paraissent pas avoir la même influence que la quantité des parturitions ; aussi est-il plus ordinairement l'apanage de l'âge mûr que de la jeunesse, quoique cependant il se produise à une époque où les fonctions génératrices de la femme n'ont pas cessé.

Quoique la tumeur formée par le prolapsus de la vessie soit réductible à la suite de l'évacuation de l'urine, elle n'en constitue pas moins un obstacle, je ne dirai pas insurmontable, mais du moins fort gênant pour la copulation. Située à l'entrée du vagin, entre les petites lèvres, elle en obstrue le passage, soit par son volume propre, soit par les moyens contentifs qu'on lui oppose, tels que pessaire, éponge, etc. Aussi, en nous plaçant à notre point de vue exclusif, devons-nous accorder la préférence au traitement curatif sur les moyens palliatifs ordinairement mis en usage.

Ce traitement a été tenté avec succès par M. Jobert (de Lamballe), qui se proposait de diminuer le volume de la tumeur, et de donner plus de résistance à la cloison vésico-vaginale. « Je dessinai sur la tumeur, dit ce chirurgien, au moyen du nitrate d'argent, les deux lignes transversales dont j'ai parlé, et, les attaquant à différentes reprises et à plusieurs jours d'intervalle, avec le même caustique, j'arrivai à détruire graduellement et sans aucun accident inflammatoire, toute l'épaisseur correspondante du vagin. Je ne reviendrai pas sur la longueur, la largeur de ces lignes, elles avaient six lignes environ. Ceci fait, il me fut facile de reconnaître la situation et l'état des parties, de raviver sans crainte avec le bistouri les bords de la surface entamée par le caustique et de laisser le fond intact. Je pus facilement remettre en rapport les deux plaies saignantes et les maintenir en contact au moyen de la suture entortillée (1). »

M. Jobert dit avoir pratiqué plusieurs fois avec succès l'opération dont je viens de faire connaître le but ; aussi, quoique des faits assez nombreux et assez authentiques n'en démontrent ni la parfaite innocuité, ni la réussite constante, on la devra tenter quand aucune circonstance ne la contre-indiquera, et quand surtout la cystocèle sera un obstacle insurmontable à la copulation.

Hernie vaginale. — *Rectocèle.* — Quand la tumeur vaginale est constituée par le paquet intestinal, on a la hernie vaginale des auteurs, qui n'est, en réalité, que la hernie incomplète de la vulve ; le rectocèle vaginal, au contraire, est formé, comme dit Sabatier, *par l'intestin rectum, qui pousse en avant la paroi du vagin sur laquelle il pose et avec lequel il a des connexions* (2).

Comme on doit le comprendre déjà, le diagnostic de ces deux espèces de hernies est très important à établir, non pas tant peut-être au point de vue de l'impuissance de la femme que sous le rapport de la pathologie chirurgicale ; car si un bon diagnostic est la source d'où découle un bon traitement, l'art n'a, jusqu'à présent, à opposer à l'une et à l'autre de ces infirmités que des moyens

---

(1) *De la cystocèle vaginale opérée par un procédé nouveau.* (*Mémoires de l'Académie de médecine*, Paris, 1840, t. VIII.)

(2) *Mémoires de l'Académie de chirurgie*, t. III.

palliatifs qui, de leur nature, constituent eux-mêmes des obstacles à la copulation.

Cependant, et en raison même de cette incurabilité, il importe que le praticien ne puisse confondre ces hernies avec un prolapsus de la matrice ou du vagin, et ne tente pas une guérison dont les moyens seraient non-seulement intempestifs, mais encore dangereux.

« La hernie vaginale, dit A. Cooper, se forme dans l'espace compris entre l'utérus et le rectum, lieu dans lequel s'engagent les intestins. Cet espace est fermé en bas par le péritoine, qui forme un cul-de-sac en se réfléchissant de la partie postérieure du vagin sur la partie antérieure du rectum. Entre ce cul-de-sac péritonéal et le périnée, se trouve un tissu cellulaire lâche. La pression de l'intestin sur cette partie du péritoine la déprime en bas vers le pé-rinée; mais plus tard, étant arrêtée dans sa marche.ulté-rieure en ce sens, elle passe contre le vagin et pousse en avant la paroi postérieure de ce conduit (1). »

Il est incontestable que de nombreux accouchements sont une prédisposition à ce genre de hernie, mais ce n'est là qu'une prédisposition, car on l'a rencontrée sur des femmes qui n'avaient jamais eu d'enfants. Les chutes sur le siége et les efforts pour soulever un fardeau sont les causes les plus ordinaires de sa formation.

La hernie vaginale présente quelquefois un volume extraordinaire, est facilement réductible, arrondie et à large base, et peut, par la pression qu'elle exerce sur le rectum et le canal de l'urètre, amener la constipation et la diffi-culté d'uriner.

Le rectocèle vaginal est la tumeur que l'on a le plus confondue avec les procidences de la matrice, et principa-

(1) *OEuvres complètes*, p. 359.

lement avec celles du vagin, et il n'est pas d'une exactitude scrupuleuse de lui donner le nom de hernie, car elle ne renferme pas une anse du rectum, à l'exemple des hernies ordinaires, qui contiennent une anse du petit ou du gros intestin. Dans le rectocèle, la paroi postérieure du rectum n'a pas été déplacée ; elle est toujours adhérente au sacrum par l'aponévrose pelvienne ; ce n'est que la paroi antérieure et encore une portion de cette paroi, qui a subi des modifications qui l'ont constituée à l'état de hernie.

D'après M. Malgaigne (1), qui a vérifié toutes les assertions de Clarke et de Monteggio, il est assez difficile d'assigner au rectocèle une cause à peu près certaine. Les chutes, les efforts, les grossesses répétées, etc., ne paraissent pas expliquer dans tous les cas le prolapsus du rectum, et l'on est forcé d'admettre que l'affection arrive bien souvent, comme les hernies abdominales, sans cause connue.

Le volume de la tumeur est essentiellement variable ; il peut n'être représenté que par un pli de la muqueuse vaginale et aller jusqu'à la grosseur du poing.

Les accidents que le rectocèle vaginal détermine sont surtout remarquables du côté des voies digestives, et il faut que la hernie ait atteint un certain volume pour empêcher la copulation.

Le toucher anal et les troubles de la digestion feront toujours distinguer le prolapsus du rectum du cystocèle et de la procidence de la matrice et du vagin.

Ainsi que je le disais plus haut, la médecine n'a guère à opposer à la hernie vaginale et au rectocèle que des palliatifs, c'est-à-dire des moyens de contention dont les pessaires font ordinairement la base. Cependant des tentatives ont été faites pour amener la cure radicale de l'une et de l'autre de

____

(1) *Mémoires de l'Académie royale de médecine*, t. VII.

ces infirmités : ainsi, on parle (1) d'une opération pratiquée par Petrunti contre la hernie vaginale ; mais ce fait est révoqué en doute, et surtout par M. Velpeau, qui dit très explicitement que la prétendue hernie vaginale opérée par le chirurgien italien pourrait bien n'avoir été qu'un abcès recto-vaginal (2). De même encore M. Malgaigne rappelle dans le Mémoire que j'ai déjà cité, qu'il a reproduit (3) une opération tentée par M. Bellini, de Florence, pour un rectocèle du volume d'un gros œuf de poule ; mais il ajoute que, pour lui, ce rectocèle n'était autre chose qu'un prolapsus vaginal.

En résumé, les tentatives faites jusqu'à aujourd'hui pour obtenir une guérison radicale de la hernie vaginale et du rectocèle ne paraissent ni assez concluantes ni assez authentiques pour engager les praticiens à entrer dans cette voie, et à abandonner celle des palliatifs qui, s'ils augmentent encore les obstacles à la copulation, ne font du moins courir aucun danger à la femme.

CORPS ÉTRANGERS DE L'APPAREIL COPULATEUR.

Il est bien évident qu'il ne peut s'agir ici que des corps étrangers introduits dans le vagin, car ceux qui seraient appliqués sur la vulve seraient, ou sous la dépendance de la volonté de la femme, et si, par conséquent, ils n'étaient point enlevés, l'empêchement à l'introduction de la verge dans le vagin reconnaîtrait une cause tout à fait étrangère à l'organisme; ou sous la dépendance d'une volonté autre que celle de la femme, mais plus forte qu'elle. Dans ce groupe vien-

(1) *Gazette médicale de Paris*, 1826, p. 424.
(2) *Médecine opératoire*, 2e édition, Paris, 1839, t. IV, p. 244.
(3) *Gazette médicale*, 1836, p. 200.

drait se placer l'infibulation, si cette méthode barbare de garder la virginité des filles et l'honneur des femmes n'était pas frappée de toute la réprobation qu'elle mérite, et si je ne m'étais pas interdit dans cet ouvrage toute excursion en dehors du domaine de la médecine proprement dite.

Je n'aurai donc, ainsi que je le disais tout à l'heure, qu'à m'occuper des corps étrangers introduits dans le vagin.

L'examen comparatif des accidents que peut amener l'introduction d'un corps étranger dans la cavité vaginale, aux points de vue de l'impuissance et de la stérilité de la femme, mérite, à coup sûr, une certaine attention, car les faits de ce genre se présentent fréquemment dans la pratique, depuis surtout que l'on fait un usage presque abusif des pessaires.

Il est incontestable que certains corps étrangers introduits dans le vagin n'occasionnent ni impuissance ni stérilité, et bien plus, que leur présence facilite au contraire la fécondité de la femme. Il m'est plus d'une fois arrivé d'introduire une éponge dans le vagin pour atteindre ce résultat, soit que je voulusse modifier momentanément la direction du col utérin, soit que je me proposasse de déterminer sur cet organe une excitation indispensable à la fécondation, comme je le dirai ailleurs, et qui faisait défaut.

Je n'ai donc pas à m'occuper ici de cette classe de corps étrangers.

Il en est d'autres qui, sans empêcher la fécondation, s'opposent complétement, ou tout au moins d'une manière douloureuse, au rapprochement des sexes; de ce nombre est la très grande majorité des pessaires, surtout s'il existe un prolapsus de la matrice assez prononcé et une laxité des parois vaginales assez grande pour laisser couler l'instrument contenteur, et par suite, pour ne plus permettre à celui-ci de soutenir la matrice.

D'autres enfin, en obstruant complétement la cavité vaginale, déterminent tantôt la stérilité seulement et tantôt
l'impuissance et la stérilité, suivant la hauteur à laquelle
le corps étranger est arrêté.

Comme on le voit, la distinction est importante à faire,
non sous les rapports de l'étiologie et du traitement, mais
aux points de vue des symptômes et surtout des accidents
divers que peut entraîner la présence de ces corps étrangers.

Les motifs qui amènent l'introduction d'un corps étranger dans le vagin sont nombreux et variés ; tantôt, comme je
le disais plus haut, c'est le médecin lui-même qui a placé un
pessaire, une éponge, ou tout autre objet qui, oublié par la
malade, séjourne dans l'organe pendant un temps quelquefois très long ; tantôt c'est une pensée de luxure, l'appât du
plaisir vénérien qui a sollicité l'introduction dans la cavité
vaginale d'un corps quelconque, et qui, au moment du
spasme cynique, comme disaient les anciens, a échappé
des mains de la femme et est resté dans l'appareil copulateur, protégé par un sentiment de honte ou de pudeur ;
tantôt enfin la présence du corps étranger dans le vagin
est le résultat d'un acte criminel ou de brutalité, comme
dans le fait, observé par Dupuytren, de cette fille de la campagne, qui portait un petit pot dont la concavité regardait
le col de l'utérus, et qui avait été placé là par des soldats,
après le viol commis par eux sur la jeune fille.

Quel que soit le motif qui ait amené le corps étranger
dans le vagin, il est incontestable que sa présence s'oppose
plus ou moins à l'entier accomplissement de la fonction
génitale. Je ne parle pas des autres accidents pathologiques
qui en peuvent résulter, tels que la douleur, l'inflammation, la déchirure, la gangrène même des parois vaginales,
car je me dois renfermer dans le cadre de ma thèse.

A ce point de vue exclusif, la présence du corps étranger peut ne rendre que le coït, ou impossible, ou simplement douloureux, sans empêcher la fécondation ; ou bien, tout en étant un obstacle plus ou moins absolu à la copulation, il peut, en même temps, s'opposer à l'arrivée du sperme dans l'utérus, et par conséquent, rendre impossible l'imprégnation.

On conçoit très bien, en effet, que si le col de l'utérus abaissé s'engage dans un pessaire, le congrès sera incomplet, douloureux pour la femme, dont le museau de tanche aura à supporter les chocs de la verge, et pénible pour l'homme, dont le gland viendra heurter les parois endurcies du pessaire ; mais, malgré ces circonstances défavorables au plaisir, rien n'empêchera le sperme de venir frapper le museau de tanche, de pénétrer dans l'utérus sans qu'il soit arrêté par la tuméfaction que présente ordinairement, en semblable occurrence, le col de la matrice, et d'accomplir l'acte de la fécondation.

Dans l'observation de Dupuytren, la femme était fatalement condamnée à une stérilité d'une durée plus ou moins longue, puisque l'ouverture inférieure de l'utérus était entièrement soustraite à l'action de la liqueur spermatique.

La thérapeutique des corps étrangers du vagin est basée sur les principes généraux de la médecine opératoire des corps étrangers en général. — Je ne dois donc pas m'y arrêter ici. — Seulement je ferai remarquer que dans certaines circonstances cette extraction est entourée des plus grandes difficultés, parce que très souvent des concrétions se forment sur le corps étranger et en empêchent le glissement, et parce qu'aussi quelquefois des végétations fongueuses se développent sur la muqueuse, s'étendent jusque sur le corps étranger, et lui constituent ainsi des liens qui le retiennent en place. Dans d'autres cas, le corps étranger a perforé la paroi vaginale, a pénétré dans la vessie ou le rectum, et c'est alors par ces organes que l'on est obligé de l'extraire.

Comme on le voit, la conduite du chirurgien ne peut être réglée d'avance ; elle devra s'inspirer des circonstances relatives à la nature, à la position du corps étranger, aux complications qui l'accompagnent et aux désordres qu'il a déjà produits.

IMPUISSANCE PAR FRIGIDITÉ.

D'après les lois de la nature, la femme, pas plus que l'homme, ne doit être inactive pendant l'acte du coït : comme lui, des désirs la sollicitent, et comme chez lui encore la volonté est nécessaire pour la réalisation de ces désirs ; mais pour que cette volonté ne fasse pas défaut, pour qu'elle seconde et favorise la copulation, but des désirs incitateurs, il faut qu'un attrait puissant la décide, qu'une suprême récompense, pour ainsi dire, soit attachée à sa soumission ; cet attrait c'est le plaisir, cette récompense c'est la volupté.

Le plaisir est donc une condition du coït normal chez la femme, et par conséquent son absence constitue un état antiphysiologique dont les conséquences, hâtons-nous de le dire, sont préjudiciables plutôt aux liens conjugaux qu'à la santé générale de la femme et qu'à l'acte de la génération.

Mais de ce que la frigidité n'altère aucune des fonctions nécessaires, soit à l'entretien de la vie, soit à la propagation de l'espèce, il n'en faut pas déduire que cet état anormal est indigne de l'attention du médecin et des méditations du philosophe. Indifférente d'abord pour un acte vers lequel ne la sollicite aucun attrait, la femme froide finit toujours

par passer de l'indifférence à la répulsion, surtout après une
ou plusieurs grossesses, dont le plaisir ne lui fait oublier ni
les ennuis ni les douleurs; alors cette répulsion, mal com-
prise ou mal interprétée par l'homme, engendre entre les
deux époux des querelles et des luttes qui brisent quelquefois le nœud conjugal, mais qui retentissent toujours plus
ou moins fortement sur le caractère de la femme et le bonheur du foyer domestique. Le médecin est souvent consulté
pour cette infirmité, et l'excuse de ce recours à la science
est, il faut le reconnaître, bien moins dans le plaisir que
dans la paix du ménage.

Deux puissants motifs militent donc en faveur de l'étude
et de la guérison de cet état, que tout autorise à appeler
morbide ; en y obéissant, le médecin accomplit une double
mission sociale : celle de favoriser la propagation de l'espèce, et celle de sauvegarder la base de toute société, le
mariage.

Il n'est pas dans mon rôle de m'appesantir davantage
sur l'intérêt que présente, au point de vue social, la frigidité de la femme, qui, sous ce rapport, a presque toute la
valeur de l'impuissance chez l'homme ; il a dû me suffire
d'indiquer cet important côté de la question, afin de me
faire pardonner la sollicitude avec laquelle j'ai étudié cet
état, s'il était besoin de justifier cette sollicitude de la part
de la médecine, lorsqu'il s'agit d'une infraction aux lois
physiologiques de notre nature.

Je reviens donc à la partie purement médicale du problème.

Mais pour bien comprendre l'étiologie si mal connue de
la frigidité, il faut se rapporter à ce que j'ai dit ailleurs (1)

____

(1) Voyez la page 34.

sur le mécanisme du plaisir chez la femme, et se rendre bien compte du rôle que jouent, d'une part, les bulbes du vagin, et d'autre part le clitoris.

Je vais, pour l'intelligence de ce qui va suivre, rappeler ce mécanisme en deux mots : anatomiquement et physiologiquement, les bulbes du vagin sont les analogues du bulbe de l'urètre chez l'homme, et le clitoris est, comme la verge, pourvu d'un gland et de corps caverneux dont la base communique, au moyen de veines nombreuses, avec les bulbes du vagin, ainsi que l'ont démontré les injections faites par MM. Kobelt (1), Jarjavay et Deville (2).

Sous l'influence des désirs érotiques, les bulbes se gorgent de sang et envoient ce liquide en plus grande quantité, par le réseau intermédiaire, aux corps caverneux et au gland du clitoris, dont la sensibilité, ainsi accrue, se réfléchit avec plus d'intensité sur le *constrictor cunni*, ce muscle symétrique qui, en tout semblable au bulbo-caverneux chez l'homme, recouvre et comprime dans ses contractions les bulbes du vagin.

Ainsi, pour que l'éréthisme vénérien, et, par suite, le plaisir, se produise chez la femme, il faut l'intégrité et le libre exercice des organes suivants : 1° bulbes du vagin et leur muscle, le *constrictor cunni*; 2° le réseau intermédiaire ; 3° enfin le clitoris, surtout la partie libre, c'est-à-dire le gland.

La distinction que je viens de faire n'est pas une simple curiosité anatomique; elle est, comme on le verra plus loin, d'une importance extrême pour l'étiologie de la frigi-

(1) *De l'appareil du sens génital des deux sexes*, trad. de l'allemand par M. Kaula, p. 78 et suiv.

(2) *Traité d'anatomie chirurgicale*, par M. Jarjavay, t. I, p. 316.

dité, et c'est à elle que je dois de m'être rendu compte, dans plusieurs circonstances, d'une absence de plaisir vénérien qu'aucune lésion du clitoris ne pouvait m'expliquer; ainsi, et pour n'en citer qu'un exemple afin de ne pas empiéter sur l'étude qui va suivre, j'ai rencontré des femmes qui, à la suite d'un accouchement laborieux et pendant lequel la vulve avait plus ou moins souffert, perdaient tout sentiment voluptueux, sans que le clitoris présentât la moindre trace d'altération. — Ces cas ne sont pas très rares. — La frigidité persiste plus ou moins longtemps; tantôt la faculté érotique est complétement et pour toujours éteinte, et tantôt, après une suspension dont la durée est très variable, elle reparaît sans cause connue, et sans qu'aucune médication ait été tentée pour la rappeler. Dans ces cas, moins rares qu'on ne pense, je le répète, on trouve, dans une lésion des bulbes, et plus souvent encore dans la déchirure du *constrictor cunni*, l'explication de ce trouble que, dans leur ignorance, les auteurs qui m'ont précédé mettent volontiers sur le compte de la syncope génitale, d'une névrose, et voire même de la paralysie du clitoris.

C'est à ce défaut, je dirai même à cette absence de tout diagnostic différentiel que la frigidité doit d'être abandonnée des médecins comme incurable et partant comme indigne de leurs méditations. Aussi ai-je trouvé bien peu de chose chez mes devanciers, qui m'ont laissé un champ tout en friche et dans lequel j'ai essayé de tracer quelques sillons.

Ainsi que je l'ai fait pour l'impuissance chez l'homme, je considérerai la frigidité au point de vue de son étiologie, et j'admettrai les cinq divisions suivantes :

1° Frigidité naturelle, ou par vices de conformation;

2° Frigidité idiopathique;

3° Frigidité symptomatique;

4° Frigidité consécutive ;

5° Enfin frigidité sympathique ou morale.

C'est dans cet ordre que je vais étudier cet état bizarre de l'appareil vénérien chez la femme.

CHAPITRE Ier.

FRIGIDITÉ PAR VICES DE CONFORMATION.

La seule anomalie dont il sera ici question est l'absence ou tout au moins la petitesse extrême du clitoris. L'absence complète du clitoris, avec la parfaite conformation de la vulve, est excessivement rare ; je ne l'ai jamais observée et n'en ai pu trouver des exemples chez les auteurs.

Mais il n'en est pas de même de l'arrêt de développement que peut éprouver cet organe, et pas n'est besoin alors de la coexistence d'un vice de conformation de la vulve. J'ai vu le clitoris réduit à une forme presque microscopique, et on ne le retrouvait qu'avec les plus grands soins caché sous son prépuce et dans les plis de la commissure des lèvres. Si, dans ces cas, toute sensibilité érotique n'est pas éteinte, on est en droit d'admettre qu'elle est au moins considérablement affaiblie, et que celle du clitoris en particulier est singulièrement obtuse.

Cependant, quand on réfléchit, d'une part au tissu érectile qui entoure le vagin, et d'autre part à l'existence atrophique, il est vrai, mais enfin à l'existence du gland du clitoris, on ne peut raisonnablement admettre une insensibilité complète, et j'ai vu en effet des femmes avec un clitoris excessivement petit ne pas rester entièrement froides aux caresses de l'homme.

Sans doute ces femmes n'ont ni les instincts, ni les fureurs d'une Messaline; elles sont lentes à s'émouvoir, manifestent peu de désirs et n'entrent en jouissance qu'à la longue et par des manœuvres savamment conduites; mais à la fin le plaisir s'éveille, et c'est pour cette classe de femmes que l'on peut dire que bien souvent le coït commencé avec indifférence et même avec dégoût, se termine dans la volupté.

Évidemment une thérapeutique essentiellement médicale n'a que faire en pareilles circonstances : si le clitoris manque entièrement, l'art ne peut se compromettre dans une plastique où la vie et la sensibilité feraient défaut; et si l'organe n'est qu'arrêté dans son développement, l'intervention médicale, alors qu'elle est appelée, n'offre guère plus d'avantages, car on ne s'aperçoit d'ordinaire d'une pareille infirmité qu'à un âge où les atrophies sont au-dessus des ressources de l'art.

Cependant, en vertu de cette loi physiologique qui nous apprend qu'un organe se développe en proportion directe de son usage, on pourra essayer les excitations érotiques, soit morales, soit physiques; mais on n'oubliera jamais, dans l'emploi de ces moyens, les devoirs que la société et la morale imposent à la pudeur de la femme. Aussi le médecin doit-il être très circonspect et ne manier qu'avec la plus grande prudence cette arme dangereuse, l'excitation cynique chez la femme.

CHAPITRE II.

FRIGIDITÉ IDIOPATHIQUE.

En parlant de l'impuissance idiopathique chez l'homme, j'ai dit que chez ce dernier la syncope génitale, dégagée de toute lésion organique locale et de toute affection générale, était rare ; mais bien plus rare encore est la frigidité idiopathique chez la femme, et cette différence s'explique tout à la fois et par la simplicité du rôle que la femme remplit dans le coït, et par la moindre complication de son appareil copulateur, ou plutôt de son appareil sensitif de la génération. Pour mon compte, je n'ai jamais vu cette variété de frigidité, et n'en ai point trouvé d'exemples dans les auteurs ; toujours, quand une femme m'a avoué ne pouvoir prendre part aux plaisirs de la couche conjugale, j'en ai trouvé la cause, soit dans les conditions générales de l'organisme, soit dans des conditions locales de l'appareil générateur.

Cependant la théorie permet d'admettre cette sorte de frigidité, et l'on conçoit très bien que le clitoris puisse être frappé de paralysie essentielle, ou même simplement d'un engourdissement plus ou moins prolongé de sa sensibilité. Dans ce cas, et si un pareil fait se présentait à mon observation, j'estime, en jugeant par analogie, que l'électricité serait le moyen tout à la fois le plus rationnel et le plus avantageux. Mais, je le répète, sans appui et sans preuves en cette matière, je ne puis que fournir des hypothèses qui, ne reposant sur aucun fait clinique, n'ont évidemment qu'une valeur minime.

Cependant il est une forme de frigidité que l'on admettrait volontiers comme idiopathique, si elle n'était pas liée à certaines circonstances que je développerai longuement dans le chapitre suivant, alors que je parlerai de la frigidité par tempérament.

CHAPITRE III.

FRIGIDITÉ SYMPTOMATIQUE.

Comme l'impuissance chez l'homme, la frigidité de la femme est symptomatique, tantôt d'un état physiologique, comme l'âge, la constitution, le tempérament, et tantôt d'un état morbide, soit général, soit local.

C'est à ce double point de vue que je vais successivement me placer.

§ I. — Frigidité symptomatique d'un état physiologique.

1° *Age*. — Il est incontestable, par le fait de la masturbation chez les petites filles et par les exemples de lascivité que présentent quelques vieilles femmes, que la sensibilité génitale du sexe n'est pas entièrement sous la dépendance de la menstruation (1). Mais cette sensibilité, pour être plus exquise et plus délicate que la sensibilité générale tactile, est-elle cette sensibilité voluptueuse, *sui generis*, seulement apanage de l'amour; et la sensation qui en découle est-elle aussi ce plaisir ineffable qui porte tout à la fois un trouble divin dans notre âme et un frisson indicible dans nos fibres?

(1) Dans tout le cours de cet ouvrage, le mot *menstruation* doit être pris comme synonyme d'évolution ovarienne dont l'hémorrhagie menstruelle est le principal symptôme.

Sans doute, en restant dans les limites de la théorie, le vrai plaisir vénérien, la vraie sensibilité amoureuse et la véritable volupté érotique ne doivent exister ni avant, ni après l'âge de la menstruation, puisqu'ils ne sont que les incitateurs à la propagation de l'espèce, et que cette propagation ne peut se produire que pendant la vie menstruelle de la femme.

Cependant quand on aborde le domaine de l'observation, on est forcé de se départir d'une théorie aussi rigoureuse, et en présence de faits bien authentiques et bien avérés, on se demande si le coït, dans l'espèce humaine, n'est pas tout à la fois un moyen de sociabilité et un aiguillon à la génération.

Ce n'est point ici le lieu d'aborder un semblable problème, dont on trouvera la solution plus loin, alors que j'examinerai l'influence exercée sur le sens vénérien par l'absence de l'utérus et des ovaires.

2° *Constitution.* — On se tromperait grandement si l'on croyait qu'une mauvaise constitution est une cause de frigidité pour la femme; bien souvent, dans les organisations délabrées et cacochymes, la vie paraît se retirer tout entière dans le système nerveux, qui est alors d'une susceptibilité excessive et d'une impressionnabilité étrange. Si, dans ces circonstances, la femme vit au milieu du luxe et de la paresse, si elle s'abandonne à la lecture des romans, fréquente les théâtres, les bals, les musées, etc., etc., si elle s'expose à l'empire énervant d'une civilisation raffinée, toutes ces excitations retentiront profondément sur les organes de la génération, et la sensibilité érotique s'accroîtra de tous les désordres du système nerveux et de tous les écarts de l'imagination.

Cependant toutes les constitutions frêles et délicates ne

présentent pas cette excitabilité excessive, et il en est chez lesquelles toutes les sources de la vie coulent avec une lenteur et une mollesse désespérantes. A peine assez fortes pour se suffire à elles-mêmes, pour retenir le faible souffle qui les anime, ces frêles créatures ne peuvent avoir l'ambition de perpétuer l'espèce, de communiquer à autrui une vitalité qui leur échappe, et la nature, toujours prévoyante, même dans les malheurs dont elle nous afflige, leur refuse les désirs qui sollicitent, et les plaisirs qui récompensent l'acte de la reproduction.

N'essayez pas, par des excitations intempestives, de contrarier les desseins de la nature; vous n'arriveriez qu'à fatiguer davantage et à briser même les faibles ressorts qui soutiennent la machine; que tous vos soins, que toute votre sollicitude se bornent à augmenter l'élasticité du ressort et la résistance de l'organisme; avec les forces, avec le développement osseux et musculaire, avec l'accroissement de l'innervation, en un mot avec l'énergie vitale, le sens génital apparaîtra, riche de ses attributs, c'est-à-dire avec ses désirs et sa sensualité.

3° *Tempérament.* — Les anciens, dont les sagaces observations se cachaient souvent sous les allégories les plus ingénieuses, admettaient quatre tempéraments, qu'ils faisaient correspondre aux quatre âges de la vie, aux quatre saisons de l'année et aux quatre climats du globe : ainsi le tempérament sanguin était l'apanage de la jeunesse, du printemps et des pays tempérés; le tempérament bilieux concordait avec l'âge adulte, avec l'été et les climats chauds; le tempérament atrabilaire était l'analogue de l'âge mûr, de l'automne et des pays équatoriaux; enfin le tempérament pituiteux correspondait à la vieillesse, à l'hiver et aux pays humides et froids.

Il n'est pas, à coup sûr, de façon plus ingénieuse et plus vraie de caractériser les aptitudes génésiaques des divers tempéraments, et si l'on voulait dresser, au point de vue qui nous occupe, leur échelle de gradation, on n'aurait qu'à se conformer aux notions les plus vulgaires sur l'influence des âges et des climats relativement aux manifestations de l'amour.

Cependant il faut se garder d'accepter dans toute leur rigueur de semblables rapprochements, car si la vieillesse est complétement insensible aux excitations vénériennes, les habitants des pays froids ne sont pas déshérités de tout plaisir érotique, même pendant l'hiver.

Cette distinction nous amène naturellement à une question qui n'est pas sans importance, à savoir s'il existe des tempéraments complétement froids, c'est-à-dire si l'absence absolue de désirs et de plaisirs vénériens peut, d'une manière exclusive, être le résultat du tempérament; en d'autres termes, si un tempérament quelconque peut, sans devenir *état morbide*, être, comme la vieillesse, une cause absolue de frigidité, ou s'il ne constitue, ainsi que l'hiver et les climats froids, qu'une prédisposition à l'allanguissement de la fonction génitale.

Toute question posée carrément exige une réponse catégorique. — Oui, je crois qu'il est des femmes complétement froides par tempérament, qui, sans préoccupations intellectuelles, sans contre-indications morales, sans maladie locale ou générale, en un mot, sans aucun de ces mille motifs, moraux, sociaux ou physiques, qui paralysent le sens copulateur, n'ouvrent leur âme à aucun désir et leurs sens à aucune volupté. — Sans doute, cette insensibilité complète, absolue, est plus rare qu'on ne pense, et l'on rencontre souvent des femmes qui doivent leur frigidité, soit à la maladresse de leur mari, soit au défaut d'harmonie entre leurs mutuelles excitations. Mais pour être peu commune, l'entière frigidité par vice de tempérament existe bien réelle, je le répète, et ce fait, à défaut de diagnostic infaillible, trouve une nouvelle confirmation dans le succès de la médication mise en usage.

Les femmes dont l'instinct génital ne s'est pas éveillé à l'âge de la puberté, et celles même dont les manifestations de cet instinct sont languissantes et paresseuses, présentent un ensemble de phénomènes qui les fait toujours facilement reconnaître. Ces phénomènes, pour la plupart du moins, pris isolément, n'ont pas constamment une valeur certaine, et l'on s'exposerait à des erreurs graves et nombreuses si l'on appréciait l'ardeur érotique d'une femme sur un seul de ces signes ; ainsi, par exemple, une menstruation peu abondante, déréglée et à sang pâle, est notée par tous les auteurs comme un symptôme de frigidité, et pourtant, j'ai vu des femmes très ardentes au plaisir et chez lesquelles les règles n'apparaissaient que de loin en loin et en quantité presque insignifiante ; j'en ai même connu une entièrement privée de menstrues, et dont les désirs insatiables amenaient, quand ils étaient satisfaits, une véritable crise nerveuse.

Il faut donc, avant de se prononcer sur les dispositions érotiques d'une femme, étudier, non-seulement les manifestations extérieures de son organisation, mais encore le degré d'énergie de la vitalité qui se trahit toujours dans les habitudes du corps et dans les sentiments de l'âme.

Tous les attributs du tempérament lymphatique dominent chez les femmes froides par tempérament. Je n'ai point ici à les passer en revue ; seulement, je noterai que le système pileux joue, dans le sujet qui nous occupe, un rôle assez important pour fournir à lui seul des signes à peu près certains. Tout ce système est remarquable par la langueur de sa vitalité : les cheveux sont blonds, fins, clair-semés et plats ; ils n'offrent point, comme dans les natures ardentes, de petites touffes frisées sur les tempes et semblent subir plus que tout autre l'influence hygrométrique de l'atmosphère ; les sourcils pâles et à peine distincts de la peau transparente qui les supporte, laissent entre eux, à la racine du nez, un espace considérable et ne recouvrent pas dans une grande étendue l'arcade sourcilière ; les aisselles, quoique facilement baignées par une sécrétion nauséeuse des follicules sébacés, n'offrent que quelques rares poils à couleur douteuse et à consistance nulle ; enfin, le pubis, à travers un duvet court, pâle et décoloré, laisse plutôt deviner que voir un mont de Vénus, dont la maigreur et l'aridité doivent être un épouvantail pour la volupté.

Sans doute, ces caractères, en quelque sorte passifs, du système pileux, ne sont pas constamment et à coup sûr des signes irréfragables de frigidité, mais ils en constituent certainement un indice probable, surtout s'ils concordent avec les autres attributs physiques dn tempérament lympha-tique, avec un allanguissement dans les facultés intellec-tuelles et avec une certaine apathie dans les affections de l'âme.

Mais de ce que les caractères que je viens de noter si-gnalent presque toujours, sinon une frigidité absolue, du moins un allanguissement dans la faculté voluptueuse des organes de la génération, il n'en faut pas conclure que la frigidité complète ou incomplète s'accompagne fatalement de cette physionomie. Le tempérament lymphatique n'est pas le seul à produire cet état ; il en est un autre, peu étudié par les physiologistes, qui tire ses attributs plutôt de la nature intellectuelle que de la nature physique de la femme, et que, pour ces motifs, j'appelle *tempérament intellectuel*.

Pour caractériser ce tempérament, je ne puis mieux faire que de rappeler ce que me disait un jour une femme d'infiniment d'esprit. Elle disputait à une rivale heureuse la possession d'un homme, non pour les plaisirs que l'amour pouvait lui procurer, mais pour la position sociale, c'est-à-dire pour le mariage, dont cet amour pouvait être la conséquence. D'un tempérament sanguin, d'une beauté rare, d'une amabilité peu commune, elle était en tout supérieure à sa rivale, qui, néanmoins, avait le grand avantage d'être aimée. La lutte s'établit entre ces deux femmes; d'un côté, le cœur, le dévouement, l'amour; de l'autre, la beauté, l'adresse et l'esprit. « Je suis la plus forte, me disait un jour celle des deux femmes dont les prétentions étaient le résultat d'un calcul ; mes sens et mon cœur sont là, ajouta-t-elle en frappant son front, et la tête est bonne... » Oui, les *femmes de tête*, comme dit le vulgaire, chez lesquelles la raison domine en souveraine, sont souvent insensibles aux charmes d'une douce liaison et aux enivrements de l'amour. Physiquement, rien ne décèle cette froideur ; j'ai même connu des femmes qui la cachaient sous les apparences d'une nature passionnée et sous les attributs d'un tempérament fougueux. Ce n'est que dans les mœurs, la tournure d'esprit de ces femmes, qu'il est possible de pénétrer les conditions d'une semblable insensibilité. Presque toujours ces personnes ont quelque chose de viril dans le caractère, une volonté ferme et un jugement qui ne s'inspire pas de la timidité de leur sexe ; ces attributs de leur nature morale donnent à leur démarche et à leurs mouvements une sûreté et une fierté qui ne sont pas ordinairement l'apanage de la femme, et pourtant elles ne portent pas les signes de ces *virago* dont parle le poëte; leurs formes sont élégantes et arrondies; leur beauté, quoique mâle, n'a rien de dur et de viril; leurs manières sont séduisantes, leur voix douce ; en un mot, elles sont complétement femmes, et n'ont pas, comme les *virago*, les penchants obscènes de la tribadie; elles éprouvent, non de l'aversion, mais une indifférence absolue pour les plaisirs vénériens, quelle que soit d'ailleurs la source d'où ces plaisirs découlent.

La menstruation ne fournit pas de signes plus certains que les autres habitudes du corps; quelquefois elle paraît moins abondante qu'elle ne semblerait l'être ; mais il est difficile, pour ne pas dire impossible, de rien préciser à cet égard, tant la quantité des menstrues varie avec chaque femme; seulement, cette fonction est constamment remarquable par sa régularité, que l'on attribuerait volontiers à l'absence de toute excitation génésiaque.

Les seins n'offrent également rien de particulier; les glandes mammaires acquièrent leur développement normal et subissent les influences ordinaires qu'exercent sur elles la menstruation et la grossesse, car, disons-le par anticipation, la frigidité, quel qu'en soit le motif, n'est jamais une cause de stérilité.

Je le répète, ce n'est point à des signes physiques que se reconnaîtra la froideur dont je parle ; il en faut chercher les manifestations dans les mœurs, les habitudes et le caractère moral de la femme, quoique ces circonstances n'aient pas toujours par elles-mêmes une valeur bien grande, et, dans la majorité des cas, s'en rapporter aux aveux de la malade, qui, en les faisant à un médecin, ne peut guère être soupçonnée de supercherie.

On s'étonnera peut-être de me voir placer ici cette forme

de frigidité, et l'on se demandera si son étude n'eût pas mieux figuré dans le chapitre relatif à la frigidité idiopathique ou à celui que je consacrerai tout à l'heure à la frigidité par cause morale. Qu'on me permette un mot d'explication qui fixera en même temps l'étiologie de l'état que j'examine.

Cette forme de frigidité ne pouvait entrer dans le cadre de la frigidité idiopathique, parce qu'elle est la manifestation, je pourrais presque dire le symptôme d'un état parfaitement défini, à savoir, la prédominance de l'élément intellectuel.

Elle ne devait pas non plus trouver sa place à côté de la frigidité par cause morale, parce que, ainsi que nous le verrons en temps et lieu, cette frigidité est tout à la fois passagère et relative, et que, pour se produire, il lui faut un mobile extérieur, un aliment étranger, pour ainsi dire, tandis que la frigidité dont il est ici question est permanente, absolue, et a sa source dans un des éléments de notre nature.

Que si l'on réfléchit à ce que l'on doit entendre par tempérament, c'est-à-dire la prééminence d'un des systèmes de l'organisme, concordant avec un état parfait de santé, on conviendra que la prééminence de l'élément intellectuel, sans altération de la santé générale, constitue une condition analogue à celles qui font le tempérament sanguin, pituiteux, etc. ; seulement, l'élément dominateur n'obéissant point, comme les appareils de l'organisme, aux lois de la matière, j'ai du créer une nouvelle variété de tempérament caractérisée par la suprématie de l'élément intellectuel, qui, fatalement, lui devait donner son nom.

Par ces motifs, le tempérament intellectuel a tout aussi bien sa raison d'être que les autres tempéraments généralement admis, et si l'on se rappelle sous quelle dépendance l'élément moral tient l'excitation et les jouissances vénériennes, on admettra et l'on concevra sans peine que la prééminence de cet élément soit, chez la femme comme chez l'homme, une cause de frigidité et agisse sur l'orgasme génésique à la façon des débilitants, parmi lesquels figure en première ligne le tempérament lymphatique.

Seulement, la médication n'est pas identique dans les deux cas, et il en doit être ainsi, puisque les éléments à combattre sont d'une nature si dissemblable.

Dans le premier cas, c'est-à-dire dans la frigidité par tempérament lymphatique, il faut surtout insister sur la médication générale que tout le monde connaît, et dont le fer, les toniques et les analeptiques font la base, et ne pas se hâter d'agir, soit localement, soit spécialement, sur les organes génitaux. Dans le second cas, au contraire, c'est-à-dire dans la frigidité amenée par la prééminence de l'élément intellectuel, aucune médication générale n'est nécessaire ; il faut s'adresser d'une manière presque exclusive et en même temps au consensus génital, c'est-à-dire au foyer des désirs vénériens et à l'organe lui-même, instrument de ces désirs.

Pour atteindre le but de la première médication, et lorsque l'organisme aura été relevé par les martiaux et les toniques de l'allanguissement où le tenait l'abondance des humeurs blanches, il peut se présenter la nécessité d'agir sur les facultés génésiaques de la femme, tant morales que physiques ; en d'autres termes, il peut être nécessaire d'éveiller les désirs vénériens endormis et l'appareil génital languissant.

Sous le premier rapport, on mettra en usage les excitants moraux dont j'ai donné ailleurs la nomenclature ;

mais dans l'emploi de ces moyens, qui touchent de si près aux prescriptions de la morale, le médecin ne doit jamais oublier le respect auquel ont droit le sexe auquel il s'adresse, l'âge et l'état social de la malade, l'honneur et les vertus du foyer domestique, dont ne peuvent ni ne doivent se départir la femme, l'épouse et la mère.

Comme médication excitante de l'organe copulateur, je place en première ligne les moyens locaux, tels que bains de mer, lotions froides ou chaudes sur la vulve et les lombes, frictions sèches ou composées sur le périnée, fumigations aromatiques sur les parties externes de la génération, et enfin, dans quelques cas, l'électricité.

Les agents médicaux internes, décorés du nom d'aphrodisiaques, tels que phosphore, acide formique, ginseng, etc., ne paraissent pas avoir sur la femme la même action que sur l'homme. J'ai fait, sous ce rapport, quelques expériences qui ne m'ont amené à aucun résultat décisif ; mais il est vrai de dire aussi que l'influence qu'ils exercent sur le génésique de l'homme est si inconstante et si fautive, que l'on ne peut sûrement pas conclure à leur entière inanité sur la femme. Il n'en est pas de même des cantharides, qui, chez les deux sexes, agissent, non comme aphrodisiaques proprement dits, mais bien en déterminant une irritation vésical qui retentit sur l'appareil génital, grâce au voisinage qui rapproche celui-ci de l'appareil urinaire. On pourra donc, au besoin, recourir aux cantharides, soit en frictions sur le périnée et les lombes, soit à l'intérieur, avec toutes les précautions qu'exige l'administration d'un agent aussi toxique et que je n'ai point à spécifier ici.

Dans le traitement de la frigidité par tempérament intellectuel, c'est aux excitants moraux qu'on donnera tout à la fois la préférence et son attention. Il faut d'un côté diminuer l'importance de l'élément intellectuel qui prédomine, et de l'autre éveiller la partie sensible de l'âme.

Pour remplir la première indication, on aura presque toujours à lutter contre des tendances ambitieuses, n'importe le but de l'ambition, contre des goûts de vanité, des habitudes d'amour-propre ; on dérangera souvent des calculs, on traversera parfois des espérances : n'importe, mettez dans vos prescriptions de la persistance et de la fermeté ; le succès seulement est à ce prix, car la femme, *qui est toute tête*, a une force de volonté peu commune.

En même temps que l'on arrachera la femme à ses préoccupations, tantôt graves, tantôt futiles, on lui procurera des distractions capables d'éveiller tout à la fois sa sensibilité morale et sa sensibilité physique. Ces distractions ne sauraient être les mêmes pour toutes les femmes : aux unes, il faudra le bal, les spectacles, la société des hommes ; aux autres, la poésie, les romans, la solitaire contemplation des beaux-arts ; chez celles-ci, la vue de la nature, la solitude des bois, le charme de la campagne, exciteront de tendres émotions ; chez celles-là, enfin, l'âme ne s'ouvrira qu'aux impressions douces ou aux émotions terribles des voyages.

On ne peut donc, *à priori*, fixer les règles à suivre dans le choix de ces distractions. L'élément moral a, pour se déterminer, tant d'excitants divers, tant de mobiles à nuances si changeantes, qu'il faudrait, pour tracer ces règles, établir le bilan de chaque individualité et dresser l'inventaire de chaque âme en particulier ; c'est impossible : cette tâche, cette pénétration des individualités morales doit être laissée au tact du praticien, à l'observation du médecin et à l'esprit d'analyse du philosophe.

Quant aux moyens purement physiques que l'organe copulateur peut réclamer en pareille circonstance, j'estime

que les excitants locaux dont j'ai parlé tout à l'heure
sont tout à la fois les seuls et les meilleurs que l'on puisse
employer. Les cantharides, tant à l'intérieur qu'à l'extérieur, doivent être proscrites ; les bénéfices qu'on en pourrait retirer ne sauraient compenser les dangers dont s'accompagne souvent leur administration.

§ II. — Frigidité symptomatique d'un état pathologique.

Comme je l'ai fait pour l'impuissance, je diviserai les
maladies qui s'accompagnent de frigidité : 1.° en celles qui
intéressent toute l'économie ; 2° en celles qui n'affectent
que les organes de la génération.

A. *Maladies générales.*

Il ne peut être ici question des maladies aiguës ; cette
réserve, que j'ai déjà établie plusieurs fois dans le cours de
cet ouvrage , ne doit plus désormais se trouver sous ma
plume.

Parmi les affections compatibles avec l'existence, on a
cité l'embonpoint excessif comme entraînant la frigidité.
Je ne partage point cette opinion : le développement
énorme des formes et de l'abdomen peut s'opposer au coït,
à l'intromission de la verge dans le vagin, en un mot au
rapprochement des sexes, mais il n'éteint ni les désirs ni
la sensibilité génitale chez la femme. J'en pourrai citer plusieurs exemples, un entre autres, d'une femme dont les
passions étaient si ardentes, que, ne pouvant les satisfaire
avec son mari, elle payait un étranger pour se faire masturber, malgré les principes religieux et honnêtes qu'elle
avait puisés dans sa famille.

L'excessive maigreur n'est pas non plus une cause de

frigidité ; elle est même souvent l'attribut des femmes passionnées.

Quelques affections nerveuses s'accompagnent parfois d'insensibilité génitale, l'épilepsie est dans ce cas ; d'autres, au contraire, comme l'hystérie, amènent dans quelques circonstances une telle surexcitation génésiaque, que le coït est comme une source de voluptés amères et même de véritables souffrances. Dans l'excès de sensibilité les deux extrêmes se touchent : la jouissance est sur la lisière de la douleur.

Dans les névroses de l'intelligence et du sentiment, la sensibilité génitale est quelquefois abolie, mais plus généralement pervertie. Dans l'idiotisme, dans la folie, les femmes éprouvent, dans quelques cas, une répulsion profonde pour les rapprochements sexuels ; tandis que, dans d'autres, elles s'abandonnent à la masturbation avec une espèce de fureur.

A peu près toutes les maladies dont les centres nerveux sont le siége peuvent amener tout à coup ou progressivement, par suite des troubles qu'elles jettent dans l'innervation générale, l'anéantissement partiel ou total de la faculté voluptueuse. D'abord ces affections, quand elles intéressent les organes intracrâniens, respectent rarement l'intelligence, et tarissent, par conséquent, les désirs vénériens dans leur source même ; en second lieu, elles altèrent plus ou moins profondément les fonctions du système nerveux sous la dépendance duquel se trouvent toutes les impressions, et par conséquent les impressions vénériennes.

Enfin, toutes les maladies débilitantes, toutes celles qui attaquent la vie plastique, peuvent enlever aux organes du plaisir la force qui leur est nécessaire pour réagir sous les impressions vénériennes, les recevoir et les transmettre au consensus intime.

En dehors de ces quelques circonstances exceptionnelles, la femme n'est point déshéritée de son droit aux jouissances vénériennes, et, sous ce rapport comme sous beaucoup d'autres, son aptitude au plaisir est plus tenace que chez l'homme.

Un traitement spécial n'est nécessaire dans aucun de ces cas ; la *maladie mère*, si je puis ainsi dire, doit seule et presque exclusivement attirer l'attention du médecin, puisque la frigidité alors n'est qu'un symptôme qui doit disparaître avec l'affection qui lui a donné naissance et l'entretient.

B. *Maladies locales.*

Par maladies locales j'entends les maladies qui affectent une ou plusieurs parties de l'appareil génital ; aussi les diviserai-je, pour la clarté du discours, en maladies des organes externes et maladies des organes internes de la génération.

Maladies des organes externes de la génération. — Je ne puis ni ne dois m'arrêter à l'inflammation, aux altérations de la vulve qui changent en douleurs les plaisirs du coït ; je ne veux pas davantage aborder les tumeurs et les dégénérescences de la même région, qui, en empêchant le rapprochement sexuel, privent fatalement la femme des voluptés vénériennes ; je ne dois m'occuper ici que des maladies qui affectent la sensibilité érotique, laquelle, ainsi que je l'ai déjà dit et comme je vais essayer de le démontrer encore, n'a pas son siége exclusif dans le clitoris.

Le phénomène physiologique du plaisir vénérien chez la femme se traduit manifestement par un changement dans le volume et la direction du clitoris ; cet organe éprouve une véritable érection et se courbe en bas, entre les deux nymphes, pour présenter son extrémité libre, sa partie la plus sensible, aux frottements de la verge pendant l'acte du coït ; à n'en pas douter le clitoris joue un rôle, et un rôle très important, dans la manifestation du plaisir érotique chez la femme, puisque l'érotomanie, et les exemples n'en sont pas rares, a été guérie par l'amputation de cet organe.

Mais ce double fait, l'un physiologique et l'autre pathologique, établit-il la concentration absolue de la sensibilité génitale dans le clitoris ? Je ne le pense pas. D'abord, et maintes observations l'attestent, l'amputation du clitoris, en faisant cesser les accès d'érotomanie, n'a pas tari chez la femme la source des voluptés ; secondement, pendant le rapprochement sexuel, les époux prennent quelquefois des postures où il est impossible que le clitoris soit touché par la verge de l'homme, et pourtant la femme n'est pas frustrée dans ses droits, on dirait même qu'elle atteint une plus grande somme de volupté. Bien plus, des femmes m'ont avoué être complétement insensibles aux titillations du clitoris et n'éprouver du plaisir que par les frottements de la verge ou de tout autre corps contre les parois de l'entrée du vagin ; ainsi s'expliquent les manœuvres de certaines masturbatrices qui, dédaignant la sensibilité du clitoris, introduisent dans la cavité vaginale des corps de toute forme et de toute espèce : évidemment, si le clitoris était le siége exclusif du plaisir, il serait aussi le siége unique sur lequel porteraient les manœuvres des femmes livrées à l'onanisme.

Il faut donc reconnaître que, dans l'évolution du plaisir sexuel, le clitoris remplit un rôle important, mais que ce rôle ne lui appartient pas d'une manière absolue, et que les autres organes de la génération ont une part plus ou moins grande dans le développement de cette sensibilité spéciale.

En veut-on un exemple? Parent-Duchatelet cite le fait suivant, dans lequel le clitoris était frappé d'insensibilité malgré son développement considérable, mais à cause peut-être de l'absence des organes génitaux internes : « A l'époque où je faisais ces recherches, dit cet excellent observateur, on ne connaissait à Paris que trois prostituées dont le clitoris présentait un développement notable ; mais sur une d'elles ce développement était énorme, car cet organe avait la longueur de 8 centimètres (3 pouces), et en grosseur il égalait le doigt indicateur ; on y remarquait un gland bien formé et recouvert d'un prépuce, au-dessous duquel se trouvait de la matière sébacée : c'était, à s'y méprendre, la verge d'un enfant de douze à quatorze ans, peu avant sa puberté. Cette fille, âgée de vingt-trois ans, n'avait jamais été réglée et n'offrait pas la moindre trace de mamelles ; il est probable qu'elle manquait également d'utérus, car le toucher par le vagin ne faisait reconnaître qu'un tubercule sphérique sans ouverture, et la même exploration pratiquée par le rectum constatait l'absence de l'organe ; malheureusement on n'a pas eu recours au spéculum pour cet examen important. Cette fille ayant été pendant longtemps à la prison des Madelonnettes, les médecins de cette prison ont cherché à découvrir quelle pouvait être l'influence d'un pareil état sur l'activité des passions érotiques ; mais cette fille leur a toujours dit qu'elle était aussi indifférente pour les hommes que pour les personnes de son sexe ; qu'elle ne s'était livrée à la prostitution que par l'excès de la misère et du besoin, et que si elle avait eu pendant quatre ans un amant dans son pays, elle n'était restée avec lui que parce qu'il pourvoyait à son existence.

J'ai fait surveiller cette fille pendant six semaines, je l'ai fait questionner par plusieurs personnes, et jamais elle n'a varié dans ses réponses. Sortie de prison, elle a tenu un langage semblable aux médecins du dispensaire, qui me l'ont rapporté.

« Cet état d'indifférence pour un autre sexe, malgré un développement aussi considérable du clitoris, pourrait, jusqu'à un certain point, s'expliquer chez cette fille par l'absence de l'utérus, et probablement par celle de ses annexes (1). »

Si un développement aussi considérable du clitoris coïncide avec une frigidité tout à la fois morale et physique, il faut bien admettre, à moins de repousser toute idée physiologique, que cet organe n'est pas le siége exclusif du plaisir chez la femme, et qu'il ne concourt que dans une certaine mesure à la manifestation des désirs érotiques et de la volupté.

Quoique le plaisir vénérien soit le résultat d'une sensibilité spéciale, comme la vision, le goût, l'odorat, etc., il n'en est pas moins sous l'empire de la sensibilité générale, et, à ce titre, subissant toutes les altérations dont cette sensibilité peut être affectée. Ainsi toutes les maladies des centres nerveux, celles des nerfs sacrés qui se distribuent aux parties génitales de la femme, peuvent amener la suspension ou l'anéantissement de la sensibilité sexuelle.

Je ne puis ici, on le comprend, faire l'énumération de ces maladies, dont l'étude appartient bien plutôt à un traité général de pathologie qu'à une monographie du genre de celle-ci. Il doit me suffire de noter les relations qui peuvent exister entre les altérations de la sensibilité érotique et les

____

(1) *De la prostitution dans la ville de Paris*, 2ᵉ édit., Paris, 1837, t. I, p. 220.

affections si multiples et si diverses auxquelles sont exposés les centres nerveux et les nerfs qui président à la sensibilité génitale. Ainsi, par exemple, et pour ne citer qu'un seul fait, il est certain, comme j'ai eu l'occasion de m'en convaincre dans deux circonstances, qu'une tumeur pressant sur le plexus sciatique est susceptible d'amener la paralysie du nerf honteux, et, par suite, d'éteindre la sensibilité vénérienne.

C'est peut-être par une explication analogue que l'on parviendrait à se rendre compte de l'indifférence qu'éprouvent certaines femmes après des repas copieux, pendant la grossesse ou dans un état habituel de constipation.

Quoi qu'il en soit, et si l'on se rappelle que j'ai dit combien était rare la frigidité idiopathique, on devra apporter la plus grande attention dans l'examen de la malade ; car bien souvent, si l'on s'arrête à un examen superficiel, on prendra pour une frigidité essentielle un symptôme pur et simple de quelque affection, soit de la moelle, soit des nerfs qui vont animer les parties génitales de la femme.

Le diagnostic différentiel est donc, en cette circonstance, de la plus haute, et je pourrais même dire de l'unique importance, car le pronostic et le traitement de la frigidité sont entièrement subordonnés à la gravité et à la nature de l'affection première.

Je n'ai donc pas à m'en occuper davantage.

Maladies des organes internes de la génération. — Quand on réfléchit que le sens vénérien n'est pas autre chose, *pour la physiologie*, que l'excitant et la récompense, si je puis ainsi dire, de l'acte reproducteur, on se demande si, dans les cas où la reproduction est impossible, comme en l'absence de l'utérus et des ovaires, la nature a respecté un aiguillon dont nous n'avons plus que faire, et une rémunération dont nous ne pouvons plus nous rendre dignes; en d'autres termes, l'absence des conditions fondamentales de la fécondation chez la femme condamne-t-elle le sens vénérien au silence et au repos?

Qu'on me permette, avant d'aller plus loin, de rapporter l'observation suivante, prise à l'Hôtel-Dieu, dans le service de M. Rostan, et que j'ai publiée dans le journal que je dirige (1).

La femme qui en fait le sujet est une prostituée, c'est dire que j'ai eu toute facilité dans les moyens d'investigation.

Les organes externes de la génération sont normalement conformés; le pubis est couvert de poils, comme chez le commun des femmes; les grandes et les petites lèvres ont un développement ordinaire, et le clitoris ne présente rien de remarquable pour la forme et pour la grosseur; les seins ont un volume convenable et sont en harmonie avec toutes les parties du corps qui offrent les attributs du sexe féminin; la voix n'est point mâle, et rien, dans l'habitude extérieure de cette femme, ne trahit l'étrange conformation de ses organes internes de la génération.

En introduisant le doigt dans le vagin, on éprouve, dès l'entrée, une résistance dont on ne tarde pas à se rendre compte : on est au cul-de-sac vaginal, qu'avec un léger effort on refoule dans le bassin de toute la longueur du doigt qui pratique le toucher. Ce cul-de-sac est entier, sans solution de continuité, et ne porte pas la moindre trace de col utérin. Exploré dans tous les sens, par le toucher et au spéculum, pressé dans toutes les directions, il ne laisse soupçonner aucun vestige de matrice, et l'on cherche vai-

______

(1) *France médicale et pharmaceutique*, t. II, p. 149. 1855.

nement ce bouton ou cette espèce de tubercule signalés par quelques auteurs.

Le toucher rectal confirme les données fournies par le toucher vaginal, et l'utérus ne révèle sa présence par aucun indice, quelque faible qu'il soit. Le doigt, introduit dans le rectum, arrive librement à la rencontre de celui qui presse le cul-de-sac du vagin, et perçoit, sans autre intermédiaire que les membranes vésicale et intestinale, une sonde introduite dans le réservoir urinaire.

Bien évidemment il y a ici absence complète, absolue, de l'utérus.

En est-il de même des ovaires?

M. de Beauvais, chef de la clinique de M. Rostan, à l'obligeance duquel je dois rendre hommage, assure ne les avoir jamais rencontrés; pour moi, en portant le doigt assez haut dans le rectum, j'ai bien distinctement touché deux corps ovoïdes, flottant dans le bassin, et de la grosseur à peu près d'une aveline. Sont-ce les ovaires, ou sont-ce simplement quelques ganglions engorgés du mésentère? Dans ce dernier cas, il faut avouer que la coïncidence est bizarre et que la nature se plaît à semer sur notre voie des sujets de doutes et d'erreurs.

Comme on le doit penser, l'hémorrhagie menstruelle ne s'est jamais montrée chez cette femme, qui, d'une intelligence assez bornée, n'a que des réponses contradictoires sur les questions qu'on lui adresse relativement au *molimen*.

Le sens vénérien, sans présenter une grande énergie, existe pour les désirs et pour la sensation voluptueuse. Avant de tomber dans la prostitution, cette femme avait aimé, et, comme le coït est douloureux, par suite de la brièveté du conduit vaginal, elle trouve le plaisir dans les

attouchements de l'homme et dans la masturbation, à moins
que le congrès ne s'accomplisse avec certains ménagements,
auquel cas l'union sexuelle lui procure la volupté.

Rapprochons maintenant cette observation des faits analogues que possède la science, et voyons jusqu'à quel point
nous pouvons répondre à la question que nous nous sommes
posée, à savoir : L'absence des ovaires ou celle de la matrice
détruit-elle le sens vénérien ou génésiaque ?

Le rôle secondaire auquel l'utérus a été réduit dans
l'acte de la fécondation par les travaux de Harvey, de Sté-
non, de R. de Graaf et de tous les ovologistes modernes,
fait prévoir que ses anomalies et ses maladies n'ont pas sur
l'appareil génital l'influence que les anciens lui attribuaient.
Baudelocque rapporte un cas d'absence complète de matrice avec conformation normale des organes externes de la
génération (1). Le professeur Heyfelder (d'Erlangen) a
dernièrement publié une observation analogue, et il a noté
que la femme qui portait ce vice de conformation aussi
complet que possible, non-seulement accomplissait le coït
dans toutes les conditions physiologiques, mais encore avait,
à chaque époque menstruelle, une perte de sang par l'urètre (2). On ne peut méconnaître ici l'existence des ovaires.
Krahmer avait déjà rapporté une observation analogue (3),
tandis qu'Engel et Dupuytren avaient directement constaté
sur le cadavre la présence des ovaires coïncidant avec
l'absence complète de la matrice. — Le fait que j'ai recueilli à l'Hôtel-Dieu et que j'ai rapporté plus haut, s'il ne
démontre pas l'entière indépendance des ovaires à l'endroit

(1) *Art des accouchements*, t. I, p. 183.
(2) *Deutsche Klinik*, 1851, n° 51.
(3) *Handbuch der gerichtlichen Medizin*. Halle, 1851, p. 180.

de l'utérus, comme les faits d'Engel et de Dupuytren l'ont prouvée au point de vue anatomique, et comme les observations de Krahmer et de Heyfelder l'ont constatée sous le rapport physiologique ; ce fait, disons-nous, rapproché de ceux que j'ai cités, et dont j'aurais pu augmenter le nombre, ne laisse aucun doute sur l'inanité des relations que l'on a voulu établir entre l'organe gestateur et l'organe copulateur, entre les fonctions utérines et le sens vénérien.

Au point de vue purement anatomique de ces relations, l'observation de Parent-Duchatelet que j'ai rapportée plus haut montre que le principal organe du plaisir, loin d'avoir suivi la destinée de l'utérus, a été soumis, au contraire, à une loi inverse de développement, et qu'il ne peut être accusé, par conséquent, de subordonner ses fonctions à celles de la matrice. — Ainsi, au nom de la théorie inductive et au nom de l'expérience, l'absence et les maladies de la matrice n'altèrent aucune des conditions du coït physiologique, c'est-à-dire désirs vénériens, réception de la verge dans le vagin, et enfin volupté amoureuse.

Mais, au nom de la même théorie inductive, par cela même que les ovaires remplissent, dans la physiologie de la reproduction, le rôle par excellence, et que c'est d'eux que partent le signal et les aliments de la faculté génératrice, il faudrait que tout le sens génital fût sous leur dépendance, et que leur empire s'étendît, non-seulement sur les organes mis au service de ce sens, mais encore sur l'incitateur interne, sur le *consensus* intime qui le dirige dans ses volitions.

Beaucoup de physiologistes l'ont ainsi pensé, et R. de Graaf a exprimé cette opinion en cette espèce d'aphorisme : *Castrata animalia feminas putamus*, dit-il ; *non solum fecunditate destituuntur, sed venereœ voluptatis omnem*

deponunt appetitum (1). Malheureusement, l'observation
ne confirme pas cet axiome, et, en présence de la conservation des désirs et du plaisir vénériens, coïncidant avec
l'absence congénitale ou accidentelle des ovaires, on se
demande si la copulation, dans la race humaine, n'est bien
exclusivement que le premier acte de la génération, et si,
eu égard à notre nature morale, elle n'est pas aussi un
moyen, un instrument, si je puis ainsi dire, de sociabilité ?

S'il en est ainsi, comme permet de le supposer la faculté
accordée primitivement à l'homme seul d'accomplir le
congrès en tout temps, et à laquelle prennent graduellement part les animaux réduits en domesticité, l'absence, et
à plus forte raison les maladies des ovaires, ne doivent
exercer sur le sens vénérien, et, par suite, sur l'appareil
copulateur, qu'une influence bornée et peut-être nulle.

Il faut se garder d'établir, comme on le fait communément, une analogie trop frappante entre le testicule et
l'ovaire. Au point de vue de la génération, leurs rôles, il
est vrai, sont identiques : l'un sécrète le produit mâle, et
l'autre le produit femelle, tous deux indispensables pour la
formation d'un individu nouveau ; mais, sous le rapport du
plaisir vénérien, tout un monde les sépare : tandis que le
produit de l'ovaire reste complétement étranger au développement de la volupté amoureuse, le produit du testicule,
au contraire, est la source même de cette volupté. Malgré
ce qu'ont pu dire certains physiologistes, le véritable délire
érotique chez l'homme n'a lieu qu'au moment de l'éjaculation spermatique ; tandis que, chez la femme, que l'ovaire

(1) *De mulier. organis*, etc. (*Bibliothèque anatomique de Manget*,
t. I, p. 643).

émette ou non son ovule, le plaisir est le même. Je sais bien qu'à l'approche des règles, le désir vénérien s'accroît et le spasme cynique augmente ; mais cette recrudescence a ses motifs dans l'état organique de tout l'appareil génital, à la suite duquel une hémorrhagie va se produire.

Laissons donc une analogie impossible entre les testicules et les ovaires, et n'évoquons pas les éternels fantômes des eunuques et des castrats, qui d'ailleurs abdiquent si peu leur ressource de sociabilité, que les dames romaines du temps de Perse et de Juvénal en usaient largement pour la plus grande gloire de leur honneur et le contentement de leur famille.

Sous le rapport anatomique, la question de corrélation entre le développement des ovaires et celui de l'appareil copulateur est jugée par les faits. Contre un cas de Morgagni, dans lequel l'absence des ovaires coïncidait avec un arrêt de développement des organes du coït (1), il serait facile d'apporter des observations nombreuses où la même anomalie existait avec une bonne conformation de l'appareil génital externe. Bien plus, la femme dont Parent-Duchatelet nous a tout à l'heure raconté l'histoire, et chez laquelle l'absence des ovaires était rendue probable par le manque absolu de menstruation et par l'affaissement des mamelles, cette femme, dis-je, loin de présenter une atrophie de l'organe copulateur par excellence, offrait, au contraire, un clitoris énorme. — Notre malade de l'Hôtel-Dieu, si M. de Beauvais a porté un diagnostic plus juste que le mien, est un nouvel exemple de la parfaite conformation des organes externes de la génération coïncidant avec l'absence congénitale des ovaires.

(1) *De sedib. et caus. morb.*, epist. XLVI, art. 20.

Au point de vue physiologique, les ovaires ne me paraissent pas avoir sur le sens vénérien toute l'influence que d'aucuns leur attribuent. Il est vrai que Hessychius et Suidas accusent Gigès d'avoir fait extraire les ovaires à certaines femmes pour en obtenir plus de volupté; mais, par contre, quelques autres historiens assurent que les Créophages, peuples de l'Arabie, étaient dans l'usage de pratiquer cette sorte de castration sur les femmes qu'ils voulaient employer en qualité d'eunuques dans leur palais ; et Boerhaave rapporte, d'après Wier et de Graaf, le fait d'un châtreur de porcs, qui, irrité du désordre dans lequel vivait sa fille, lui extirpa les ovaires, et éteignit ainsi chez elle le feu qui la dévorait auparavant (1).

Des observations tendant à prouver le même fait ont été rapportées par J.-A. Coock (2), Colombi (3), Robert Gooch (4), etc. De plus, certaines relations ont été notées, d'une part, entre l'énergie du sens génital (désirs et plaisirs), et d'autre part entre l'état des ovaires et la menstruation : ainsi, pour les ovaires, Théoph. Bonet raconte l'histoire d'une jeune fille dont l'amour contrarié amena la mort, et qui présenta à l'autopsie les ovaires gonflés et contenant des vésicules volumineuses (5). Pour les menstrues, on a remarqué que le désir et le plaisir vénériens sont plus prononcés à l'approche des règles qu'à toute autre époque; et que l'hémorrhagie mensuelle est plus abondante chez les femmes

---

(1) *Prælectiones academicæ*, t. VI, p. 127, et de Graaf, *De mulier. organis* (*Biblioth. anatom. de Manget*, t. I, p. 613).

(2) *Journ. des connaiss. médico-chirurgic.*, t. IV, p. 163.

(3) Frank de Franknau, *Satiræ medicæ*, p. 41.

(4) *Lectures on midwifery*, etc. Londres, 1830. in-8, chap. I, sect. 2.

(5) *Sepulchretum*, sect. 8, p. 216.

voluptueuses que chez celles qui vivent dans la chasteté (1).

L'opinion que ces faits expriment a généralement cours dans la science, à ce point que Haller et Carus sont allés jusqu'à dire : « que la propension de la femme aux plaisirs de Vénus est en raison directe du plus ou moins de vitalité dont jouissent les ovaires, et même de leur volume plus ou moins considérable, et de leur turgescence. »

Je ne puis accepter une opinion aussi absolue en présence des faits dont nous sommes tous les jours les témoins. La ménopause amène l'atrophie des ovaires ; après l'âge critique, ces organes diminuent de volume, et n'entrent plus en turgescence ; et cependant le sens génésiaque ne suit pas les lois de ce dépérissement, et l'on voit, tous les jours, des femmes dont les règles ont disparu depuis longtemps, goûter les plaisirs de Vénus avec une ardeur à laquelle porteraient envie maintes femmes bien menstruées.

Enfin, j'ai connu une jeune femme de vingt-deux ans, qui, malgré une absence absolue de menstruation, était agitée par les désirs vénériens les plus impétueux, et trouvait dans le coït une source toujours nouvelle et toujours abondante de voluptés. Cette jeune femme, poussée par le besoin irrésistible des rapprochements sexuels, sans qu'elle manifestât d'autre symptôme d'érotomanie, quitta un jour la maison paternelle et vint dans la ville voisine, où elle ne tarda pas à se livrer à la prostitution. Cinq années passées dans cette condition misérable ne purent contenter sa lubricité, à laquelle la mort mit enfin un terme. A l'autopsie, à laquelle j'assistai, et qui eut lieu à l'hôpital Saint-Éloi de Montpellier, on constata l'atrophie des deux ovaires, qui n'étaient représentés

(1) Burdach, *Physiologie*, t. I, p. 289.

que par des espèces de tubercules perdus dans les ligaments.

Mais je m'arrête. Sans contester les relations qui, chez
la femme, comme chez l'homme, unissent le sens vénérien
à l'organe génital par excellence, j'estime que c'est aller
trop loin, et que c'est s'exposer à des mécomptes que de
voir dans la menstruation (fonction ovarienne) le thermomètre, si je puis ainsi dire, du plaisir vénérien, et de considérer l'absence de cette fonction, et par conséquent le
manque ou le dépérissement de l'ovaire, comme un signe
tout à la fois d'infécondité et de frigidité.

En résumé :

Le sens vénérien n'est en aucune manière sous l'empire
de l'utérus ; il entretient plus de sympathies avec l'ovaire,
qui n'est pas, tant s'en faut, la source unique de ses excitations.

CHAPITRE IV.

FRIGIDITÉ CONSÉCUTIVE.

Les circonstances de diverses natures auxquelles peut
succéder la frigidité chez la femme sont beaucoup moins
nombreuses que celles qui amènent l'impuissance chez
l'homme. Aussi, sans admettre en cette place toutes les
divisions que j'ai poursuivies dans le chapitre consacré à
l'impuissance consécutive chez l'homme, je partagerai en
deux grandes classes les circonstances *physiologiques* ou
pathologiques qui peuvent être suivies de frigidité ; elles
seront générales ou locales.

1° *Circonstances générales.*

Les circonstances générales dont le retentissement sur le sens génital est assez profond, soit pour éteindre les désirs vénériens, soit pour suspendre la sensibilité spéciale de l'appareil, appartiennent toutes au domaine pathologique; ce sont principalement les affections dont l'influence délétère a porté, ou sur l'innervation, ou sur les forces plastiques.

Je ne parle pas ici des altérations organiques des centres nerveux, comme le ramollissement, les congestions sanguines ou séreuses, les compressions, etc., du cerveau ou de la moelle, dont la paralysie *morale* ou physique est souvent la conséquence; mais de ces affections générales de l'innervation, dont le siége est inconnu, qui ne laissent après elles aucune trace matérielle de leur passage, et qui sont désignées dans la science sous le nom de *névroses*. De toutes les névroses, l'épilepsie est celle qui paraît jouer le rôle le plus important dans le sujet qui nous occupe, et son action antisensuelle, si je puis m'exprimer ainsi, se fait également sentir sur le penchant vénérien et sur les organes de la volupté.

Ce fait semble peut-être en opposition avec la salacité remarquable que présentent les idiots, presque tous épileptiques; mais cette contradiction n'est qu'apparente, car la salacité appartient à l'idiotisme et non à l'épilepsie; et secondement, elle coïncide avec l'existence de l'affection, tandis que je considère l'état du sens génital après la disparition de la maladie. Dans le premier cas, la salacité est un symptôme du mal; dans le second, la frigidité n'en est qu'une conséquence.

Cette langueur vénérienne qui succède parfois à l'épilepsie a une durée très variable. Si le mal caduc a cessé avant l'établissement des règles, il se peut que la menstruation ramène la vie dans le sens génital et fixe dans leur voie normale les aspirations de la puberté ; tout se passe alors comme à l'ordinaire. Mais si l'épilepsie a existé pendant la période menstruelle, soit que la fonction cataméniale ait été troublée, soit qu'elle ait toujours suivi ses évolutions régulières, l'indifférence, et même l'éloignement pour les plaisirs sexuels, s'ils succèdent à l'épilepsie, persistent pendant un temps dont il est difficile de déterminer la longueur. Souvent, une crise favorable se produit à la suite d'une émotion vive, imprévue, comme une grande douleur ou une grande joie; la gestation peut amener le même résultat, et alors la femme qui avait conçu sans plaisir trouve dans sa grossesse une source toute neuve de voluptés.

Quand la nature est impuissante à ranimer elle seule l'ardeur du sens génital, l'art doit intervenir et appeler tout à la fois à son aide les excitants moraux et les excitateurs locaux de la sensibilité génitale, sur lesquels je me suis assez longuement expliqué ailleurs pour qu'il soit inutile d'y revenir ici.

Il suffit également d'indiquer comme une source de frigidité consécutive toutes les affections qui ont profondément altéré les forces plastiques de l'économie ; le sommeil du sens génital est la conséquence logique de l'absence de la vitalité, et son réveil coïncide avec le retour des forces vitales. De semblables banalités me dispensent de plus longs développements.

2° *Circonstances locales.*

Ces circonstances sont sous la dépendance, ou d'actes physiologiques, ou d'états morbides; en d'autres termes, la frigidité dont il s'agit ici est amenée par l'accomplissement vicieux ou abusif d'une fonction physiologique de l'appareil génital, ou est le reliquat d'une maladie de ce même appareil.

Au nombre des fonctions *vicieusement* accomplies de l'appareil génital qui peuvent déterminer l'insensibilité génésique, est l'accouchement.

Et parmi les fonctions *abusivement* accomplies du même appareil, sont les excès vénériens par le coït ou la masturbation.

Dans le premier cas, la frigidité a pour prétexte la lésion matérielle des organes.

Dans le second cas, au contraire, la frigidité s'explique par l'altération de l'innervation génésique.

Accouchement. — Pour ceux qui placent dans le clitoris seul le siége du plaisir sexuel chez la femme, l'accouchement, quelque laborieux qu'on le suppose, ne doit jamais porter atteinte à cette fonction, parce que la déchirure de la vulve, quand elle se produit, a lieu à la fourchette et non à la commissure supérieure des petites lèvres.

Pour ceux, au contraire, qui, à l'exemple de M. Kobelt, font découler le plaisir, chez la femme, du jeu harmonique de tout l'appareil copulateur, et qui attribuent aux bulbes du vagin un rôle considérable, l'accouchement long et pénible peut devenir une cause de trouble dans cet appareil par les congestions et les déchirures que la tête trop volumineuse de l'enfant est capable de déterminer sur ces parties; mais si l'on considère l'élasticité dont sont douées les parois vaginales et la moindre résistance qu'offre la partie inférieure de la vulve, on avouera que la parturition doit bien rarement amener une lésion des bulbes, et être, par conséquent, une cause très éloignée de frigidité.

Il faut reconnaître effectivement que cette cause est excessivement rare et qu'elle a pu échapper d'autant plus facilement aux observateurs que ses effets, outre qu'ils sont rapidement réparables à cause de la nature même des parties lésées, se manifestent dans des circonstances peu favorables au coït.

Que la lésion porte sur le muscle bulbo-caverneux ou sur le tissu érectile des bulbes eux-mêmes, il n'en est pas moins démontré pour moi que, dans quelques cas, le passage à la vulve de la tête de l'enfant détermine une lésion qui empêche le sang de venir des bulbes dans les corps caverneux du clitoris, et qui, par suite, rend impossible l'espèce d'érection clitoridienne nécessaire pour la manifestation du plaisir.

Cette impossibilité d'érection, qui entraîne fatalement l'impossibilité du plaisir, mais non pas celle des désirs vénériens, a une durée variable, de un à huit jours, pendant laquelle on peut s'assurer de la réalité de la lésion en titillant le clitoris.

Mon attention fut pour la première fois dirigée de ce côté par les confidences d'une femme qui, voulant se masturber quelques jours après son accouchement, ne put jamais, quoi qu'elle fît, se procurer les sensations voluptueuses qu'elle recherchait ; elle ne les retrouva qu'après un repos assez long.

Cette espèce de frigidité, eu égard à sa courte durée et aux circonstances au milieu desquelles elle se produit, n'a pas une importance pratique bien grande, et ne doit pas, conséquemment, m'arrêter davantage.

Excès vénériens. — Les excès vénériens, outre la satiété et une certaine répugnance morale dont je parlerai tout à l'heure, conduisent à la frigidité par deux voies différentes :

tantôt ils émoussent la sensibilité génitale, et tantôt, au contraire, ils la surexcitent jusqu'à en rendre les manifestations morbides et douloureuses.

Le premier effet semble résulter plus spécialement des excès de coït, tandis que le second paraît être plus particulièrement sous la dépendance des excès d'onanisme.

Les conséquences morales qu'amènent ces deux variétés d'abus des mêmes organes sont également différentes : tandis que les excès de coït inspirent la satiété, espèce de lassitude et d'alanguissement des désirs, les excès de masturbation déterminent une répulsion plus ou moins marquée pour les rapports sexuels.

Il convient donc d'examiner séparément ces deux espèces d'excès, d'autant mieux que la frigidité qu'ils entraînent exige des indications thérapeutiques différentes.

Excès de coït. — Les excès de coït, envisagés seulement sous le rapport de la frigidité, exercent une action délétère et sur les organes de la copulation et sur le principe des désirs vénériens.

C'est à ce double point de vue que je me propose de les étudier.

1° *Action des excès de coït sur les organes de la copulation.* — Qu'on me permette, avant toute chose, de rappeler les observations intéressantes que Parent-Duchatelet a recueillies sur les prostituées, types, par métier, des excès de coït : « Les prostituées, dit-il, présentent fréquemment, dans l'épaisseur des grandes lèvres, des tumeurs qui commencent par un petit noyau d'engorgement et se tuméfient à chaque époque menstruelle ; on ne les observe jamais que d'un côté à la fois, et lorsqu'elles sont abandonnées à elles-mêmes, elles acquièrent un volume assez considérable ; elles sont indolentes, et ne gênent les femmes qui les portent que d'une manière purement mécanique. Il est rare que ces tumeurs soient fibreuses; le plus ordinairement, elles sont remplies d'un liquide albumineux très épais, ou d'une substance mélicérique. Quelques-unes se développent aussi à la base des petites lèvres; ces dernières sont de même nature que les autres, mais fort douloureuses, et n'acquièrent jamais un grand développement.

» Le métier des prostituées explique le travail inflammatoire qui se développe quelquefois dans ces tumeurs et les fait aboutir, mais elles se remplissent en peu de temps, et déterminent des fistules désagréables; on ne peut guérir ces fistules qu'en enlevant les kystes qui les forment ou en les faisant suppurer.

» Tous ceux qui ont eu occasion de percer ces kystes et d'enlever ces tumeurs s'accordent sur la fétidité extrême du liquide qu'ils contiennent; sous le rapport du désagrément que procure cette fétidité, aucun liquide pathologique, suivant ce que m'a dit plusieurs fois Dupuytren, ne pouvait lui être comparé. Cette fétidité est inhérente au liquide, et ne peut pas être attribuée à la présence de l'air. Je tiens des chirurgiens du dispensaire que, lorsqu'ils sont obligés d'ouvrir ces tumeurs, ils se servent d'un bistouri à manche très long, pour éviter le contact du liquide, et, par conséquent, l'odeur qui, sans cette précaution, resterait inhérente à leurs mains pendant deux ou trois jours, sans qu'il fût possible de la faire disparaître.

» Rien de plus fréquent que les abcès ordinaires dans l'épaisseur des grandes lèvres; ils ont toujours une marche aiguë, et se terminent comme chez toutes les autres femmes qui y sont fréquemment exposées.

» Il n'en est pas de même de ceux qui se développent quelquefois dans la cloison recto-vaginale, partie qui, sui-

vant quelques observateurs, est très amincie chez les prostituées; ils dégénèrent souvent en fistules très difficiles à
guérir, et que gardent souvent pendant toute la vie celles
qui les portent; le plus ordinairement ces fistules se rétrécissent et ne mettent pas obstacle à l'exercice du métier. A
l'époque où je faisais mes recherches dans la prison, il s'y
trouvait cinq ou six filles avec cette infirmité; les médecins
de cet établissement estimaient que le nombre des filles qui
exerçaient leur métier dans Paris avec cette dégoûtante
infirmité pouvait bien être de trente. Qui le croirait? on
a vu de ces fistules guérir complétement, malgré l'influence
de tant de causes capables de les entretenir et de les aggraver. Ce n'est pas cependant ce qui arrive le plus ordinairement: chez une fille, les tentatives que l'on fit pour
obtenir la guérison déterminèrent une ouverture d'une
dimension telle, que les deux conduits ne formaient plus
qu'un seul cloaque, ce qui n'empêchait pas que cette fille
fût une des plus recherchées....

» D'après les observations faites dans les infirmeries des
prisons, ces fistules recto-vaginales coïncident presque toujours avec la phthisie; on y a vu aussi qu'elles s'accompagnent souvent d'un engorgement des grandes lèvres. Mais
cet engorgement n'est pas une infiltration ou un œdème
ordinaire, il est dur et résistant; il ne cède pas à la pression et ne détermine pas de douleur.

» Cette infirmité prend quelquefois un tel accroissement
chez quelques filles, qu'elles ne peuvent plus faire leur métier, et que, devenues à charge à elles-mêmes, elles cher-
chent un asile pour y terminer leur triste existence : c'est
ordinairement l'infirmerie de la prison qu'elles choisissent
de préférence, et dans laquelle elles se font enfermer, etc. (1)».

(1) *De la prostitution dans la ville de Paris*, t. I, p. 250 et suiv.

Parmi les infirmités dont Parent-Duchatelet vient de nous dérouler le tableau, les unes, et c'est, à ce qu'il paraît, le plus grand nombre, ne produisent aucune douleur, mais peuvent devenir, soit un obstacle à l'intromission de la verge, soit un motif de répugnance et de dégoût ; les autres déterminent des souffrances qui, non-seulement éloignent les pensées vénériennes, mais encore empêchent toute manifestation de volupté : dans ce cas sont les tumeurs des grandes et des petites lèvres, et quelquefois aussi les fistules vaginales.

Mais ces affections, qui occupent dans le cadre nosologique une place spéciale, ne doivent pas m'arrêter plus longtemps.

Il me faut, au contraire, parler d'une transformation que subit la muqueuse vulvaire et vaginale, et qui n'est pas sans influence sur le développement du plaisir érotique.

Cette transformation, bien connue du public qui a infligé à la femme qui le porte une dénomination caractéristique, n'est autre chose que la sécheresse et le durcissement de cette membrane : on dirait que la muqueuse, sous l'influence du contact souvent renouvelé de la verge, subit des changements analogues à ceux par lesquels passent chez le fœtus les téguments externes avant de revêtir les caractères épidermiques ; la muqueuse vulvaire et vaginale devient une véritable peau, un parchemin ridé, que n'assouplissent plus les secrétions sébacées.

Cette transformation, que j'ai eu occasion de constater quelquefois chez des femmes qui, par métier, faisaient abus de leurs organes génitaux, tient peut-être moins aux excès du coït qu'à des lavages fréquents, soit avec de l'eau froide, soit, et c'est le plus souvent, avec des substances aromatiques et astringentes. Mais que cette transformation reconnaisse les excès de coït comme cause directe ou comme cause indirecte, toujours est-il que la sensibilité génitale en est profondément affectée, et que le plaisir vénérien est, sinon complétement suspendu, du moins considérablement affaibli.

Cet état, dont la femme a presque toujours conscience, est facilement reconnaissable au toucher. Le doigt, introduit dans le vagin sans le secours d'un corps gras, glisse difficilement entre les parties et constate sans peine une sécheresse et des rugosités qui n'y sont pas ordinaires ; la température n'y est pas sensiblement diminuée ou augmentée, et l'on y sent rarement les contractions fibrillaires déterminées quelquefois par la présence de l'indicateur.

Sans doute, je le répète, le changement que je signale est insuffisant pour amener une complète frigidité ; mais il peut à ce point affaiblir la sensibilité génitale que le coït, perdant son stimulant naturel, devienne pour la femme un acte, sinon odieux, du moins à peu près indifférent.

Il importe donc, surtout si l'on se place au point de vue des rapports conjugaux, d'obvier à un état qui, sans parler des inconvénients dont il atteint la femme, peut jeter entre les deux époux le trouble et le désordre.

Avant toutes choses, il faut interdire les lavages froids ou aromatiques, que l'on remplacera avec avantage par des injections et des bains locaux chauds. On tiendra à demeure des cylindres mous, enduits d'un corps gras auquel je me suis toujours bien trouvé d'associer l'opium ; et dans quelques circonstances, surtout si la muqueuse est pâle et décolorée, on portera sur elle une action irritative, comme celle de la moutarde, par exemple.

Mais si la transformation est complète, c'est-à-dire si les

sources de la sécrétion des follicules sont taries, il ne faut pas espérer les rouvrir et se bercer d'un espoir qui est au-dessus des ressources de notre art. Cependant il importe de ne pas trop se hâter d'arriver à cette conclusion, et l'on ne s'avouera vaincu que lorsqu'on aura longtemps mis en usage les prescriptions que je viens de formuler.

2° *Action des excès de coït sur les désirs vénériens.* — Esquirol, d'après des tableaux statistiques qu'il avait dressés à la Salpêtrière, établit que l'aliénation mentale est excessivement fréquente parmi les prostituées, mais que rien n'est plus rare chez elles que le délire érotique, que ce délire soit chronique, comme dans la folie, ou qu'il soit le résultat de fièvres ou de maladies aiguës.

En raisonnant par déduction, il faut admettre que la passion érotique est bien affaiblie chez les prostituées, puisque le délire, qui est ordinairement le miroir dans lequel viennent se réfléchir les passions dominantes, ne porte que très rarement l'empreinte des idées vénériennes, et que, par conséquent, le métier auquel elles sont condamnées, c'est-à-dire les excès de copulation ne sont pas étrangers à cet alanguissement de l'aiguillon sexuel.

L'observation est ici d'accord avec la théorie; les excès vénériens, comme toutes les choses dont on fait abus, engendrent la satiété, et, par suite, l'indifférence. Le monde nous offre, dans les deux sexes, des exemples nombreux de cette satiété, et aujourd'hui que les jouissances de l'amour sont souvent cueillies par un âge qui se devrait seulement préparer à les savourer, on rencontre à chaque pas de ces jeunes blasés qui se font honneur de la sécheresse de leur cœur et qui étaleraient volontiers l'impuissance et la flétrissure de leurs organes.

La femme ne se soustrait pas plus que l'homme aux suites

inévitables de la satiété, et ne jouit pas de l'heureux privilége de garder en son âme, alors qu'elle abuse de ses
organes génitaux, les aspirations amoureuses et les désirs
vénériens qui la remplissaient naguère. Le vide se fait également en elle, et alors elle tombe dans cet état d'apathie
morale caractérisée par la suspension ou la ruine de tout
sentiment.

Quand il n'y a que suspension, la nature, si on la seconde
par le repos génésiaque et par une excitation morale habilement conduite, la nature, dis-je, finit toujours par reprendre ses droits et par restituer à la femme les mobiles
sensuels qui la font se rapprocher de l'autre sexe.

L'abolition définitive des désirs copulateurs, à la suite
d'excès vénériens, est très rare, et elle n'a guère lieu que
lorsqu'elle s'accompagne de la frigidité physique. Dans ce
cas, toutes les ressources de l'art sont inutiles, et la femme
est, en quelque sorte, dans un sexe neutre ; mais, je le
répète, ces cas sont plus rares qu'on ne pense, et il suffit
souvent, pour voir renaître les désirs, de substituer au liber-
tinage une continence soutenue par les distractions, et en
même temps irritée par des excitations puisées surtout dans
le domaine du moral.

Excès de masturbation. — Tous les auteurs qui ont pris
la masturbation pour sujet de leurs études, se sont plu, dans
une intention louable sans doute, mais qui, bien souvent,
n'a pas atteint le but qu'ils se proposaient, se sont plu, dis-je,
à rembrunir sans mesure les couleurs avec lesquelles ils
peignaient les maux qu'entraîne cette funeste habitude ;
l'ouvrage de Tissot est resté, sous ce rapport, un livre
classique.

Si ce n'était pas sortir de mon cadre, il serait facile de
prouver combien ces peintures sont tout à la fois exagé-

rées, inutiles, et même dangereuses ; la stricte vérité est suffisamment hideuse par elle-même pour qu'il ne soit pas nécessaire de la charger d'images purement imaginaires.

Cependant il est incontestable que les excès d'onanisme attaquent la vie dans sa source et pervertissent quelquefois la sensibilité d'une manière étrange. Au point de vue qui nous occupe, la perversion que je viens de signaler se porte moins sur la sensibilité physique que sur la sensibilité morale ; car sous le rapport organopathique, la sensibilité générale est bien plus souvent atteinte que la sensibilité génitale.

Mais celle-ci, par suite des troubles apportés dans la sensibilité morale, ne se soustrait point à l'influence néfaste de l'onanisme ; elle la subit d'une manière bien réelle, quoique indirecte, et mérite par conséquent que l'on s'y arrête.

Le masturbateur, quel que soit le sexe auquel il appartienne, finit toujours par se complaire exclusivement dans ses plaisirs solitaires, et passe progressivement, vis-à-vis de l'autre sexe, de l'indifférence à l'aversion la plus prononcée. —Ce caractère est constant et a été noté par tous les observateurs. — Je ne cherche point à en trouver les motifs dans une timidité poussée à l'extrême, ou dans un sentiment exagéré de la pudeur ; car si la timidité ou la pudeur peuvent être le point de départ, ou mieux encore, l'excuse de la masturbation, elles ne sauraient être la source de la perversion qui affecte la sensibilité morale. L'habitude ne me paraît pas davantage rendre raison du trouble que je signale, et je préfère le considérer comme un désordre morbide intimement lié à l'onanisme, ainsi que le sont la consomption, le rachitisme, la folie, etc.

D'ailleurs l'éloignement pour les plaisirs du coït n'est pas la seule atteinte qu'éprouve le moral qui, sans parler de l'affaiblissement profond des facultés intellectuelles, peut aller jusqu'à la folie et la démence : tout le monde sait que le masturbateur se révèle par un cachet tout particulier de son être moral, et que je n'ai pas à faire ressortir ici.

La répugnance que le masturbateur éprouve pour les rapports sexuels n'est en aucune façon comparable à la satiété qu'engendrent les excès de coït : ceux-ci étouffent la voix des voluptés génésiaques, quelle que soit d'ailleurs l'image sous laquelle se présentent ces voluptés, tandis que les excès d'onanisme ne glacent que les désirs de la copulation, et laissent subsister, s'ils ne l'augmentent encore, l'ardeur pour les plaisirs solitaires.

Sans doute la frigidité que ces habitudes entraînent n'est, à proprement parler, qu'une frigidité relative, puisqu'il reste à la sensibilité génitale un mode de manifestation. Cependant, en rentrant dans les lois de la physiologie, et en considérant que l'onanisme n'est pas l'excitation naturelle de la sensibilité génitale, on peut dire que l'aversion éprouvée par les masturbateurs à l'endroit du rapprochement sexuel constitue un état morbide du moral, aggravé de la perversion de la sensibilité génitale.

C'est donc à la cause première de tous ces désordres, c'est-à-dire à l'onanisme, que la médication devra d'abord s'adresser, et ce ne sera qu'après l'éloignement définitif de cette cause que l'on pourra, s'il en est besoin, ramener dans la voie normale l'excitant vénérien qui s'épuisait en des plaisirs solitaires.

Je n'ai pas à raconter tous les moyens mis en usage, prières, menaces, terreurs, appareils protecteurs ou contentifs, etc., etc., pour prévenir ou combattre la funeste habitude de la masturbation ; les ouvrages de Tissot (1) et de Deslandes (2) renferment, sur ces divers points, des instructions précieuses et auxquelles je renvoie.

Cependant le point de vue spécial sous lequel je me suis ici placé, c'est-à-dire la masturbation chez la femme, me fait un devoir d'insister sur un moyen que les auteurs cités plus haut n'ont pas suffisamment indiqué, et qui m'a bien souvent réussi, alors qu'avaient échoué toutes les ressources ordinaires du raisonnement et de l'intimidation.

Ce moyen est la mise en jeu du sentiment maternel, auquel bien peu de femmes sont insensibles. Nous verrons plus loin quelle est l'influence exercée par la masturbation sur les facultés procréatrices de la femme ; en attendant, il nous suffit de savoir que cette influence est acceptée comme néfaste par les gens du monde, et que le médecin sera toujours cru quand il fera remonter jusqu'à elle la stérilité future ou présente d'une femme.

Il peut même aller plus loin, et réveiller, toujours au nom du sentiment de la maternité, les désirs et les plaisirs sexuels que l'onanisme avait glacés ; il suffit d'évoquer la nécessité de la volupté dans le coït, pour que l'imagination retrouve les douces images, et par suite les ineffables sensations, compagnes de l'amour.

Mais qu'en de pareils conseils préside une sage prudence ; car presque toutes les femmes savent que la fécondation ne s'accomplit pas fatalement au sein de la volupté, et elles pourront sur ce point vous citer l'exemple de telles ou

(1) *Onanisme, dissertation sur les maladies produites par la masturbation.*

(2) *De l'onanisme et des autres abus vénériens considérés dans leurs rapports avec la santé.* Paris, 1835, in-8.

telles de leurs amies qui sont devenues enceintes au milieu de l'indifférence vénérienne la plus complète. Il faut, en semblable circonstance, prévenir tout conflit entre le médecin et la malade, parce que celle-ci, en une matière qu'elle croit être plutôt de la compétence de son sexe que de celle de l'homme de l'art, s'en référera toujours à l'expérience acquise, soit par elle-même, soit par ses compagnes; aussi, je le répète, la plus grande circonspection devra être observée sur ce point, et l'on verra plus loin, alors que j'établirai les conditions nécessaires à la fécondation, les arguments que l'on pourra tirer de la présence ou de l'absence du plaisir.

Mais si le médecin échoue sur ce point, c'est-à-dire s'il ne peut convaincre la femme de la nécessité du plaisir sexuel pour la fécondation, ou s'il s'adresse à une femme enceinte ou déjà mère, il lui reste la ressource de plaider la cause des enfants, et de les lui montrer frappés de rachitisme ou de scrofule : rarement une femme résiste à de pareils arguments, car dans ses rêves dorés de jeune fille ou de mère, elle donne à ses enfants une beauté idéale et une santé impossible.

Je le répète, le sentiment de la maternité, adroitement dirigé, est, chez les masturbatrices, un moyen puissant, non-seulement pour les arracher à leurs funestes habitudes, mais encore, dans quelques circonstances, pour éveiller en leur imagination les tendres pensées et les amoureux désirs.

Quelquefois des excitants moraux plus directement érotiques, comme la lecture des romans, la société des hommes, les spectacles, etc., doivent être mis en usage. Mais ici, comme en général toutes les fois que l'on voudra recourir à de semblables ressources, la plus grande circonspection est commandée par les dangers mêmes que ces moyens présentent, car tantôt ils pervertissent l'esprit sans atteindre le but que l'on se propose, et tantôt ils ramènent à l'onanisme les malheureuses que l'on était parvenu avec peine à lui arracher.

Je me suis ailleurs longuement expliqué sur l'emploi de ces moyens et sur les précautions que leur usage réclame; je n'y reviendrai pas ici.

CHAPITRE V.

FRIGIDITÉ SYMPATHIQUE.

Pas plus chez la femme que chez l'homme, les conditions du plaisir vénérien ne sont indépendantes de la sensibilité générale, soit physique, soit morale, et tous les troubles de cette sensibilité, alors même qu'ils n'ont pour théâtre qu'un appareil et même qu'un organe, retentissent plus ou moins sur le sens copulateur, selon les relations plus ou moins étroites qui unissent cet appareil ou cet organe avec celui de la génération.

En parlant de l'impuissance sympathique chez l'homme, j'ai dit que les appareils qui entretenaient avec le sens génital les relations les plus intimes, et dont les désordres y trouvaient par conséquent un écho plus sûr et plus direct, étaient l'appareil digestif et l'appareil cérébral, en comprenant dans ce dernier les fonctions de l'innervation et les facultés du moral.

Chez la femme, les mêmes rapports existent, mais ils n'ont d'influence que sur une seule condition du coït normal, le plaisir, tandis que chez l'homme ils peuvent s'opposer à la manifestation de toutes les circonstances reconnues nécessaires pour la copulation, c'est-à-dire l'érection de la verge, l'éjaculation du sperme, et enfin le plaisir.

Cependant quand on considère que, chez la femme, les désirs vénériens et la volupté érotique constituent tout le rôle actif qu'elle joue dans le coït, et que c'est précisément sur ces désirs et cette volupté qu'agissent sympathiquement les troubles de l'innervation ou ceux du moral, on est conduit à admettre que l'action de ces sympathies est identique chez l'homme et chez la femme, car dans l'un et dans l'autre, cette action n'est évidente que dans la portion active de leur rôle respectif.

Pourtant toute sympathie, soit physiologique, soit morbide, n'a pas la même importance chez les deux sexes : ainsi, par exemple, l'influence de la réplétion stomacale est bien moins sensible chez la femme que chez l'homme, tandis, au contraire, que l'influence morale, par suite de l'éducation, du sentiment de pudeur, de la sensibilité plus exquise de la femme, etc., est bien plus marquée chez elle que chez l'homme. Rondelet cite l'exemple d'une femme qui tombait dans des attaques de catalepsie toutes les fois qu'elle était en congrès avec son mari, qu'elle n'aimait point et qu'on lui avait fait épouser par force.

Cependant, quoique les sympathies sur la faculté voluptueuse se manifestent dans les deux sexes à des degrés divers, leur action est identique, et le chapitre que je leur ai consacré dans la partie de cet ouvrage relative à l'impuissance de l'homme, est tellement applicable à la frigidité sympathique de la femme, que je ne saurais y ajouter rien de plus, et que j'y renvoie le lecteur.

LIVRE DEUXIÈME.

DE LA STÉRILITÉ.

La stérilité est l'inaptitude à la procréation.

Comme la procréation (il est bien entendu qu'il ne s'agit ici que de l'espèce humaine), comme la procréation exige la coopération de deux individus à organisation génitale différente, la nature n'a pas plus garanti à l'un l'immuable intégrité des conditions de son concours qu'elle n'a réservé à l'autre toutes les altérations capables de s'opposer à l'accomplissement de cette importante fonction ; elle a tenu entre les deux sexes une balance impartiale, et les a condamnés, chacun dans les limites de ses attributions respectives, à des états morbides divers, dont l'étude fait le sujet de ce livre.

Nous aurons donc à examiner les états morbides susceptibles d'entraîner l'inaptitude à la procréation : 1° chez l'homme ; 2° chez la femme.

Mais à côté de ces altérations anatomiques, qui, chez l'un comme chez l'autre sexe, nous rendront compte du trouble de la fonction, n'y a-t-il pas des conditions générales qui, sans se rattacher aux circonstances de l'âge, du tempérament, de l'état de maladie, etc., etc., semblent exercer, aussi bien chez l'homme que chez la femme, une influence fâcheuse sur leur faculté procréatrice ?

De plus, ne devrais-je pas admettre, à l'exemple de mes devanciers, que la nécessité du concours de deux individus à organisation différente crée des conditions de synergie dont le dérangement constitue un autre ordre de causes d'agénésie et marque une nouvelle espèce de stérilité? Peut-être ; mais dans tous les cas, la question est assez important tante pour mériter d'être examinée.

Dans un premier paragraphe, j'étudierai ce fait étrange, et jusqu'à présent mal interprété, d'un individu, n'importe le sexe, qui, dans les conditions en apparence les plus favorables à la procréation, ne peut parvenir à *reproduire son semblable*. — J'appelle momentanément cet état *stérilité* idiosyncrasique, car je montrerai tout à l'heure que le mot stérilité est complétement impropre.

Dans un second paragraphe, j'examinerai les circonstances capables d'altérer les conditions de synergie, et je dirai dans quel cercle plus restreint il faut désormais renfermer ce qu'on désigne généralement par stérilité relative.

§ I. — Stérilité idiosyncrasique.

Tous les éleveurs d'animaux savent que, pour perpétuer une race, il faut accoupler les individus de familles diffé-rentes, et que, sans ce *croisement* (c'est le mot consacré), la race dépérit au milieu des efforts inutiles des mâles et des femelles.

Sismonde de Sismondi, dans ses considérations sur la noblesse européenne, fait jouer, pour le dépérissement de celle-ci, un rôle considérable au préjugé par lequel un noble ne pouvait s'unir qu'à une personne de sa caste, et qui aurait bien plus promptement amené ce triste résultat, si des bâtards n'eussent constamment apporté à la race de nouveaux germes de force et de vie (1).

(1) Consultez sur cette intéressante question, Benoiston de Château-neuf, *Mémoire sur la durée des familles nobles de France* (*Annales d'hygiène publique*, t. XXXV, p 27).

Les bonnes religions, dont les dogmes ne sont souvent que d'excellents préceptes d'hygiène, défendent les mariages entre parents trop rapprochés, et consacrent, par ainsi, une loi physiologique connue de toute antiquité.

Évidemment, la violation de cette loi, que, pour abréger, j'appellerai la loi du croisement des races, crée une idiosyncrasie, ou, si l'on aime mieux, une diathèse dont l'action néfaste se porte sur la faculté procréatrice.

D'autres diathèses sont accusées d'exercer une influence analogue sur la même faculté ; la syphilis, la scrofule, la *tuberculie*, le cancer, etc., etc., sont dans ce cas ; et pourtant, si l'on examine le sperme de l'homme, on le trouve animé par des spermatozoïdes, et si l'on interroge la femme, on acquiert la certitude que la menstruation est parfaitement régulière.

Cependant l'homme, quelle que soit la femme avec laquelle il ait des rapports, et la femme, quel que soit l'homme qui la seconde, sont l'un et l'autre inhabiles à se reproduire.

Ainsi qu'on le voit, j'écarte de suite toute idée de stérilité relative, comme j'éloigne toute condition morbide, générale ou locale, susceptible d'entraîner la stérilité.

Je me place dans un état de santé en apparence parfaite, et au milieu des circonstances, générales et locales, les plus favorables *en apparence* à l'acte de la procréation.

Que l'on ne pense pas que cet état est imaginaire ; il est commun au contraire, on le rencontre souvent dans la pratique, et l'on voit tous les jours des ménages dans lesquels l'un des deux époux *ne peut avoir des enfants*, et pourtant, si c'est l'homme, il est impossible de constater un trouble quelconque dans la fonction séminale, dont le produit a tous les caractères du meilleur sperme ; si c'est la femme, les actes ovarien et utérin s'accomplissent dans les conditions les plus normales, à ce point que la conséquence de ces actes, la menstruation, est parfaitement régulière.

Plus je réfléchissais à ces faits étranges et plus je les trouvais en désaccord avec les lois suivantes, que je considère comme les axiomes de la physiologie de l'espèce :

1° Tout homme dont le sperme contient des animalcules doués de vie est apte à la procréation ;

2° Toute femme dont la menstruation est régulière est apte à la fécondation.

Le travail de M. Duplay, qui avait rencontré des spermatozoïdes dans la liqueur séminale des vieillards, ne contribua pas peu à augmenter mon embarras, surtout avant que je fusse parvenu à m'expliquer leur stérilité ; mais il finit, tant il occupa mon esprit, par me mettre sur la voie de ce que je crois être la vérité.

Quoi qu'il en soit, pour bien faire comprendre cette vérité, je vais dire par quelles phases diverses passa ma pensée pour arriver jusqu'à elle.

Ce fut dans le cadre de la syphilis que je me renfermai d'abord.

S'il est vrai, et l'observation journalière ne laisse aucun doute sur ce point (1), s'il est vrai que le virus syphilitique tue l'enfant et en détermine l'expulsion à une époque plus ou moins avancée de son développement, on doit admettre que cette action fœticide s'exerce, pour ne parler que de la vie intra-utérine, depuis le moment de l'imprégnation du germe jusqu'à celui qui marque le terme naturel de la gestation. Quand l'accident arrive après la manifestation des symptômes de la grossesse, il ne reste aucun doute sur

____

(1) Voyez *Traité de la syphilis des nouveau-nés et des enfants à la mamelle*, par M. Diday, 1854, 1 vol. in-8, p. 218.

l'avortement ; mais si, au contraire, l'accident se produit dans les premiers jours de la fécondation, et surtout si l'intervalle qui sépare l'imprégnation du germe et son expulsion n'a que la durée d'un mois, l'avortement passe inaperçu, et la femme ne se doute ni qu'elle a été fécondée, ni qu'elle a fait une fausse couche.

Ce fait d'avortement aussitôt après l'imprégnation du germe peut se reproduire à l'infini, et alors, soyez-en convaincu, l'individu qui est porteur du virus syphilitique est bel et bien accusé et convaincu de stérilité.

Et pourtant, est-ce bien là l'expression qui doive caractériser son état ? Le résultat final de la copulation a été atteint : un germe a été fécondé ; il n'y a pas de stérilité. Si l'embryon arrive jusqu'au sixième mois de son développement, on n'accusera de stérilité ni le père ni la mère ; mais si le même embryon n'atteint que le sixième jour de son imprégnation, on n'est pas plus fondé que précédemment à déclarer un des deux parents stérile. Dans l'un et l'autre cas, il n'y a qu'un avortement, et toute leur différence se résume en une question de temps.

On le prévoit déjà, je commençais à rentrer dans les limites des deux grandes lois physiologiques que j'ai énoncées tout à l'heure.

Cette hypothèse d'avortement précoce dans les cas de prétendue stérilité syphilitique, je l'appliquai non-seulement à tous les états diathésiques accusés de produire l'infécondité, mais encore à ces idiosyncrasies, sans germe patent d'affection, qui, jusqu'à présent, n'avaient servi qu'à masquer notre ignorance.

Il s'agissait de vérifier la réalité de cette hypothèse.

Dans quelques cas, il est possible d'avoir la preuve matérielle de l'avortement en retrouvant l'ovule entier ; deux fois j'ai eu ce bonheur : la première fois chez une prostituée de la rue Geoffroy-Marie ; l'ovule, expulsé sans force de l'utérus, s'était arrêté dans le vagin, où pendant quelque temps je le pris pour un caillot de sang ; la seconde fois chez la femme d'un cordonnier de la rue Lamartine ; l'ovule, sorti du vagin, fut retrouvé entier au milieu de caillots sanguins qui remplissaient un vase. Chez ces deux femmes, l'avortement s'était produit dans le premier mois de leur grossesse, à l'époque correspondante à leur menstruation, si bien que ni l'une ni l'autre ne se croyaient enceintes.

Les prostituées, que leur métier expose plus spécialement aux fausses couches, sont fort au courant de ce phénomène, comme nous l'apprend le passage suivant de Parent-Duchâtelet : « J'ai parlé plus haut, dit-il, de l'irrégularité de la menstruation chez quelques prostituées et des interruptions que présentait, chez elles, cette évacuation dans une foule de circonstances ; ne pourrait-on pas les attribuer à une conception et à une véritable grossesse ? Cette opinion, qui a été émise devant moi par plusieurs médecins et physiologistes distingués, acquiert une très grande probabilité par les observations faites par M. Serres, lorsque les prostituées étaient soignées dans une des divisions de la Pitié. Je transcris ici les réponses que cet académicien fit à mes questions : « Les pertes abondantes sont rares chez ces femmes ; mais les plus jeunes ont souvent des retards dans leurs règles qui se terminent par l'expulsion de ce qu'elles appellent un *bondon*. Pendant deux années, je ne fis pas attention à cette expression ; mais ayant dirigé mes recherches sur l'embryologie, j'examinai avec soin ces productions, et il me fut facile d'y reconnaître tous les caractères de l'œuf humain ; j'ai pu dans un court espace de temps en recueillir un grand nombre qui tous étaient sortis à une époque qui indiquait une conception de quatre à cinq semaines (1). »

On le voit, l'opinion que j'émets ici n'est pas nouvelle dans la science; seulement, semblable à beaucoup d'autres, elle n'a pas suffisamment attiré l'attention du praticien.

Mais comme dans tous les cas d'avortement précoce, il n'est pas possible de retrouver l'ovule, parce qu'il se rompt avec la plus grande facilité et que ses débris se perdent entraînés par le sang qui s'échappe de la vulve, il me fallait d'autres témoignages et plus constants et aussi certains.

Je les trouvai dans la symptomatologie même de la grossesse et de l'avortement, et, en conséquence, je formai deux groupes de symptômes :

1° Symptômes relatifs à la grossesse ;

2° Symptômes relatifs à l'avortement.

Les femmes interrogées avec soin se rappellent qu'elles éprouvent quelquefois et sans cause connue des malaises, des hauts de cœur, surtout le matin en se levant; presque toutes l'attribuent à une mauvaise disposition et prennent contre ces accidents essentiellement passagers, celles-ci de la limonade, celles-là un purgatif, et beaucoup d'entre elles n'y prêtent aucune attention; quelquefois les règles sont en retard, et alors tous ces phénomènes morbides trouvent une facile explication; dans d'autres cas, au contraire, les menstrues devancent l'époque de leur apparition, et ce dérangement est encore accepté comme la cause évidente de tous les accidents.

Rarement, dans ces circonstances, la femme consulte son médecin, d'autant mieux qu'après l'*apparition des règles* tout rentre dans l'ordre normal.

(1) *De la prostitution dans la ville de Paris*, 2ᵉ édit., t. I, p. 235 et 236.

Interrogez maintenant la femme sur l'état des menstrues qui suivent immédiatement ces malaises ; presque toujours elles sont ou avancées ou retardées, et, chose à peu près constante, l'hémorrhagie est alors plus abondante qu'à l'ordinaire.

Cependant, cette hémorrhagie peut arriver à l'époque menstruelle habituelle ; dans ce cas, l'avortement précoce est provoqué par le travail inflammatoire qui se fait dans tout l'appareil génital à l'époque cataméniale, de telle sorte que dans l'esprit de la femme, les accidents généraux et l'écoulement sanguin de la vulve se lient et s'expliquent les uns par les autres, à ce point qu'il lui est impossible d'avoir l'idée de grossesse ou d'avortement. Pour elle, comme pour les personnes non prévenues, tout se réduit à un dérangement passager de la menstruation, auquel il est toujours facile de trouver une cause au milieu des circonstances diverses, morales ou physiques, qui agissent sur la sensibilité de la femme.

J'ai déjà plus de deux cents observations dirigées dans ce sens, et il est facile à tout praticien de vérifier l'exactitude de ce que j'avance. Dans la majorité des cas que j'ai recueillis, le coït avait eu lieu peu de jours après l'époque menstruelle, c'est-à-dire pendant le temps, selon M. Pouchet (1), le plus favorable à la fécondation ; tantôt la femme ignorait complétement la portée de mon interrogatoire, qui, on le comprend, doit être très minutieux, et tantôt je lui faisais part de la pensée qui me dirigeait. J'obtenais ainsi, selon le degré de confiance que m'inspirait la femme, des renseignements précis et circonstanciés.

Ces observations me donnent même le droit d'aller plus loin. Je suis convaincu que toute copulation entre individus possédant les caractères de fécondité que j'ai indiqués plus

______

(1) *Théorie positive de l'ovulation spontanée et de la fécondation.* Paris, 1847, p. 270.

haut, est fatalement, nécessairement suivie d'une fécondation, et que beaucoup de femmes qui portent un enfant à
terme, après un certain temps de stérilité, ont éprouvé un
nombre plus ou moins considérable d'avortements précoces.
Il est des femmes qui avortent régulièrement au sixième ou
au septième mois de leur grossesse, et qui ne parviennent à
terme qu'après un nombre plus ou moins grand de fausses
couches ; pourquoi ne pas admettre qu'il y en ait d'autres qui
avortent constamment dans le premier mois de la fécondation, alors que les causes d'avortement sont tout à la fois plus
nombreuses et plus actives? Toute la différence entre le fait
du développement de l'embryon et celui de l'avortement
précoce tient à ce que, dans le premier cas, l'œuf fécondé a
pu se fixer à la face interne de l'utérus, et que, dans le second, il n'a pu le faire, soit parce que l'œuf n'avait pas par
lui-même une suffisante vitalité, soit parce que l'utérus était
dans un état pathologique à ne pas permettre cette union.

C'est ainsi que s'explique la fécondité de certaines femmes
après un temps plus ou moins long de stérilité : chez celle-
ci, l'œuf ne pouvait se fixer à cause d'un état spasmodique
de la matrice sous l'influence des excitations amoureuses ;
l'habitude, le mariage, cet éteignoir de l'amour, comme on
dit, ont amené le calme dans l'organe, et la femme devient
enceinte ; chez celle-là, l'œuf ne se pouvait fixer à cause
d'un état atonique de l'utérus ; la femme va aux eaux ferrugineuses, aux bains de mer et en revient fertile ; chez
une troisième, l'œuf ne se pouvait fixer à cause d'un état
phlegmasique de la matrice ; la femme est prise d'une fièvre
typhoïde, d'une pharyngite, etc., etc., et ces affections, en
déplaçant l'inflammation de l'organe gestateur, mettent un
terme à sa stérilité.

Comment, avec les explications ordinaires, comprendre

ces faits dont nous sommes tous les jours les témoins? De quelle manière concevoir que les fonctions spermatique et ovarienne qui s'accomplissent normalement, aboutissent tantôt à un résultat négatif et tantôt à un résultat positif? Non, mille fois non, les résultats sont toujours positifs; seulement, les circonstances ultérieures nécessaires au développement de ce résultat, ne sont plus dans les conditions normales, et l'œuf fécondé, ne rencontrant pas les ressources indispensables à son accroissement, meurt et est expulsé à une époque toujours rapprochée de sa formation.

Je le répète donc, dans les cas qui nous occupent, c'est-à-dire dans ceux où les actes seminal et ovarien sont réguliers, où aucune altération n'existe sur les organes génitaux de l'homme et de la femme, où enfin ne se dénote aucune cause de ce que je vais tout à l'heure examiner sous le nom de *stérilité relative*, dans ces cas, dis-je, si la génération ne se produit pas, il n'y a pas réellement stérilité, il y a avortement précoce.

La distinction que j'établis ici est de la plus haute importance en pratique. D'abord, quand le médecin sera bien convaincu qu'il a à prévenir un avortement, et non une prédisposition naturelle à la stérilité, il ne renverra pas sa malade comme incurable, et conservera un espoir qui bien souvent se réalisera ; ensuite, au lieu de demander à l'ovaire l'explication d'une infécondité où il n'a que faire, et de s'égarer dans un labyrinthe d'hypothèses sans issue pour se rendre compte d'une stérilité qui, en définitive, n'existe pas, l'homme de l'art n'aura plus qu'à rechercher les causes d'un avortement précoce, et une fois mis sur la trace de cette cause, de recourir à une thérapeutique à laquelle probablement il n'eût jamais songé sans cette indication.

Tantôt il la trouvera dans l'existence d'une diathèse,

comme je l'ai dit plus haut ; tantôt il la rattachera à l'état débile des animalcules spermatiques, ainsi qu'il arrive chez quelques vieillards, chez les individus affaiblis par de longues privations ou des maladies graves ; tantôt enfin, et c'est le cas le plus commun, il la rencontrera dans un état morbide, organique ou dynamique, de l'utérus.

C'est surtout dans ce dernier organe qu'est la source la plus ordinaire du phénomène dont je parle, car nous voyons tous les jours les diathèses se transmettre d'une génération à une autre, et je dirai plus loin que l'on doit, d'après les travaux les plus récents, éloigner, dans la majorité des cas, la pensée d'une altération quelconque des spermatozoïdes du vieillard.

Comme on le voit, la question de la stérilité idiosyncrasique est bien plutôt du domaine d'un traité d'accouchement (1) qu'elle ne rentre dans les limites de ce livre, car notre rôle finit là où l'embryon est fécondé ; cependant, j'ai dû l'aborder, mais j'ai dû aussi la ramener dans les bornes que l'observation m'a permis de lui assigner, à ce point que ce problème, déchu de son importance, se réduit, la plupart du temps, à un simple chapitre de pathologie utérine.

Je renvoie donc le lecteur, pour les détails pratiques, à la partie de cet ouvrage où j'examine les maladies de la matrice, et je me hâte d'arriver au second point que je me suis proposé d'examiner en cette place, c'est-à-dire la *stérilité relative*, pour faire voir combien ici encore on a laissé un libre cours à l'imagination.

§ II. — Stérilité relative.

Si l'on considère, d'une part, le mystère au milieu duquel s'accomplit la fécondation, et, d'autre part, la retraite

(1) Voyez Chailly-Honoré, *Traité pratique de l'art des accouchements.* Paris, 1853, in-8.

presque inaccessible à nos moyens d'investigation où sont tenus la plupart des organes qui concourent à l'accomplissement de cet acte, on avouera qu'il est facile de méconnaître, dans beaucoup de cas, la cause réelle d'une stérilité, et l'on trouvera moins extraordinaire que l'esprit humain, à qui, en définitive, il faut toujours une explication bonne ou mauvaise, ait admis des hypothèses complétement imaginaires, et autour desquelles sont venus se grouper, ou de gré ou de force, tous les faits qui sortaient des lois les plus vulgaires de la pathologie.

Parmi ces hypothèses, il en est une qui a joui d'un grand crédit et qui est encore aujourd'hui même entourée de la faveur générale, c'est celle que l'on désigne communément sous le nom d'*harmonie d'amour*.

Cette harmonie a pour base des rapports soit de similitude, soit de dissemblance, et se tire tantôt de la nature physique et tantôt de la nature morale des deux conjoints. « Comment, s'écrie Virey, qui a consacré à la défense de cette opinion les phrases les plus rédondantes de son style imagé, comment s'établit l'amour le plus pénétrant, le plus parfait entre les sexes? C'est lorsque la femme est le plus femelle, et que l'homme est le plus viril ; c'est quand un mâle brun, velu, sec, chaud et impétueux, trouve l'autre sexe délicat, humide, lisse et blanc, timide et pudique. L'un doit donner, et l'autre est constituée pour recevoir ; le premier, par cette raison, doit avoir un principe de surabondance, de force, de générosité, de libéralité qui aspire à s'épancher ; la seconde, au contraire, étant constituée en *moins*, doit, par sa timidité, tendre à recueillir, à absorber, avec une sorte de besoin et d'économie, le *trop* de l'autre, pour établir l'égalité, le niveau complet. Ainsi le résultat de l'union conjugale, ou but de la procréation d'un nouvel être, ne peut être rempli que par cette unité physique et morale dont parlent Pythagore et Platon, au moyen de laquelle les deux sexes s'égalent, se saturent pour ainsi dire réciproquement (1). »

Et, comme si ces paroles ne rendaient pas toute sa pensée et qu'il craignît qu'on ne les appliquât qu'à la partie sensuelle ou attractive de la fonction de la génération, Virey revient plus loin sur son système d'harmonie et en montre toute l'influence sur la fécondité : « En effet, dit-il, si l'on unit deux tempéraments semblables, mâle et femelle, comme Voltaire et la marquise du Châtelet, qui ne pouvaient ni se quitter, ni se souffrir longtemps ensemble, cette similitude d'égalité produit une source de querelles, et devient une cause de stérilité très remarquable. Ainsi l'on a vu deux époux, ensemble stériles, et s'accusant même d'impuissance et de froideur, devenir, par leur divorce, féconds et ardents avec d'autres individus d'une constitution opposée, etc. (2). »

Cette théorie est si ingénieuse et plaît tant à l'imagination que chaque auteur qui l'a adoptée semble, pour le dire en passant, s'en attribuer la paternité ; cependant, elle appartient à Aristote, qui, en ce point, s'éloigne des idées hippocratiques : « *Evenit sane*, dit-il, *multis et mulieribus et viris, ut qui conjuncti inter se nequeant procreare, ubi dissociati se junxere cum aliis, queant* (3). » Boerhaave va plus loin, et, après avoir avancé qu'Aristote rapportait des exemples en faveur de cette théorie, ce qui n'existe pas, car le passage que je viens de citer n'est accompagné d'au-

____

(1) *De la femme, sous ses rapports physiologique, moral et littéraire*, p. 195.

(2) *Ibid.*, p. 207.

(3) *Historia animalium*, édit. de 1579, lib. VI, 2ᵉ vol., p. 139.

cune observation, il raconte lui-même le fait suivant : « *In Galliâ illustris casus contigit : princeps (S. G., nobilis) erat qui diù cum optimâ uxore in sterili conjugio vixerat. Ultimo ex judicio supremæ curiæ conjugium solutum est. Eodem concilio capto, maritus in viduum thorum aliam uxorem ducit, et vidua nupsit alteri; et ille filios, hæc prolem pariter ex secundo conjugio tulit.* » Et Boerhaave ajoute : « *Apparet fecunditatem etiam a mutuâ quâdam ratione pendere posse, absque ullo absoluto vitio aut viri aut feminæ* (1). »

Tous les auteurs qui ont écrit sur la matière sont aussi laconiques que Boerhaave; nulle part une indication même sommaire de l'état des organes génitaux ; ces organes, qui jouent cependant le principal rôle, sont comme s'ils n'existaient pas. On comprend cette absence de détails de la part d'un historien, comme Tacite, par exemple, qui rapporte que Livie, n'ayant point eu d'enfant avec César, quoiqu'elle en fût tendrement aimée, donna le jour à Tibère et Drusus dans un second mariage qu'elle contracta avec Tibère-Néron.

A de pareils observateurs, on pourrait répéter le mot que Benserade répondit au marquis de Langey (2); mais la

----

(1) *De prælect. acad.*, t. IV, 2ᵉ part., p. 256.

(2) Le marquis de Langey, accusé d'impuissance par sa femme, vit son mariage déclaré nul après l'épreuve du congrès. Malgré la défense qui lui en fut faite, il se remaria en Belgique avec mademoiselle Diane de Montault-Navailles, et en eut sept enfants. De retour en France, il tira un légitime orgueil de sa progéniture, et, comme il s'en vantait à tout propos, Benserade lui dit un jour : *Mais, monsieur, je n'ai jamais douté que mademoiselle de Navailles ne fût capable d'engendrer.* — C'est Tallemant des Réaux qui rapporte cette méchanceté (voyez ses *Historiettes*, t. VI, *historiette de madame de Langey*, édition de MM. De Monmerqué et Paulin Paris, 1854-1855, Techener).

science a des devoirs plus sévères, et avant d'admettre la théorie des contrastes ou celles des similitudes, j'ai dû vérifier les bases sur lesquelles elles reposaient.

Sans doute, par cela même que deux individus sont nécessaires pour la formation d'un nouvel être, les conditions de ce concours sont soumises à des lois dont la violation, compromettant l'intégrité de ces rapports, en doit nécessairement annihiler les résultats ordinaires ou normaux.

Quelle est donc la loi de ces rapports? Repose-t-elle sur la dissemblance ou sur la similitude des conjoints, et, dans l'un ou l'autre cas, cette harmonie naît-elle du contraste ou de l'homogénéité des habitudes générales de l'organisme, ou se contente-t-elle des mêmes conditions dans l'appareil génital seulement? En d'autres termes, la fécondité obéit-elle à la loi des contrastes ou à celle des ressemblances, dans le développement de l'intelligence, dans les passions, dans le tempérament, dans la constitution, dans l'ardeur des plaisirs vénériens, etc., etc., en un mot dans des circonstances éloignées de l'appareil générateur?

Il ne faut pas une bien longue observation pour se convaincre que si la théorie des contraires ou celle des semblables peut être invoquée pour la manifestation des sympathies amoureuses, quoique les anciens, aussi bons observateurs que nous, aient mis un bandeau sur les yeux de l'Amour, il ne faut pas une longue observation, dis-je, pour se convaincre que l'une et l'autre de ces théories sont complétement erronées quand il s'agit de la fécondité; il suffit de regarder autour de soi; dans ce tourbillon immense qui constitue le monde on verra l'espèce se perpétuer au milieu des conditions les plus diverses, et chaque procréation, pour ainsi dire, donner un démenti aux rêves harmoniques des philosophes et des poëtes.

Cependant, il est des faits étranges qui semblent établir d'une manière irréfragable une loi quelconque de rapports : ce sont ceux dans lesquels deux individus, homme et femme, voient leur union stérile, alors que chacun d'eux donne de son côté des preuves manifestes de fécondité.

Mais d'abord ces faits sont moins communs qu'on ne pourrait croire, et loin d'être la règle, ils constituent une très rare exception ; il n'est donc pas logique de fonder sur eux une loi fondamentale et d'ériger une exception en axiome inexorable.

Cependant, quelque rares qu'ils fussent, ces faits, par cela même qu'ils se produisaient, ont vivement excité mon attention, et j'ai dû, pour me former une opinion sur leur compte, ne pas me contenter de simples apparences.

A cet effet, j'ai cherché, autant que me le permettait l'état de nos connaissances anatomiques et physiologiques, à me rendre compte des conditions normales de fécondité chez l'un et l'autre sexe, et je me suis assuré ensuite si dans les cas exceptionnels dont il s'agit, ces conditions étaient intactes et s'accomplissaient d'après les principes acquis à la science.

Il est nécessaire de rappeler brièvement ces conditions et ces principes.

Du côté de l'homme :

Éjaculation dans la direction de l'axe de la verge et propriété spéciale (fécondante) d'un liquide appelé sperme.

De ces deux conditions, la dernière, c'est-à-dire la composition du sperme, est acceptée sans conteste. Ce n'est pas ici le lieu d'exposer cette composition ; il suffit simplement d'en marquer l'absolue nécessité.

L'éjaculation, c'est-à-dire le lancement du sperme avec une certaine force, a perdu quelque chose de son importance depuis les expériences de Spallanzani ; cependant et malgré ces expériences, je crois la fécondation, dans l'espèce humaine, très difficile, sinon impossible en dehors de cette condition, à moins que les deux conjoints n'aient recours à un artifice qui supplée en quelque sorte à l'éjaculation, ou que la femme ne soit affectée d'un prolapsus de matrice.

La direction suivant laquelle s'accomplit l'éjaculation ne me semble pas aussi une circonstance sans valeur ; je sais bien que tous les hypospades ne sont pas stériles, et je tiens même de M. Ricord que ce vice de conformation s'est montré à lui d'une manière héréditaire sur trois générations, preuve bien évidente qu'aucune d'elles ne fut inféconde ; mais sans contester, en nous appuyant sur la position problématique de l'utérus des femmes que fécondent les hypospades, les conséquences que l'on tire de ces faits, reconnaissons que ceux-ci forment une exception, et que dans l'immense majorité des cas la fécondation n'a lieu qu'à la suite d'une éjaculation spermatique dans le sens de l'axe du canal urétral.

Du côté de la femme, les conditions anatomiques ont jusqu'à présent paru seules nécessaires pour sa fécondation, et c'est à l'oubli dans lequel ont été laissées plusieurs autres circonstances qu'il faut peut-être rapporter les incertitudes et l'ignorance qui planent encore aujourd'hui sur cette partie de la pathologie féminine.

Cependant quelques-unes de ces circonstances ne sont pas entièrement méconnues, et la discussion soulevée à l'Académie de médecine, (1) à l'occasion du pessaire intra-utérin, a prouvé que les meilleurs esprits et les hommes

(1) *Bulletin de l'Académie de médecine.* Paris, 1854, t. XIX, p. 628 et suiv.

les plus pratiques admettaient les déviations utérines parmi les causes de stérilité de la femme.

Je m'expliquerai longuement ailleurs sur l'importance des déplacements utérins au point de vue qui nous occupe ; mais je dois établir ici, pour l'intelligence de ce qui va suivre, que, dans un très grand nombre de cas, et principalement dans les cas de version, ces déplacements ne faisant qu'altérer les rapports normaux de conjonction, déterminent une stérilité qui n'est ni relative ni maladive, mais simplement l'effet du défaut d'exacte opposition de l'organe mâle et de l'organe femelle.

Pour moi, en effet, il est hors de doute que dans les conditions normales de fécondation, le méat urinaire du membre viril doit se trouver en face de l'ouverture inférieure de la matrice, afin que le sperme puisse pénétrer dans ce dernier organe en sortant par saccades de la verge de l'homme ; et que toutes les fois que, par un motif quelconque, cette mise en présence de l'orifice urétral de l'homme et de l'orifice utérin est détruite, la fécondation n'a pas lieu ; c'est ce qui arrive, en effet, dans les cas de descente ou de déviation antérieure, postérieure ou latérale de l'utérus, dans lesquels la verge, portée sur les côtés du col de la matrice, lance le sperme contre le cul-de-sac vaginal que vient battre sans profit le fluide fécondant. Et cela est si vrai, que si les conjoints, par un artifice de position, ou l'art par des moyens dont j'aurai à m'occuper ailleurs, parviennent à rétablir l'axe fictif des deux orifices dont il s'agit, la stérilité cesse aussitôt, en admettant, bien entendu, qu'il n'existe pas d'autres causes d'agénésie, et la femme, jusqu'alors inféconde, peut, comme je le montrerai tout à l'heure, donner le spectacle d'un de ces faits réputés étranges par les esprits superficiels.

Mais ce n'est pas tout : à côté des conditions anatomiques, dont il est superflu de parler ici ; à côté des conditions de topographie, qu'on me passe le mot, dont il vient d'être question, il en existe une autre que j'appellerai condition physiologique.

Qu'on me permette de légitimer cette expression.

Chaque tissu, chaque organe, chaque appareil possèdent, en dehors de la sensibilité générale à laquelle sont soumis tous les corps organisés, une sensibilité spéciale qui les caractérise et qui leur est propre. Cette sensibilité se développe sous l'empire d'excitants spéciaux, dont l'influence est nulle sur un autre tissu, sur un autre organe, sur un autre appareil. — C'est l'*alpha* de la physiologie.

A cette sensibilité succède la contractilité d'une manière si fatale que l'on a désigné par un seul mot, *irritabilité*, et la sensation excitée sur l'organe par l'impression du corps étranger et la contraction de l'organe réagissant sur ce corps.

Cette action et cette réaction ne sont pas nécessairement sous l'empire de la conscience, et ces deux opérations s'exécutent souvent en dehors de notre volonté.

L'utérus et plus particulièrement son col ne font pas exception aux lois physiologiques que je viens de rappeler en peu de mots. Ils ont une irritabilité spéciale dont le moteur est le fluide spermatique.

Cette irritabilité n'est ni sous la dépendance de la volonté, ni sous l'empire de la conscience ; si elle eût été soumise à la volonté, la femme aurait pu se soustraire à l'obligation de la gestation, et la nature n'a pas voulu que la volonté qui acceptait le plaisir eût le pouvoir de repousser la fonction dont ce plaisir n'était que la récompense de l'accomplissement ; elle est également indépendante de la conscience, car cette indépendance est pour la nature une garantie certaine de la bonne exécution de l'acte ; aussi faut-il ranger parmi les illusions de l'imagination les tressaillements et les spasmes particuliers que certaines femmes prétendent ressentir au moment d'un coït fécondant. Il est manifeste qu'il ne s'agit point ici des tressaillements et des spasmes amoureux qui atteignent un haut degré d'intensité pendant l'éjaculation de l'homme par suite des mouvements spasmodiques auxquels la verge est alors en proie, et par suite aussi de l'élévation de la température déterminée tout à la fois par l'action vitale de l'acte qui s'accomplit et par la présence du sperme.

L'irritabilité utérine, celle qui nous occupe ici, est spéciale et ne s'exerce que sous l'influence du fluide spermatique.

J'ai poussé sur le museau de tanche de divers animaux des liquides de différentes sortes, excitants, astringents, caustiques, etc., et jamais l'utérus, immédiatement ouvert, ne m'a fourni la moindre trace du liquide injecté.

On a rapporté aux tressaillements amoureux, à la sensation de volupté la source de cette irritabilité ; mais alors comment expliquer la fécondation de ces femmes insensibles au plaisir, de ces jeunes filles violées et prises de force, et pour lesquelles la copulation est un sujet d'effroi et de douleur ? Non, le plaisir n'est pas plus l'excitant de cette irritabilité que les liquides dont je parlais tout à l'heure.

L'électricité, dont je dirai plus loin le rôle dans le traitement de l'infirmité qui m'occupe, a-t-elle sur l'irritabilité de l'utérus une action marquée et manifeste ?

Comme beaucoup de médecins, j'ai triomphé quelquefois de la stérilité au moyen du fluide électrique ; et les cas précisément où cet agent m'a paru avoir l'indication la plus précise, et où, en effet, le succès a couronné les tentatives, sont ceux où l'irritabilité de l'utérus, ou plutôt du col de l'utérus, semblait affaiblie et ne pas suffisamment répondre à l'action de son excitant ordinaire, le sperme.

Cependant, à l'état physiologique, si l'on dirige sur cette partie un courant galvanique, il advient, dans la très grande majorité des cas, que la sensibilité et la contractilité de l'organe ne semblent en aucune façon influencées ; seulement, si l'action électrique est prolongée pendant quelque temps, le col de la matrice se phlogose avec les phénomènes de rougeur, de chaleur et de tuméfaction qui, dans les circonstances ordinaires, accompagnent ou caractérisent cet état pathologique.

Aussi il est constant pour moi que dans les cas où le fluide électrique exerce une heureuse influence sur la stérilité, cette action est due non à une modification spéciale apportée par l'électricité, mais au rappel dans le col de l'utérus des conditions normales de la vitalité générale.

Je ne puis donc admettre que l'électricité, malgré les services qu'elle rend dans l'affaiblissement de l'irritabilité utérine, soit un excitant spécial de cette irritabilité.

Ce rôle, je le répète, appartient exclusivement au sperme.

Cependant il ne faut pas pousser trop loin ce principe, et pour faire une juste part à toute chose, il importe de reconnaître que les émotions amoureuses et que les sensations voluptueuses, en éveillant la sensibilité générale de l'appareil génital, sont le premier signal et comme la source de l'irritabilité spéciale de l'utérus, et que, par conséquent, le degré de cette irritabilité est en proportion de l'intensité des émotions amoureuses et des sensations voluptueuses.

C'est ainsi que s'explique la stérilité des femmes trop passionnées, car, en cette matière comme en beaucoup d'autres, les causes les plus opposées amènent des résultats identiques.

On voit déjà le cas qu'il faut faire de ces stérilités relatives basées sur les incompatibilités d'humeur, la haine, le mépris, en un mot, sur toutes les passions répulsives de l'âme; et l'on devine qu'il faut, au contraire, rapporter à une circonstance essentiellement organique, matérielle, beaucoup de ces stérilités dont on s'ingéniait à placer les causes dans le domaine de l'imagination, comme si la nature avait pu livrer à nos passions la partie la plus essentielle de son œuvre.

Les considérations que je viens de présenter sur les conditions topographiques, qu'on me passe le mot, et physiologiques du col de l'utérus dans l'acte de la fécondation, me poussèrent à regarder de plus près ces prétendues stérilités relatives dont j'ai parlé au début de ce chapitre, et sur la réalité desquelles le fait suivant me suggéra le premier doute.

Après cinq années d'un mariage stérile, madame X... a des rapports avec un jeune homme et, à son grand étonnement, elle devient enceinte; je dis à son grand étonnement, parce que le mari ayant eu des enfants avec une de ses domestiques qu'il avait séduite, madame X... croyait porter en elle seule la cause de l'infécondité qui avait frappé la couche conjugale. En présence d'une grossesse aussi inattendue, il fut démontré aux deux amants que la stérilité dont la dame X... avait été affectée pendant cinq années, alors qu'elle n'avait eu de relations qu'avec son mari, était bien réellement produite par un défaut d'harmonie entre les deux époux.

Lié d'amitié avec l'amant et par suite de circonstances qu'il est inutile de rapporter ici, je fus mis dans le secret de l'aventure. Comme le fait me paraissait bizarre et que je n'avais, d'autre part, aucun moyen de vérification, ne connaissant pas madame X..., j'en fus réduit aux explications bien superficielles que me donnait le jeune homme ; cependant une circonstance, à laquelle les deux amants n'avaient prêté aucune attention, me frappa : c'est que dans leurs ébats amoureux, le coït avait été plusieurs fois accompli dans une position anormale et surtout différente de celle que le mari avait l'habitude de prendre.

Je ne pouvais contrôler les suppositions que me suggéraient ces confidences ; d'ailleurs eussé-je pu soumettre madame X... à mes investigations, que cet examen n'aurait probablement pas amené une certitude, car si, comme je le supposais, la stérilité de madame X... tenait à une déviation du col de l'utérus, ce déplacement devait avoir disparu, ainsi qu'il arrive souvent, par l'effet de la gestation.

Je ne pus donc retirer aucun enseignement positif de ce fait, mais il me donna l'éveil sur la possibilité de certaines circonstances trop négligées jusqu'ici, et de la valeur desquelles il était facile de s'assurer.

L'occasion s'en offrit bientôt à moi.

M. X..., habitant la rue des Vieux-Augustins, marié depuis six ans, sans enfants, vint me consulter sur la cause de l'infécondité de son mariage. Soumis à un examen sévère tant sous le rapport de ses organes que de son sperme, et à un interrogatoire minutieux sur toutes les circonstances qui accompagnaient le coït, il me parut n'avoir en lui aucun motif de stérilité, et je le priai, en conséquence, de décider sa femme à subir mes investigations.

Le désir que celle-ci éprouvait d'avoir des enfants leva tous ses scrupules ; petite, mais bien conformée, d'un tempérament lymphatico-nerveux, madame X... avait été réglée de quinze à seize ans, et depuis cette époque (elle en avait alors vingt-quatre) elle avait été régulièrement et assez abondamment menstruée. Quelques flueurs blanches existaient, mais en très faible abondance ; seulement elles augmentaient un peu, ainsi qu'il arrive chez beaucoup de femmes, aux époques menstruelles.

Les désirs vénériens étaient modérés, et le coït n'offrait rien d'anormal au point de vue des manifestations voluptueuses.

L'examen abdominal ne laissait rien soupçonner du côté de la matrice et de ses annexes, mais le toucher vaginal me fit constater une déviation antérieure du col de l'utérus avec renversement en arrière du corps de cet organe.

Ce déplacement de l'organe gestateur me parut être la cause de la stérilité.

S'il en était ainsi, la fécondation devait s'opérer, si, par un artifice quelconque, le col de l'utérus était ramené dans son axe normal, ou plutôt dans l'axe du plan suivant lequel s'opérait l'éjaculation de l'homme.

Deux moyens s'offraient à l'esprit :

Ou changer la position du col de l'utérus et faire rentrer, ne fût-ce que momentanément pendant le coït, le museau de tanche dans la direction du jet spermatique ; ou, par un artifice de position pendant l'accouplement, modifier la direction de ce jet, de sorte qu'elle ne fût plus celle de l'axe du vagin, mais qu'elle fût portée en avant et en haut.

Je m'arrêtai au premier de ces moyens, qui était tout à la fois le plus médical et le plus décent.

Un tampon, porté dans le rectum, aida, non à faire basculer l'utérus, ce qui me paraît fort difficile, mais à le porter et à le soutenir dans un plan moins incliné.

En même temps que je plaçai ce tampon, je ramenai

autant que je le pus le col de la matrice en arrière, et je glissai entre lui et la paroi antérieure du vagin un cylindre préparé d'éponge. Cette espèce de coin, dont le volume devait nécessairement augmenter par les mucosités dont sa présence rendait la sécrétion plus abondante, avait pour mission de maintenir le col dans l'axe du vagin et d'exposer ainsi le museau de tanche au jet direct de la liqueur spermatique.

Le coït fut accompli au milieu de ces conditions, qui ne le gênaient d'ailleurs en rien, et le mois suivant les règles, contre leur habitude, ne parurent pas; madame X .. était enceinte; sa grossesse n'offrit rien de remarquable; elle est accouchée l'année dernière à Sens, son pays natal, et je ne puis dire, ne l'ayant pas revue depuis, si elle a eu une seconde fécondation.

Pour le fait que je viens de rapporter, je me suis demandé si la présence de l'éponge, appliquée contre les surfaces antérieures du vagin et du col utérin, n'avait pas été la source d'une excitation absente du museau de tanche, et nécessaire, comme je l'ai dit plus haut, pour la fécondation de la femme.

Sans doute, on peut jusqu'à un certain point faire une part quelconque à cette influence ; mais cette part doit être bien minime si on la compare à celle qui revient au changement de position éprouvé par le col utérin ; d'ailleurs, dans d'autres circonstances que je ne puis rapporter ici, cette excitation a complétement fait défaut, car il n'y avait de modifié que la direction du jet spermatique.

En résumé, les déviations du col de l'utérus, sur lesquelles je m'expliquerai plus longuement ailleurs, constituent fréquemment une cause de stérilité chez la femme ; mais l'obstacle que ces déviations apportent à la fécondation n'étant pas autre chose qu'un défaut de rapports topographiques entre l'organe chargé de donner et l'organe appelé à recevoir, il advient que ces rapports, brisés dans certaines circonstances, peuvent se rétablir dans d'autres, et alors on a le spectacle de gestations tardives ou de fécondations relatives, sans qu'il soit besoin de recourir aux explications métaphysiques des harmonies ou des contrastes.

Cependant, il ne faudrait pas croire que toutes les grossesses tardives ou relatives se peuvent expliquer par une déviation utérine; l'erreur que je combats eût été trop grossière et m'aurait donné trop facilement beau jeu.

Mais, ainsi que je le disais plus haut, la stérilité de la femme tient quelquefois à l'excitabilité trop grande ou trop faible du col utérin, et cet état, dans ses manifestations au delà ou en deçà, moins facilement constatable qu'une déviation, n'est pas tellement indépendant des sensations du congrès qu'il n'en subisse parfois l'influence.

Or, s'il est incontestable que la femme, pendant le coït, règle sa volupté sur le thermomètre des sentiments qui l'animent, et qu'elle assiste à l'acte, selon l'homme qui l'accomplit, avec l'indifférence la plus complète ou avec le délire érotique le plus prononcé, on est en droit d'admettre que l'excitabilité utérine a également sa part dans ces fluctuations de la volupté féminine.

Je sais bien, et je m'en suis expliqué plus haut, que le plaisir vénérien n'est pas le stimulant de cette excitabilité; mais il en est dans beaucoup de cas un indice, et j'estime que, sans établir entre eux des rapports de cause à effet, on est autorisé à leur prêter certaines relations de parenté.

Qu'on me permette un exemple : Voici deux femmes, toutes deux d'un tempérament lymphatique, fibres lâches, désirs vénériens languissants; on les marie chacune à un homme vers lequel rien ne les pousse; admettons même que l'une et l'autre aient au cœur un amour discret de jeune fille et qu'elles n'apportent à la couche nuptiale que l'in-différence la plus profonde, que la froideur la plus marquée. Au bout d'un temps plus ou moins long de stérilité, l'une, entourée par son mari de soins et de prévenances, oublie (car tout s'oublie dans ce monde, même l'amour le plus insensé ! !), oublie son affection de jeune fille, et, vaincue par les délicates attentions dont elle est l'objet, elle reporte sur son mari la tendresse qu'elle avait jusqu'alors éloignée de lui, et, s'animant enfin sous ces caresses, elle obtient un fruit de son nouvel amour. L'autre, cédant au sentiment qui la domine, ou, si l'on préfère, poussée par une fatalité que les circonstances expliquent sans la légitimer, déserte la couche maritale, et trouve au milieu des voluptés de l'adultère une fécondité qui l'avait fuie dans le calme du devoir.

Dira-t-on que chez ces deux femmes la faculté pro-créatrice est sous la dépendance de leur affection morale ? mais s'il en est ainsi, si l'état de l'âme influe à ce point sur la fécondité de la femme, on ne peut espérer la détruire qu'en modifiant les aspirations morales, et alors le médecin n'a plus que faire, il doit s'en remettre à la prévoyance de ce petit dieu malin sur les yeux duquel les anciens avaient mis un bandeau.

Et cependant les toniques à l'intérieur et surtout l'élec-tricité sur place peuvent, sans lui donner le plaisir véné-rien, restituer à la femme la faculté procréatrice. Les faits de guérison de ce genre ne manquent pas dans la science, et j'aurai l'occasion d'en parler plus longuement ailleurs. Mais d'ores et déjà, dans les cas où l'électricité seule est appliquée, quelle modification, je le demande, a-t-on apportée soit à l'économie générale, soit aux sentiments moraux de la femme? — L'action n'est-elle pas toute locale? et parce que le plaisir vénérien, un indice de l'excitabilité utérine, est sous l'entière dépendance tantôt du tempérament, et tantôt des affections de l'âme, en doit-on conclure que cette excitabilité obéit aux mêmes maîtres et aux mêmes excitateurs? — Mais s'il en était ainsi, jamais une fille violée, une femme prise de force ne deviendraient enceintes, car dans ces congrès étranges, il y a plus que de l'indifférence ou de la froideur, il y a quelquefois la haine, mais toujours le mépris et l'horreur pour l'homme qui l'accomplit.

Je le répète encore, le plaisir vénérien n'est point le stimulus de l'excitabilité utérine; il n'en est qu'un indice et quelquefois le signal.

Cependant cet indice n'est pas infaillible, et l'on rencontre des femmes qui, avec une volupté contenue dans de justes limites, et au milieu des meilleures conditions de la santé générale et des affections de l'âme, n'ont aucune excitabilité du côté de l'utérus et restent stériles.

Mais ce sujet m'occupera ailleurs; il me suffit ici d'établir que l'excitabilité de l'utérus, bien qu'indépendante du plaisir vénérien, peut cependant subir son influence; et que cette influence, qui se traduit par un état essentiellement local, et qui n'emprunte rien aux idées d'harmonie ou de contrastes, rend parfaitement compte de certaines grossesses tardives et de certaines stérilités relatives.

En résumé, et telle est la conclusion que je tire des considérations qui précèdent, il y a trois sortes de stérilité : une qui est le fait de l'homme; une qui appartient en propre à la femme, et une troisième qui résulte d'un vice dans les rapports des conjoints.

Dans cette dernière espèce de stérilité, la seule qui

m'ait ici occupé, le vice qui l'entraîne est toujours local ; tantôt il est le résultat d'un déplacement d'organe, et tantôt d'une modification vitale des tissus.

Il n'y a donc pas de stérilité relative dans le sens que l'on a jusqu'à présent donné à ces mots, c'est-à-dire une stérilité relative basée sur des analogies ou des dissemblances générales.

Pour moi toute stérilité relative est locale, et est tantôt une stérilité de position, et tantôt une stérilité de vitalité.

Les causes de la stérilité relative peuvent tout aussi bien se rencontrer chez l'homme que chez la femme ; elles sont cependant plus communes chez cette dernière.

La médication que réclame cette sorte de stérilité est purement locale, et l'on n'y doit point renoncer sous prétexte que les deux conjoints ont une incompatibilité ou une similitude, soit de tempérament, soit de constitution, soit de facultés intellectuelles, soit de passions, etc., etc.

La stérilité relative n'étant pas autre chose qu'un accident local, son histoire ne saurait exister ; elle se confond avec celle des accidents locaux qui, chez l'homme ou chez la femme, déterminent la stérilité.

SECTION PREMIÈRE.

STÉRILITÉ CHEZ L'HOMME.

Tandis que chez la femme l'acte de la reproduction implique, sans parler de la copulation, l'exercice de deux fonctions bien distinctes, dont l'une, la fonction ovarienne, a pour but de fournir le germe à féconder, et dont l'autre, la fonction utérine, a pour mission de mettre en rapport les éléments fécondants des deux sexes, chez l'homme le même acte est tout entier contenu dans la fonction spermatique.

Mais cette fonction, pour atteindre le résultat qu'elle se propose, c'est-à-dire pour porter dans les organes de la femme, avec les conditions posées par la nature, un liquide spécial appelé sperme, est soumise, pour ainsi parler, à trois étapes qui me serviront, comme on le verra par la suite, de points de ralliement : dans la première, le sperme se forme, c'est *la fonction de sécrétion ;* dans la seconde, le sperme formé est mis en réserve, c'est *la fonction de conservation ;* dans la troisième, enfin, le sperme est projeté au dehors, c'est *la fonction d'émission.*

Dans chacune de ces trois étapes et dans le parcours de l'une à l'autre, le sperme est exposé à des altérations diverses qui portent tantôt sur sa constitution intime, et par conséquent sur ses propriétés fécondantes, et tantôt sur les conditions de sa marche depuis l'organe de sécrétion jusqu'à l'organe d'émission.

La pathologie offre donc au sujet qui m'occupe une division rationnelle, et je l'aurais sans doute adoptée si la division physiologique que je me propose de suivre ne la contenait pas implicitement et n'était tout à la fois plus complète et plus simple qu'elle.

Mais pour comprendre les développements dans lesquels je vais entrer, il est nécessaire que le lecteur se reporte aux considérations générales qui sont en tête de cet ouvrage et dans lesquelles il trouvera la description des organes spermatiques et le mécanisme de la fonction qu'ils remplissent (1). Ces notions anatomiques et physiologiques devaient

(1) Voyez les pages 41 et suiv.

être rappelées dans une introduction, mais ne pouvaient trouver place au milieu d'un livre consacré à la pathologie, où elles eussent, sans grand profit, ralenti la rapidité du discours.

CHAPITRE Ier.

TROUBLES DE LA FONCTION DE SÉCRÉTION SPERMATIQUE.

Les causes qui peuvent jeter le trouble dans la sécrétion spermatique en amenant pour résultat final soit l'absence complète de cette sécrétion, soit une altération dans la nature intime du sperme, tiennent tantôt à un état général, soit physiologique, soit morbide, et tantôt à un état pathologique de l'appareil sécréteur lui-même.

Je vais les examiner sous ces deux chefs principaux.

§ I. — Troubles dépendant d'un état général.

1° *Age. — Vieillesse.*

Les deux extrémités de la vie sont peu propres à la fécondité ; la nature ne nous a dévolu la mission de perpétuer l'espèce qu'après le complet développement des organes et avant leur dépérissement, afin que nous puissions transmettre à nos descendants une plus grande somme de force et de vitalité.

L'établissement de la fonction génitale est chez l'homme le signal d'une transformation morale et physique dont je n'ai point ici à retracer les caractères, mais qui indique d'une manière certaine que l'individu a désormais acquis l'aptitude à la procréation.

En est-il de même lorsque cette aptitude disparaît? en d'autres termes la nature a-t-elle assigné un terme à peu près constant à l'exercice de la fonction procréatrice, et a-t-elle fourni des signes auxquels on puisse reconnaître l'anéantissement de cette fonction?

Les opinions les plus accréditées des physiologistes modernes relativement à la faculté fécondante des vieillards, semblent en contradiction avec des faits authentiques et qui d'ailleurs se renouvellent tous les jours, et surtout avec les recherches toutes récentes de M. Duplay, sur lesquelles j'aurai à revenir tout à l'heure.

Il est incontestable que dans l'ordre régulier des choses et dans la très grande majorité des cas, l'homme arrivé à un certain âge perd la faculté de se reproduire; en conséquence, comme dans les idées les plus généralement admises aujourd'hui, on place toute la puissance fécondante dans les zoospermes, on en a conclu que les animalcules manquaient chez les vieillards. « Le développement des spermatozoaires, dit J. Müller, commence durant la jeunesse dans la classe des mammifères; il n'a lieu qu'à l'époque de la puberté dans l'espèce humaine, et cesse dans l'âge avancé (1). » M. Longet n'est pas moins explicite que Müller : « Kartzœker, dit-il, Geoffroy, Andry ont remarqué les premiers qu'il n'y a pas de spermatozoaires chez l'enfant; Baker n'en a pas rencontré davantage chez les hommes épuisés par les excès vénériens. Enfin ils disparaissent complétement chez l'homme par le progrès de l'âge, c'est-à-dire en même temps que la puissance virile (2). »

Cependant Wagner émet une opinion toute contraire :

(1) *Manuel de physiologie,* traduit de l'allemand, 2e édit. Paris, 1851, t. II, p. 626.

(2) *Traité de physiologie,* t. II, p. 54.

« L'appétit vénérien, dit-il, diminue chez l'homme, mais la faculté d'engendrer semble subsister pendant toute la vie chez ceux qui jouissent d'une bonne santé... J'ai trouvé chez les hommes très âgés des spermatozoaires dans les testicules ; chez des hommes de soixante à soixante-dix ans j'ai toujours trouvé des spermatozoaires dans les testicules ; fréquemment il n'y en avait plus dans le canal déférent, mais en général les vésicules séminales en contenaient (1). »

Comme on le voit, il était assez difficile de se former une opinion au milieu de ces contradictions d'autorités également respectables, quand les recherches de M. Duplay, entourées de toutes les garanties de savoir, de talent et de probité que l'on doit exiger d'un expérimentateur, ont aplani bien des doutes sur cette face de la question.

Pour les lecteurs superficiels, la lumière apportée par M. Duplay, loin d'avoir éclairé le difficile problème de la fécondation, l'a replongé dans de nouvelles ténèbres, car, dira-t-on, si la sécrétion spermatique s'effectue chez le vieillard aussi normalement que chez l'adulte, et si le premier n'a plus comme le second l'aptitude de procréer, cette aptitude évidemment ne réside pas dans la composition du sperme, ou pour simplifier, dans la présence des spermatozoaires, et il en faut revenir à l'opinion de Burdach, qui dit : « Ce n'est point aux spermatozoaires qu'est due la faculté procréatrice ; ils ne sont qu'un effet accessoire et un phénomène concomitant de cette faculté, motif pour lequel ils manquent chez les enfants, les vieillards et les malades (2). »

(1) *Histoire de la génération*, traduction française, p. 14 et 31.

(2) *Traité de physiologie*, trad. par A.-J.-L. Jourdan. Paris, 1837, t. I, p. 134.

Je dirai tout à l'heure comment l'opinion de Wagner et les résultats des observations de M. Duplay sont parfaitement compatib'es avec la stérilité des vieillards, quoique admettant la continuation de la sécrétion normale du sperme. Pour le moment je dois m'arrêter un instant aux expériences de M. Duplay, car elles établissent un point fondamental dans la question qui nous occupe, et dont l'importance est immense, non-seulement en physiologie et en pathologie, mais encore aux points de vue de la morale, de la famille et de la médecine légale. On me pardonnera donc, eu égard à cette importance multiple, les emprunts textuels que je pourrai faire au travail de notre confrère.

M. Duplay a examiné chez 51 vieillards le liquide contenu dans les vésicules séminales et les canaux déférents, et trente-sept fois il a constaté dans ce liquide la présence des spermatazoaires. Ces animalcules ne se sont pas toujours présentés dans le même état. « Dans la majorité des cas (27 fois), dit M. Duplay, ils étaient parfaitement bien conformés, la tête était volumineuse, la queue longue et recourbée, enfin, ils ne différaient en rien de ceux que l'on observe dans le sperme de l'adulte ; quelquefois (2 fois) la tête était conformée comme chez l'adulte, mais la queue était moins longue et ne se terminait plus par un filament aussi long et aussi recourbé ; une fois les spermatozoaires, quoique se terminant par un prolongement très long et très recourbé, présentaient une tête moins volumineuse que dans les cas ordinaires ; une autre fois on voyait, dans le champ du microscope, un grand nombre de têtes de spermatozoaires, dont quelques-unes étaient suivies d'une sorte de tronçon de queue brusquement coupée ; cinq fois aussi j'ai observé un mélange de ces deux états des spermatozoaires. Ainsi, à côté de zoospermes bien conformés et présentant les mêmes caractères que chez l'adulte, on en rencontrait plusieurs à queue tronquée, et l'on voyait, à côté d'eux, de petits corps qu'il était facile de reconnaître pour des têtes de spermatozoaires. Dans un cas, j'ai constaté, avec la présence des animalcules spermatiques, celle d'une assez grande quantité de petits cristaux dont je n'ai pu déterminer la nature. Ajoutons que, quelquefois aussi, à côté des spermatozoaires bien développés, on apercevait un grand nombre de granules, soit isolés, soit contenus en certain nombre dans une vésicule commune, et entièrement analogue à celles d'où l'on voit les spermatozoïdes s'isoler, ainsi que l'ont signalé les physiologistes qui ont étudié les diverses phases de leur développement. M. Davaine, avec qui j'ai observé plusieurs fois cette particularité, était aussi fortement porté à croire que ces agglomérations de granules étaient des spermatozoaires en voie de développement.

» Quant à la quantité des spermatozoïdes, elle n'a pas été toujours la même : dans quelques cas, ils étaient aussi abondants que chez l'adulte ; ainsi, le champ du microscope en était couvert, on les voyait, très rapprochés les uns des autres, s'entrecroiser dans tous les sens. Chaque gouttelette de sperme soumise à l'examen en présentait la même quantité. J'ai constaté sept fois cette abondance excessive des animalcules spermatiques, et le sperme d'un de ces sujets a été soumis a l'examen de MM. les membres de la Société de biologie. D'autres fois, quoique encore abondants, les spermatozoaires l'étaient moins que dans le cas précédent ; ils étaient moins pressés les uns contre les autres, quoique le champ du microscope en présentât encore un grand nombre. J'ai observé seize fois ce second état. Enfin quelquefois les animalcules étaient rares ; on n'en apercevait plus que quelques-uns, isolés au milieu d'un liquide qui présentait de petites granulations et des débris de cellules épithéliales. Quatorze fois j'ai constaté cette rareté des spermatozoaires, qui souvent, quoique peu nombreux, étaient parfaitement développés.

» Les spermatozoaires se rencontraient soit dans toute l'étendue des voies spermatiques, ce que j'ai rencontré vingt-six fois, soit dans un seul point de l'appareil excréteur. Ainsi, trois fois, le sperme seul contenu dans les canaux déférents renfermait des zoospermes, et celui des vésicules n'en laissait apercevoir aucun ; une fois leur présence a été constatée dans le liquide des vésicules séminales et n'a pu l'être dans les canaux déférents ; enfin, il m'est arrivé sept fois d'en trouver dans une seule vésicule, quatre fois dans la vésicule droite et trois fois dans la gauche, à l'exclusion de celle du côté opposé et des deux canaux déférents (1). »

L'absence des spermatozoaires chez les quatorze individus restant de la statistique de M. Duplay, ne se peut expliquer par rien d'anormal. « Quant aux testicules, dit l'auteur que nous citons, leur tissu propre était sain sur les quatorze cas ; on observait toujours cet état de flaccidité de l'organe, qui est presque constant chez le vieillard, et que nous avons déjà signalé. Dans un seul cas, les testicules étaient excessivement petits et avaient subi une véritable atrophie. Cinq fois j'ai rencontré l'hydrocèle de la tunique vaginale, et, dans un seul cas, un kyste de l'épididyme (2). »

Enfin, comme il est impossible de reproduire ici tout le

(1) *Archives générales de médecine*, 4ᵉ série, t. XXX, décembre 1852, p. 393.

(2) *Ibid.*, p. 403.

travail de M. Duplay, je terminerai par les remarquables conclusions qu'il tire des faits étudiés par lui :

« 1° La sécrétion du sperme continue à s'effectuer chez les vieillards. Quoique, parmi ceux qui ont été soumis à notre observation, le plus âgé eût quatre-vingt-six ans, et que nous n'ayons pas eu l'occasion d'étendre nos recherches au delà de cet âge, tout porte à croire que la sécrétion spermatique se prolonge jusque dans un âge beaucoup plus avancé.

» 2° Cette sécrétion est généralement moins abondante que chez l'adulte ; ce qui le prouve, c'est la prédominance du liquide sécrété par la membrane muqueuse des vésicules séminales, dans le sperme que renferment ces réservoirs. Cependant, par une exception rare, à la vérité, et même chez des octogénaires, la sécrétion du sperme paraît être aussi abondante que chez l'adulte, car le liquide que renferment les vésicules séminales de ces sujets privilégiés paraît aussi consistant que chez les sujets encore dans la force de l'âge.

» 3° Contrairement à l'opinion généralement admise par les physiologistes, les spermatozoïdes se retrouvent dans le sperme des vieillards. Les cas contraires, loin d'être la règle, doivent être considérés, d'après nos recherches, comme l'exception. Si dans certains cas, les spermatozoaires sont moins nombreux que chez l'adulte, ou répandus moins uniformément que chez ce dernier dans toute l'étendue des voies spermatiques ; si, dans certains cas, ils présentent une conformation moins parfaite, dans d'autres aussi, et quelquefois chez des sujets très âgés, on les retrouve avec tous les caractères qu'ils présentent pendant la période moyenne de la vie.

» 4° Si les vieillards ne sont plus aptes à se reproduire, ce que l'on observe le plus généralement, et si, d'un autre côté, la présence des spermatozoaires constitue la qualité fécondante de la liqueur séminale, c'est moins à la composition de leur sperme qu'aux autres conditions de l'acte reproducteur qu'il faut attribuer l'infécondité des vieillards (1). »

A côté de ce remarquable travail, dont j'ai été heureux de reproduire textuellement les principaux passages, et qui, le premier, oppose des faits authentiques à une pure hypothèse des physiologistes, je crois inutile de mentionner quelques observations qui me sont propres, et qui, d'ailleurs, concordent exactement avec les résultats annoncés par M. Duplay. Aussi, bien convaincu de l'existence des spermatozoaires dans la liqueur séminale des vieillards, et, d'un autre côté, forcé d'admettre l'inaptitude de ceux-ci à se reproduire, j'ai cherché quelle pouvait être la condition de l'acte reproducteur qui faisait défaut au vieillard ; après une observation attentive du jeu et de l'importance de ces conditions, je crois avoir acquis la certitude que l'infécondité de l'âge avancé tenait, dans la *majorité des cas*, chez les individus surtout qui possèdent des animalcules spermatiques normaux, à une diminution notable de la force d'émission de la liqueur séminale.

Cette cause de stérilité, sur laquelle j'aurai à revenir plus loin, est quelquefois manifeste chez l'adulte ; elle se trahit d'ordinaire par une érection molle et flasque. Les masturbateurs, par exemple, offrent souvent auprès des femmes cette faiblesse d'érection, qu'il la faille attribuer à leur répugnance pour le sexe, ou à l'affaiblissement de leurs organes, et presque toujours alors ils sont inhabiles à se reproduire, bien que leur sperme contienne des animalcules

(1) *Archives générales de médecine*, décembre 1852, p. 403.

fécondants. Cette inaptitude à la fécondation se perpétue tant que dure la faiblesse des érections, et la fécondité reparaît avec le retour de la force érectile.

Pourquoi n'en serait-il pas de même pour le vieillard? Il est incontestable que les fibres contractiles, quelles qu'elles soient, qui concourent à l'expulsion du sperme, participent chez lui à l'affaiblissement qui frappe toutes les parties de l'organisme et qu'elles ne restent pas seules, énergiques et vivaces, au milieu du dépérissement de toute l'économie.

Mais de même que, chez certains individus, la vitalité générale conserve plus longtemps ses heureux attributs, de même il est des vieillards dont les vésicules séminales et les plans musculaires qui les recouvrent, gardent une force de contraction qui n'est pas ordinaire à cet âge. Il en devait être ainsi chez tous ceux dont l'histoire a noté le souvenir de la paternité tardive : Caton le censeur, Massinissa, roi de Numidie, Ladislas, roi de Pologne, etc., qui engendrèrent des enfants à l'âge de quatre-vingts et quatre-vingt-dix ans. Sans doute, il est impossible de s'appuyer sur de pareils exemples pour défendre l'opinion que j'émets ici, car l'histoire, on le comprend, est muette sur ce point de physiologie ; mais quand on a attentivement observé ce qui se passe dans les cas d'impuissance, il est impossible de ne pas admettre que la force d'émission du sperme joue un grand rôle dans l'acte générateur.

Je sais bien que Spallanzani a fécondé des chiennes en portant sur leur utérus la liqueur séminale du mâle ; mais que prouvent ces expériences ? Les conditions de fécondation sont-elles identiques dans la race canine et dans l'espèce humaine ? Et puis, dans cette dernière, n'a-t-on pas vu des hommes, avec une force d'éjaculation à peu près nulle, féconder exceptionnellement une femme atteinte de prolapsus utérin? D'ailleurs, les expériences de Spallanzani, au point de vue qui nous occupe, n'ont peut-être pas toute l'importance qu'on serait tenté de leur donner au premier abord, si l'on réfléchit que l'illustre abbé expérimentait avec une seringue, et qu'il imprimait, par conséquent, au liquide une certaine force d'impulsion; enfin, ces expériences n'ont jamais été considérées avec raison que comme de curieuses exceptions aux lois ordinaires de la fécondation, et l'exception, que je sache, n'a jamais constitué une règle.

Pour moi, je le répète, la cause principale, sinon unique, de l'infécondité des vieillards dont le sperme est normal comme celui de l'adulte, réside dans la faiblesse de l'éjaculation, et se rattache, par conséquent, aux conditions de la puissance virile.

Je reviendrai plus loin sur le même sujet, alors que, dans le chapitre consacré aux troubles de la fonction d'émission, j'étudierai l'impuissance comme cause de stérilité; je renvoie donc à ce chapitre pour compléter les considérations dont je ne fais ici que poser les bases.

2° Tempérament. — Constitution. — État de maladie.

Tempérament. — Dans la sévère acception du mot, il n'est aucun tempérament qui soit à lui seul cause de stérilité; mais le tempérament peut être une prédisposition à certains troubles, à certaines exagérations fonctionnelles, qui, eux, sont des causes prochaines d'infécondité. Ainsi, il est incontestable qu'un coït accompli avec une exaltation de voluptés, proches parents de l'épilepsie, donne assez ordinairement, au point de vue de la génération, des résultats négatifs. Or, tous les tempéraments n'étant pas susceptibles d'atteindre ce haut degré de surexcitation, celui qui y prédisposera pourra donc être regardé comme une cause indirecte et éloignée d'infécondité.

Cependant, le tempérament n'est pas toujours et fatalement la source de voluptés étranges ; d'autres conditions sont nécessaires pour amener des plaisirs épileptiques, et parmi elles, il faut mettre au premier rang la tension de l'amour moral, le refoulement plus ou moins prolongé des désirs vénériens, la continence plus ou moins longue, etc.

D'ailleurs, cet état de surexcitation épileptiforme qui, quelquefois, est bien réellement un motif d'infécondité, est essentiellement relatif et passager : le changement l'altère, l'habitude l'émousse et la satiété le détruit.

Dans les conditions normales d'excitation vénérienne, conditions essentiellement variables avec chaque individu, il n'existe, je le répète, aucun tempérament infécond ; et s'il en est qui prédisposent à la stérilité par un excès en plus ou en moins d'excitation vénérienne, cette prédisposition se corrige, d'un côté, par l'habitude, et de l'autre, par un peu plus d'amour.

Constitution. — Il en est de même des constitutions, en tant qu'elles n'ont pas franchi les barrières de la santé ; je n'en sais aucune qui soit fatalement cause de stérilité, car on rencontre tous les jours dans le monde des hommes faibles et délicats procréer des enfants robustes et vigoureux.

Il est incontestable que chez les individus dont les sources de la vie sont languissantes, la sécrétion spermatique doit être moins énergique que chez ceux dont la vitalité est exubérante ; mais il importe peu, pour le succès de la fécondation, que cette sécrétion soit plus ou moins abondante, pourvu qu'elle s'accomplisse au milieu des conditions normales, c'est-à-dire pourvu que le sperme présente les propriétés physiques et chimiques qui le constituent liqueur fécondante. Sous ce rapport, je le répète, il n'est aucune constitution qui s'oppose à la sécrétion normale du liquide prolifique ; nous allons même voir que cette sécrétion n'est ni altérée, ni suspendue par des circonstances pathologiques qui transforment en véritable état morbide une constitution malheureuse.

État de maladie. — Il ne peut être ici question que des maladies chroniques ; au point de vue qui nous occupe, il n'est en aucune façon intéressant de savoir si les spermatozoaires vivent pendant une fièvre typhoïde, ou dans le cours d'une pneumonie, car les conditions au milieu desquelles se trouve l'organisme lui interdisent l'exercice d'une fonction dont l'accomplissement, alors même qu'il serait possible, compromettrait gravement la santé générale.

Il ne peut donc s'agir ici que de maladies chroniques dont la durée et la légèreté, ou l'intermittence des accidents, autorisent l'œuvre de la propagation de l'espèce.

Que ces états morbides se trouvent sous la dépendance d'une diathèse, ou soient plus simplement la transformation d'un état morbide aigu, ils ne semblent pas avoir une influence très marquée sur la sécrétion spermatique.

Dans les cas d'affections diathésiques, alors que le germe morbide ne s'est point encore traduit au dehors, le sperme ne subit aucune altération, puisque nous voyons ces vices pathologiques se transmettre d'une génération à l'autre ; lorsque la diathèse a fait explosion, lorsque, sortant de l'état latent, elle a attaqué les sources de la vie, comme chez les phthisiques et les cancéreux, par exemple, la sécrétion spermatique ne paraît pas davantage altérée ; on rencontre tous les jours des tuberculeux au deuxième et même au troisième degré, qui deviennent pères ; et combien n'y a-t-il pas d'hommes qui ont des enfants avec des cancers en pleine suppuration ? Ces faits sont si constants et si avérés que quelques rêveurs, dans l'espérance d'une régénération complète de l'espèce humaine, ont entrevu la possibilité d'interdire le mariage aux individus atteints d'une diathèse morbide transmissible par hérédité.

Le fait de l'existence des spermatozoaires pendant les maladies chroniques, constaté par l'observation clinique, a été confirmé par l'examen microscopique. C'est encore aux recherches de M. Duplay qu'il faut avoir recours.

Parmi les trente-sept vieillards chez lesquels cet expérimentateur a rencontré des animalcules spermatiques, vingt et un avaient succombé à des maladies aiguës et seize à des maladies chroniques, *dont plusieurs, dit l'auteur, avaient déterminé cet état de cachexie et de marasme dans lequel, suivant l'opinion de certains auteurs, les spermatozoaires disparaissent même chez l'adulte.*

Au nombre de ces maladies chroniques nous voyons :

Entérite chronique.	4
Affection organique du cœur	1
Tubercules pulmonaires	3
Bronchite chronique	2
Méningite chronique.	2
Ramollissement du cerveau.	2
Cancer de l'estomac	1
Squirrhe du pancréas	1

Cependant, sur les quatorze vieillards dans le sperme desquels des animalcules n'ont pas été rencontrés, quatre seulement avaient succombé à des maladies aiguës ; les dix autres se répartissaient, par rapport à la cause de leur mort, de la manière suivante :

> Scorbut et méningite chronique. 1
> Tubercules pulmonaires 2
> Ramollissement chronique du cerveau. . . . 1
> Suppuration énorme, marasme 1
> Méningite chronique. 1
> Catarrhe chronique. 1
> Myélite chronique 1
> Cancer du côlon. 1
> Paralysie, eschare, marasme. 1

En présence de ces résultats contradictoires, il serait déraisonnable d'admettre que l'absence des spermatozoaires, dans les dix derniers cas, est due à la maladie chronique qui a entraîné la mort, puisqu'on voit que, dans d'autres cas, les mêmes états morbides n'ont pas déterminé la disparition des animalcules spermatiques.

Et pourtant des auteurs, Davy entre autres, n'ont pas craint d'établir en loi que *les maladies chroniques qui se terminent par la mort arrêtent la sécrétion des animalcules spermatiques* (1). Mais il en est de cette loi comme de beaucoup d'autres trop facilement admises dans le sujet si peu connu qui nous occupe : elle n'est sanctionnée ni par l'observation clinique ni par l'étude nécropsique.

(1) *The Edinb. med. and surg. journ.*, et *Gazette médicale*, 1838, n° 31.

§ II. — Troubles dépendant d'un état local.

1° *Anomalies des testicules.*

Ces anomalies portent : 1° sur la position ; 2° sur le volume du testicule.

Je ne m'arrêterai ici qu'à la première de ces deux catégories, parce que la seconde, dans laquelle l'atrophie seule de la glande nous intéresse, rentrera dans l'histoire de cet état morbide que peuvent amener des circonstances accidentelles et que j'examinerai tout à l'heure.

Absence des testicules. — Jusqu'à Hunter, les anatomistes n'ont fait aucune difficulté d'admettre, non-seulement comme possible, mais encore comme assez commune, l'absence des deux testicules ; bien plus, cette absence ayant été constatée chez des individus qui avaient fait preuve tout à la fois de désirs vénériens, de virilité et de fécondité, on en avait naturellement conclu que les testicules n'étaient pas nécessaires à la fonction génitale ; aussi, Cabrol n'éprouvait aucune répugnance, dans des cas pareils, à conseiller le mariage. « Vous entendrez, dit-il, qu'estant moy à Beaucaire, je feus appellé pour avoir advis de moy par les parents d'un jeune homme de ladicte ville, aagé de XXII ans ou environ, pour scavoir si on le marierait ou si on le ferait d'église, veu qu'il n'avait point aucun testicule. Je leur conseillay de le marier, le voyant gaillard, non efféminé. Il est encore en vie et a eu deux enfants de son mariage (1). »

Et comme s'il eût senti combien peu était rigoureuse une semblable observation, le même auteur raconte l'histoire d'un homme qui fut pendu, pour viol, à Montpellier,

______

(1) *Alphabet anatomique,* p. 87.

et dont il fut chargé de faire l'autopsie. « Entre autres choses, dit Cabrol, le plus rare c'est qu'il ne lui feust trouvé
aucun testicule, ni extérieurement ni intérieurement ; bien
luy trouvasmes nous ses gardouches ou greniers autant remplis de semence qu'à homme que j'aye anathomisé despuis ;
cela estonna merveilleusement toute l'assistance (1). »

Bien que l'opinion de Cabrol, sur l'inutilité des testicules dans l'acte générateur ne soit plus admise aujourd'hui,
et qu'il ne se rencontrât pas un médecin capable de conseiller le mariage à un homme dont l'absence des testicules
serait un fait parfaitement acquis, il s'agit de savoir si cette
absence peut congénitalement se produire.

Dans un travail très remarquable sur les *anomalies de
position et les atrophies du testicule* (2), M. Follin paraît
disposé à attribuer à l'atrophie du testicule les cas où cette
glande ne se rencontre pas. A l'appui de cette manière de
voir, il cite deux faits qui lui paraissent concluants : « Le
premier, dit-il, a été montré par moi à la Société de biologie en août 1850 ; le second a été communiqué par
M. Gosselin, à l'Académie de médecine, dans la séance du
4 février 1851 (3). Je donnerai ces deux faits avec quelques
détails, car, outre leur rareté, ils me paraissent avoir cela
de remarquable qu'aucune autre lésion de l'appareil génital
ne les accompagne ; ainsi, sur le scrotum, nulle cicatrice,
et, dans les autres voies excrétoires du sperme, rien qui
indique même une différence avec le côté opposé. »

Ces deux observations, que l'on trouvera dans le recueil

(1) *Alphabet anatomique.*

(2) *Études anatomiques et pathologiques sur les anomalies de position
et les atrophies du testicule* (Archiv. génér. de méd , juillet 1851).

(3) *Bulletin de l'Académie nationale de médecine.* Paris, 1851,
t. XVI, p. 463.

que je cite, n'ont peut-être pas toute l'importance que semble leur attribuer M. Follin, car rien ne prouve, en effet, que le testicule manquant ait originairement existé, et qu'il faille attribuer son absence à sa disparition progressive. On peut, avec une égale raison, croire à une absence congénitale de la glande.

Cette anomalie ne serait pas, d'ailleurs, sans précédents : Blandin (1) a noté un cas où il n'existait, d'un côté, ni testicule, ni canal déférent, ni vésicule séminale ; et M. Velpeau (2) en rapporte un autre dans lequel l'artère et la veine spermatiques étaient également absentes.

Tant que ce vice de conformation n'affecte qu'un seul côté et que l'appareil spermatique existe intact du côté opposé, le mal, au point de vue qui nous occupe, n'est pas très considérable, et il serait facile de citer des faits qui prouvent que la présence d'un seul testicule a suffi pour accomplir la fécondation.

Mais le dommage serait plus réel et irrémédiable si les deux glandes manquaient à la fois.

Quand un seul testicule est absent du scrotum, le diagnostic différentiel de cette absence peut offrir des difficultés insurmontables, car il n'existe alors aucun signe qui puisse faire croire à l'arrêt de la glande dans la cavité abdominale. En admettant même l'opinion de M. Follin sur l'atrophie du testicule retenu dans un point de son parcours, opinion dont je parlerai longuement tout à l'heure, on n'a, pour s'éclairer, ni le critérium des désirs vénériens ni les ressources du microscope, car l'individu pourvu d'un testi-

---

(1) *Anatomie topographique*, p. 443.

(2) *Anatomie chirurgicale*, p. 192. — Voyez aussi Geoffroy Saint-Hilaire, *Histoire des anomalies de l'organisation chez l'homme et les animaux*. Paris, 1832, t. I, p. 390.

cule ressent les ardeurs de l'amour, comme le prouve le fait communiqué par M. Gosselin, et présente dans sa liqueur séminale des animalcules spermatiques.

Mais si les deux testicules manquaient, et surtout si cette absence était congénitale, le doute ne serait plus possible. L'individu n'a alors aucun des caractères qui constituent l'homme : ses formes arrondies et sa peau blanche et dépourvue de poils lui donnent quelque chose de féminin, que légitiment de plus la timidité et la pusillanimité de son âme. Les eunuques, dit-on, sont encore capables de donner la volupté aux femmes : c'est vrai, mais ils ne peuvent leur procurer le bonheur d'être mères ; le liquide qu'ils sécrètent et qu'ils perdent pendant le simulacre de leur volupté, est entièrement privé de spermatozoïdes et impropre à la fécondation.

En résumé, l'absence congénitale d'un testicule, accident sans influence bien marquée et sur les désirs vénériens et sur l'acte fécondant, se rencontre, à n'en pas douter, dans l'espèce humaine.

L'absence congénitale des deux testicules, cause radicale d'impuissance et de stérilité, est possible, et se traduit toujours par l'absence des désirs vénériens et des spermatozoïdes, et par la substitution des attributs physiques et moraux de la femme aux caractères constitutifs de l'homme.

Déplacements des testicules. — Depuis Hunter, les déplacements congénitaux des testicules ont, sous le rapport qui nous occupe, une importance considérable, car le grand chirurgien anglais a émis l'opinion que les testicules absents du scrotum, c'est-à-dire retenus dans un point de leur parcours, étaient atrophiés et, par conséquent, cessaient de sécréter le sperme.

Cette opinion, combattue par Richard Owen, annotateur

de Hunter (1), a été reprise par M. Follin, qui s'est attaché à montrer les transformations que subit la glande séminale retenue dans le ventre.

Outre une diminution notable dans son volume, le testicule, selon cet auteur, se modifie encore dans sa structure : tantôt il revêt une apparence fibreuse par suite du retrait de la substance séminifère, et tantôt il devient le siége d'une transformation graisseuse complète, par le dépôt, dans son intérieur, d'une matière grasse qui, comme dans le tissu musculaire, fait disparaître l'élément normal de l'organe.

Mais pour nous le fait le plus grave dans ces altérations des testicules, est l'absence absolue de tout zoosperme. « Nous devons déjà à un vétérinaire fort distingué, M. le professeur Goubaux, dit M. Follin, des détails intéressants sur la structure des testicules retenus dans le ventre chez le cheval (2). Outre des altérations dans le volume et dans l'aspect de la substance du testicule, devenue aussi molle que celle du fœtus, M. Goubaux a remarqué que le sperme contenu dans la vésicule séminale, du côté où le testicule était dans l'abdomen, n'offrait pas d'animalcules spermatiques. J'ai, dans trois cas, examiné le sperme contenu dans la vésicule séminale correspondante au testicule retenu dans l'anneau, et chaque fois j'y ai trouvé une absence complète de spermatozoïdes. L'examen comparatif du côté opposé m'a fait voir que les spermatozoïdes ne manquaient pas dans la vésicule séminale. Dans un quatrième cas, il n'y avait des spermatozoïdes ni d'un côté ni de l'autre. Il s'agissait là d'un homme mort à Bicêtre d'une affection des centres nerveux, datant de longues années. Mais ce qu'on trouve

(1) *OEuvres complètes* de J. Hunter, trad. par Richelot. Paris, 1843, t. IV, p. 63 et suiv.

(2) *Recueil de médecine vétérinaire pratique*, t. XXIV, p. 131.

constamment dans ce liquide, dépourvu de spermatozoïdes, c'est une abondante production d'une matière jaunâtre, qui se fragmente, comme les matières grasses, en globules arrondis, et me paraît en avoir quelques-unes des propriétés (1). »

Cette opinion de Hunter, si savamment défendue par M. Follin, n'est cependant pas à l'abri de toute critique. J'ai déjà dit que Richard Owen l'avait regardée comme fâcheuse et comme le résultat d'une fausse analogie. M. Cloquet a rencontré dans l'abdomen un testicule qui était d'un volume égal à celui qui se trouvait dans le scrotum. Un élève d'A. Cooper, désespéré de n'avoir aucun testicule dans les bourses, se suicida, et ses deux glandes séminales, retenues dans l'abdomen près de l'anneau inguinal interne, étaient d'une grosseur à peu près normale. M. Jarjavay rapporte deux faits presque analogues. « J'ai vu cette année, dit-il, à l'hôpital de la Charité, un homme de cinquante-cinq ans, dont la glande séminale droite n'était pas logée dans le scrotum. Sortie de l'orifice externe du canal inguinal, elle s'était placée un peu au-dessus de l'arcade aponévrotique de Poupart, vers le milieu de sa longueur ; apparemment, les mouvements de flexion de la cuisse sur l'abdomen avaient ainsi occasionné la progression graduelle du testicule dans le tissu cellulaire sous-cutané ; toujours est-il que ce testicule était aussi volumineux que celui du scrotum ; que de sa partie interne, coiffée de l'épididyme, qui était reconnaissable par le toucher, partait le canal déférent que les doigts sentaient même à son entrée dans l'orifice externe du canal inguinal, et que cet homme n'avait point été sobre de désirs vénériens ni du

____

(1) *Archives générales de médecine*, 1851, t. XXVI, p. 264.

coït. Chez un autre malade que j'ai observé dans le service de Blandin à l'Hôtel-Dieu, le testicule, encore contenu dans le canal inguinal, était le siége de douleurs vives, quoiqu'il n'existât aucune trace d'inflammation, douleurs qui portaient le malade à implorer la castration. Le testicule gauche, qui était dans le scrotum, avait le volume de l'état normal (1). » Un de mes amis, qui est mort chirurgien de marine à la Martinique, n'avait qu'un testicule dans le scrotum, et le volume de celui-ci n'avait rien d'anormal ; les désirs vénériens n'étaient point affaiblis, et le coït s'exerçait comme dans les conditions ordinaires.

Enfin, et, pour moi, ce fait est décisif contre l'opinion émise par Hunter, j'ai connu un homme de trente-deux ans, tapissier, doué de tous les attributs de la masculinité, marié, père de deux enfants, et dont le scrotum était veuf de tout testicule. Cet homme m'a assuré avoir toujours été dans cet état. Le scrotum ne présentait aucune trace de raphé, il était petit, ratatiné et comme rempli d'un tissu cellulo-graisseux. A travers ce tissu et du côté gauche seulement on sentait le cordon spermatique, mais il était impossible de distinguer le canal déférent. Le côté droit ne laissait rien soupçonner, et les testicules étaient insaisissables au toucher dans quelque point qu'on essayât de les chercher.

Sans doute ici comme dans les prescriptions de la loi, la recherche de la paternité est interdite, et, quoique je ne puisse admettre une argumentation qui ne tend à rien moins qu'à faire suspecter la vertu de toutes les femmes, je veux bien ne pas insister sur la paternité de cet homme, mais il faut au moins reconnaître que les désirs vénériens existaient et que le coït s'accomplissait normalement à l'époque

(1) *Traité d'anatomie chirurgicale*, t. I, p. 276. Paris, 1852-1854.

où je constatais moi-même l'absence des deux testicules dans le scrotum. Les circonstances, et c'est un point que j'ai toujours regretté dans cette observation, ne me permirent pas d'examiner le sperme de cet homme qui partit pour l'Afrique avec la colonie parisienne de 1848, et dont j'ai perdu toute trace depuis cette époque.

Tous ces faits sont-ils suffisants pour infirmer l'opinion qui veut que l'atrophie du testicule soit la conséquence fatale de son arrêt dans un point de son parcours? Évidemment non ; les observations de Hunter et celles plus récentes de M. Follin, doivent peser dans la balance et toujours être présentes à l'esprit du médecin consultant et à celui du médecin légiste.

Si des signes extérieurs ne peuvent accuser l'atrophie des testicules, si l'atrophie et le simple déplacement de ces organes se traduisent, dans la plupart des cas, par des caractères en quelque sorte négatifs, il reste, pour éclairer son diagnostic, d'un côté, l'énergie de la puissance virile, et de l'autre, l'examen microscopique du liquide rendu par les voies génitales.

Les déplacements des testicules se rangent dans quatre catégories que M. Follin énumère dans l'ordre suivant :

1° Cas où le testicule est retenu dans le ventre ou au canal inguinal dans ses rapports normaux avec l'épididyme et le canal déférent, le scrotum contenant du tissu cellulaire ;

2° Cas où le testicule est retenu dans le ventre ou au canal inguinal, l'épididyme et le canal déférent se trouvant en plus ou moins grande partie dans le scrotum en avant du testicule ;

3° Cas où le testicule s'est dirigé vers le périnée ;

4° Cas où le testicule a passé à travers le canal crural.

Je n'ai point à décrire ici ces quatre variétés de déplacement, dont l'histoire appartient à l'anatomie chirurgicale des testicules ; je dirai seulement qu'en admettant même dans sa plus grande rigueur l'opinion de Hunter, il ne faudrait déclarer un homme impuissant et stérile, pour cause d'atrophie testiculaire, que si les deux testicules étaient retenus dans le ventre ou à l'aine, car la présence d'un seul de ces organes dans le scrotum suffit non-seulement pour éveiller les désirs vénériens, mais encore pour satisfaire à toutes les conditions de la fécondité.

La possibilité de l'atrophie des testicules, que ces organes n'occupent pas leur place ordinaire, doit être pour le chirurgien un motif de surveillance dans les premiers temps de la vie, car alors il est peut-être possible d'amener le testicule dans le scrotum et de l'y retenir au moyen d'un bandage ; mais plus tard, lorsque l'anneau inguinal a perdu l'élasticité de ses parois, que le testicule a pu contracter des adhérences avec les parties voisines qui le pressent, sa sortie de l'abdomen n'est plus réalisable, et le malade est condamné à une infirmité inguérissable.

2° *Atrophie des testicules.*

J'ai déjà fait pressentir plus haut que la diminution dans le volume des testicules n'était pas toujours due à des circonstances accidentelles, et que l'on rencontrait quelques-unes de ces atrophies dont un vice de conformation était bien réellement la seule raison d'être. Aussi pour ne pas scinder cet article, ai-je réservé pour cette place l'histoire de cette anomalie, qui n'a une importance véritable pour nous que lorsqu'elle s'étend sur les deux testicules.

L'état anatomique du testicule atrophié n'est pas le même

dans tous les cas : tantôt, lorsqu'il n'y a pas fonte complète du tissu testiculaire, la tunique albuginée, flasque et décolorée, forme une poche trop vaste pour les restes de l'organe, et donne alors, comme dit M. Follin, la sensation obscure d'un liquide contenu dans cette loge fibreuse ; tantôt la substance testiculaire, subissant une transformation, passe ou à l'état fibreux, surtout quand une phlegmasie est la cause de l'accident, ou à l'état graisseux, ainsi que M. Follin en rapporte un exemple ; tantôt enfin, la disparition est complète, et il ne reste plus des testicules que les enveloppes sur lesquelles l'épididyme se conserve parfois dans une intégrité parfaite.

Quand un seul testicule est atteint, le diagnostic est ordinairement facile, parce qu'on a comme point de comparaison le testicule sain ; mais quand les deux glandes ont subi un arrêt de développement, qu'il n'y a que simple diminution dans leur volume, on peut être embarrassé pour se prononcer, car la grosseur de ces organes est essentiellement variable selon les individus.

Mais s'il peut être intéressant pour l'histoire morbide du testicule de noter la limite exacte qui marque un changement en plus ou en moins dans son volume, il nous importe moins de prendre un tel souci, si ce n'est pour donner l'éveil au malade et prévenir une aggravation, voire même une fonte complète des organes.

Cependant cet embarras n'est pas tel que d'aucuns ont voulu le dire : quand l'atrophie tient à un arrêt de développement et que l'individu a atteint l'âge de la puberté, la différence dans le volume de ses testicules, comparé à celui des hommes de son âge, sera trop marquée pour laisser le moindre doute sur la véritable cause de cette différence ; d'ailleurs l'appareil génital externe tout entier, la verge et le scrotum, n'ont pas suivi le développement progressif des autres parties du corps, et l'adulte offre alors, comme je le dirai tout à l'heure, un pénis et des testicules d'un enfant de cinq à huit ans.

Quand l'atrophie arrive d'une manière accidentelle, le malade a toujours, pour se guider, la comparaison de l'état passé et de l'état présent de ses testicules, de telle sorte qu'à moins d'une diminution imperceptible, le diagnostic n'offre pas dans la pratique les difficultés qu'ont élevées les auteurs en exigeant une mensuration absolue.

Le pronostic, au point de vue de la fécondité, est toujours excessivement grave ; mais cette gravité n'est réelle, il ne faut pas se lasser de le répéter, que tout autant que l'atrophie attaque les deux testicules, et encore, dans ce cas, il est nécessaire que l'atrophie soit complète ; car je dirai tout à l'heure que dans les simples arrêts de développement, par exemple, il n'est pas rare de voir l'appareil génital sortir un jour de sa léthargie, et les testicules, sous l'influence de cette vie nouvelle, acquérir le volume normal qu'ils possèdent dans l'âge adulte.

Le traitement, quand il sera possible d'espérer dans les ressources de l'art, sera nécessairement subordonné à la cause qui aura donné naissance à l'atrophie.

Ces causes sont nombreuses, et pour mettre quelque ordre dans leur énumération, je les rangerai sous six chefs principaux :

1° Arrêts de développement ou vices de conformation ;

2° Lésions de l'innervation ;

3° Compression ;

4° Inflammation ;

5° Actions de certaines substances ;

6° Causes diverses et inconnues.

1° *Arrêt de développement.* — Je ne reviendrai pas ici sur ce que j'ai dit plus haut de l'arrêt de développement qu'éprouvent les testicules retenus dans un point de leur parcours. Je n'entends parler en cette place que de l'atrophie des testicules parvenus dans les bourses.

Les cas de ce genre sont moins rares qu'on ne pense : Lallemand, Curling, Wilson, etc., en rapportent des exemples ; j'en ai moi-même observé quelques-uns, et j'ai longuement rapporté, dans la première partie de cet ouvrage (1), l'histoire d'un jeune Brésilien, que la ténuité de sa verge empêchait de goûter les voluptés du coït. Je ne rappelle ce fait que pour faire remarquer que la diminution des testicules, quelque considérable qu'elle soit, n'est pas toujours un motif d'impuissance et de stérilité, ainsi que le prouve le fait de Wilson, rappelé par M. Follin : « Wilson, dit-il, fut consulté par un homme de vingt-six ans, qui avait le pénis et les testicules aussi petits que ceux d'un enfant de huit ans. Cet homme se maria, devint père de famille, et à vingt-huit ans ces parties s'étaient accrues au volume de celles d'un adulte (*Lectures on the urinary and genital organs*). » L'exercice de la fonction génitale suffit, dans ces cas, pour amener les testicules à un volume plus considérable, comme on le voit par le fait de Wilson et par celui que j'ai cité moi-même.

Mais quand l'atrophie est complète, quand la substance testiculaire est entièrement absente de la tunique albuginée, l'art est impuissant, la stérilité est incurable, et de plus, tout le sens génital est mort : nul désir vénérien, nulle aspiration vers les voluptés amoureuses, que serait d'ailleurs incapable de faire goûter et d'éprouver elle-même une verge réduite à des proportions microscopiques.

(1) Voyez la page 160.

2º *Lésions de l'innervation.* — Les lésions de l'innervation comme causes d'atrophie des testicules ne peuvent
être mises en doute ; les faits abondent pour en constater la
réalité : Lawrence (1), Curling (2), Larrey (3), Lalle
mand (4), citent des exemples d'atrophie testiculaire survenue à la suite de blessures à la tête. Wardrop raconte
que le même accident survint chez un homme qui avait reçu
un coup violent au niveau de la région lombaire (5) ; enfin,
et pour terminer par une considération de physiologie com-
parée, M. Follin écrit : « M. le docteur Brown-Sequard,
dans ses belles expériences sur la section et la régénération
de la moelle chez les cobayes, m'a dit s'être assuré que les
testicules subissaient après cette lésion une diminution manifeste de volume (6). »

3º *Compression.* — L'effet que la compression amène
dans la consistance et le volume des testicules, que celle-ci
s'exerce sur la glande elle-même ou sur le canal déférent,
a été noté dès la plus haute antiquité par Hippocrate et
par Galien, et d'aucuns, depuis eux, ont considéré certaines
affections qui déterminaient une semblable compression,
l'hydrocèle, par exemple, comme des causes certaines de
stérilité. Cependant il faut se garder d'attribuer à quelques
uns de ces accidents une importance qu'ils n'ont pas, à moins
qu'ils n'aient acquis une durée et un développement considérables ; ainsi l'hydrocèle et le varicocèle, par exemple,
sont accusés d'être des motifs de stérilité, et j'ai vu plusieurs

(1) *Medico-chirurg. transact.*, t. IV, p. 214.
(2) *Treatise on the diseases of the testicle.*
(3) *Mémoires de chirurgie militaire*, p. 262.
(4) *Pertes séminales involontaires*, t. II, p. 42.
(5) *OEuvres* de Baillie, édition de Wardrop, vol. II, p. 315.
(6) *Archives générales de médecine*, juillet 1851.

fois des hommes portant l'une de ces deux affections satisfaire parfaitement aux conditions procréatrices.

Loin de moi la pensée de nier d'une manière absolue
l'action délétère de ces maladies, mais j'estime que pour
amener l'atrophie du testicule, cette action doit s'exercer
longtemps et d'une manière assez énergique; d'ailleurs, il
faut se garder de porter inconsidérément un pronostic fâcheux sur la capacité génératrice du malade, car il faudrait,
pour que la stérilité se produisît, que la compression s'exer-
çât sur les deux testicules, et l'on sait qu'il est rare de rencontrer simultanément des deux côtés une hydrocèle ou un
varicocèle. Cela est si vrai que M. Vidal (de Cassis) met au
nombre des causes du varicocèle l'influence héréditaire, lui
qui cependant fait valoir la stérilité comme un motif déterminant de l'opération.

Quoi qu'il en soit, il est impossible de nier l'action fâcheuse d'une compression longtemps continuée, que cette
compression soit produite par une hydrocèle, par une hématocèle, par un varicocèle, par une hernie, par un éléphantiasis ou par toute autre phénomène, et cette possibilité
doit entrer dans l'appréciation des causes de la stérilité
chez l'homme.

Dans la très grande majorité des cas, surtout quand l'atrophie testiculaire n'est pas complète, on peut prévenir la
fonte totale de la glande en faisant cesser la compression.
M. Vidal (de Cassis) raconte qu'un jeune homme, porteur
d'un varicocèle congénital des deux côtés, perdit sa voix de
castrat et recouvra tous ses attributs mâles après la double
opération du varicocèle (1).

(1) *De la cure radicale du varicocèle par l'enroulement des veines
du cordon spermatique.* Paris, 1850.

La gymnastique, un régime alimentaire fortifiant et excitant tout à la fois, et l'exercice modéré de la fonction génitale, sont, avec les bains de mer et quelques embrocations ammoniacales ou cantharidées, les seules ressources qui, après l'éloignement de la cause qui produisait la compression, puissent aider le retour de la fonction génitale, qui d'ailleurs le plus souvent revient d'elle-même sans le secours d'une thérapeutique quelconque.

4° *Inflammation.* — Hunter, qui reconnaît expressément que la compression peut amener l'atrophie des testicules, et il en cite comme preuves les cas de hernie dont Pott a rapporté des exemples et l'hydrocèle dont lui-même fut témoin, Hunter, dis-je, n'est pas moins explicite sur l'influence de l'inflammation, quelle que soit la cause de cette dernière : « D'autres fois il (le testicule) s'enflamme, dit-il, ou d'une manière spontanée, ou à cause de sa sympathie avec l'urètre ; il devient gros et commence ensuite à diminuer, comme dans la résolution d'une inflammation ordinaire ; mais cette diminution ne s'arrête point lorsque le testicule est réduit à son état naturel, elle continue encore jusqu'à ce qu'il disparaisse entièrement (1). »

Et Hunter rapporte trois faits de ce genre, dont je demande la permission de transcrire le second, parce qu'il nous offre l'exemple de la disparition successive des deux testicules. Hunter l'inscrit dans son livre comme lui ayant été communiqué par M. Nanfan.

« Un jeune homme d'environ dix-huit ans, qui n'avait jamais eu aucune maladie vénérienne, a perdu ses deux

(1) *Traité de la maladie vénérienne*, traduit par le docteur G. Richelot, avec des notes et des additions, par le docteur Ph. Ricord. 2ᵉ édit., Paris, 1852, p. 374.

testicules de la manière suivante : Le 3 février 1776, après avoir patiné pendant quelques heures, sans avoir, à sa connaissance, reçu aucune lésion, il éprouva une violente douleur dans le testicule gauche, qui s'enflamma, et qui en peu de jours acquit un volume considérable. Un chirurgien, qui fut appelé auprès du malade, employa les moyens de traitement ordinairement usités en pareil cas. L'inflammation et le gonflement se dissipèrent graduellement dans l'espace d'environ six semaines, et il ne resta plus qu'un peu d'induration. On appliqua alors un emplâtre mercuriel qui fut abandonné après avoir été porté pendant quelque temps. Depuis cette époque le testicule a continué à décroître graduellement, et maintenant il n'est pas plus gros qu'une fève de marais ; le corps du testicule est entièrement détruit, et ce qui reste paraît n'être autre chose qu'une partie de l'épididyme. Cette portion n'est le siége d'aucune douleur, à moins qu'on ne la comprime ; elle est très dure et inégale à sa surface. Le cordon spermatique n'est pas le moins du monde altéré. Le 20 octobre 1777, le malade fut pris des mêmes symptômes dans le testicule droit, sans cause appréciable, et je fus appelé à lui donner des soins. Il fut saigné immédiatement, prit une mixture laxative, puis une mixture saline avec le tartre stibié ; on fit des fomentations et des embrocations sur le testicule avec l'esprit de Mindererus et l'alcool. Le 27, on appliqua un cataplasme de farine de graine de lin arrosé d'eau végéto-minérale. Ce traitement fut continué jusque vers le milieu du mois de novembre. L'inflammation se dissipa, et le testicule parut être dans son état naturel. Le 19 décembre, on m'appela de nouveau. Le testicule paraissait s'indurer et diminuer de volume de la même manière que l'autre, ce qui affectait vivement le malade. Je prescrivis quelques pilules de calomel et d'émétique, dans l'espoir d'accroître la sécrétion des glandes en général et de déterminer quelque modification dans le testicule. Ce traitement parut d'abord produire un bon effet, mais il ne tarda pas à devenir inefficace, et le testicule commença à s'atrophier comme avait fait l'autre.

» Je fus appelé en consultation avec Adair et Pott, mais nous ne trouvâmes rien qui pût offrir quelques chances de succès. Je conseillai au malade de faire fonctionner l'organe autant que ses penchants naturels pourraient l'y porter, mais tout fut sans résultat. Le testicule continua à décroître jusqu'à ce qu'enfin il n'en restât plus aucun vestige. »

De son côté, Hamilton (1) cite deux observations d'orchite parotidienne, avec atrophie du testicule consécutivement, et il ne serait pas difficile de trouver des exemples d'orchite vénérienne suivie du même accident.

Ainsi donc, que la cause soit spontanée, métastatique, vénérienne, traumatique ou autre, il faut reconnaître que l'inflammation testiculaire amène dans certains cas la fonte de l'organe. Il est difficile, pour ne pas dire impossible, de noter les conditions qui favorisent ce dépérissement, et il faut admettre, pour les cas où il se produit, une prédisposition spéciale, diathésique, pour ainsi parler, dont les signes échappent entièrement à nos moyens d'investigation.

Le pronostic, qui ne peut être porté que lorsque le volume du testicule a commencé à diminuer, est toujours grave, car il est à craindre, comme on l'a vu dans l'observation rapportée par Hunter, que la cessation de l'inflammation n'arrête pas la fonte du testicule. Selon toutes les probabilités, le travail phlegmasique désorganise la sub-

____

(1) *Philos. transact.* Edinb., t. II, art. ix, p. 59.

stance testiculaire en le métamorphosant en une espèce de lymphe plastique, laquelle est plus tard lentement résorbée. C'est ce qui ressort à peu près de toutes les observations de ce genre : la diminution du testicule n'a jamais lieu pendant l'inflammation elle-même ; elle commence après la disparition de tous les symptômes de cette dernière, et quelquefois longtemps après, alors qu'on semblait ne plus rien devoir craindre sous ce rapport.

Cette manière de voir trace tout naturellement la conduite du chirurgien. Les antiphlogistiques sous toutes les formes seront appelés à combattre l'inflammation et à en diminuer les ravages ; et les fondants, tels que les préparations mercurielles et iodées, la ciguë, etc , etc., auront pour but de prévenir ou de dissoudre les engorgements et les nodosités que la phlegmasie pourrait produire.

Mais quand l'atrophie du testicule a commencé, il faut impérieusement éloigner les fondants, sous peine de hâter l'accident que l'on se propose précisément de combattre, et insister sur les toniques et même les astringents. Les eaux ferrugineuses, tant à l'intérieur qu'à l'extérieur, les bains de mer et même les bains de rivière, auront dans ces circonstances un avantage marqué. Le coït, ou tout au moins les excitations vénériennes modérées, sont à mon avis indispensables, car l'exercice régulier d'une fonction peut ramener l'organe dans les conditions normales de sa structure ; c'est ce que nous voyons tous les jours pour des muscles atrophiés auxquels le jeu des parties qui les soutiennent redonne la force et le volume qu'ils avaient perdus. Mais il ne faut pas, d'un autre côté, que ces excitations vénériennes et surtout que le coït deviennent des excès, car l'on précipiterait à coup sûr un dénouement funeste en augmentant par une excitation voisine de l'irritation la puissance absorbante qu'il s'agit au contraire de modérer et de conduire.

5º *Action de certaines substances.* — On ne doit pas espérer trouver ici, je ne dirai pas la description, mais simplement l'énumération de cette foule de substances auxquelles l'imagination de nos pères prêtait les vertus les plus surprenantes; ce livre n'est point un recueil de fables ridicules, et il nous importe peu de savoir, par exemple, qu'Arnaud de Villeneuve recommandait, pour éteindre la sécrétion spermatique, de porter dans sa poche un couteau dont le manche serait fait avec le bois de l'*agnus castus*. Où voit-on encore des femmes mettre leur chasteté sous la sauvegarde de lits faits avec les feuilles du vitex, du nénuphar ou de la laitue? Laissons donc toutes ces histoires absurdes où la science et la raison n'ont que faire, et où le merveilleux coudoie la jonglerie et le mensonge.

Cependant, ne poussons pas le scepticisme jusqu'à nier l'action bien manifeste de certains agents sur les glandes en général, et en particulier, sur les testicules. Parmi ces agents, il en est un surtout dont l'influence désorganisatrice ne saurait être mise en doute; je veux parler de l'iode.

Depuis que cette substance a été introduite dans la thérapeutique, son emploi a pris une telle extension qu'il a été facile de recueillir de nombreux exemples de son action délétère. M. Cullerier en a rassemblé un assez grand nombre de cas (1), et j'en ai moi-même recueilli quelques-uns.

J'ai souvent remarqué, en administrant l'iodure de mercure ou de potassium contre les accidents constitutionnels de la syphilis, que les malades éprouvaient un allanguisse-

(1) *Mémoires de la Société de chirurgie*, t. I.

ment notable dans les désirs vénériens et un affaiblissement manifeste dans leur puissance virile, avant même qu'il fût possible de constater et même de soupçonner une diminution dans le volume des testicules ; j'ai même connu une personne chez laquelle cette action des préparations iodées était si active qu'il lui suffisait, pour éprouver les accidents dont je viens de parler, de prendre une dose minime de ce médicament. Peut-on admettre, dans ces cas, que l'iode, avant même de commencer la désorganisation ou la fonte de la substance testiculaire, suspend, ralentit ou tout au moins pervertit la sécrétion séminale, au point d'amener un trouble notable dans la fonction dont cette sécrétion est tout à la fois l'excitant et la fin ? Ou bien l'iode, en dehors de son influence sur le tissu du testicule, exerce-t-il aussi un empire néfaste sur le sens copulateur ?

Cette dernière hypothèse, que rien ne justifie, doit s'effacer devant l'action bien réelle de l'iode sur la substance testiculaire ; aussi en attribuant à cette action l'allanguissement des désirs vénériens et l'affaiblissement de la puissance copulatrice, on rentre dans la loi physiologique qui place dans les testicules le siége et le moteur de la virilité. Il est probable qu'il se fait alors dans ces organes un travail sourd de désorganisation, dont les effets se font d'abord sentir pendant l'exercice de la fonction, avant de se traduire par un désordre anatomique de la glande. Le sperme, en effet, examiné au microscope, présente des animalcules et moins vivants et en moins grande quantité qu'à l'état normal.

Bien évidemment, une modification fâcheuse s'est opérée dans la sécrétion du sperme.

Si l'iode est continué longtemps, s'il est surtout administré en nature, comme dans le traitement de la phthisie pulmonaire par la méthode de MM. Chartroule et Piorry, cette modification se trahit par des signes non équivoques d'atrophie testiculaire. J'en ai vu un remarquable exemple dans lequel les inhalations des vapeurs d'iode avaient bien réellement amendé une phthisie pulmonaire, mais qui avaient amené dans l'espace de six à huit mois la fonte totale des testicules. Le malade, à l'époque où je l'examinais, avait vingt-sept ans, et ne possédait plus, dans le scrotum flétri et diminué à son tour de volume, que deux espèces de poches ratatinées et plates, suspendues au canal déférent, qui, lui, était dans toutes les conditions normales. Chez cet homme, l'impuissance était complète, la stérilité absolue.

En présence de pareils faits accomplis, l'art n'a qu'à se voiler la face ; il ne lui est pas permis de tenter l'impossible ; mais il peut heureusement intervenir avant que la destruction testiculaire soit entière ; alors, mais seulement alors, en éloignant la cause qui produit la fonte des testicules et en recourant aux toniques généraux, à une alimentation substantielle et à l'exercice modéré de la fonction génitale, on peut espérer arrêter une désorganisation funeste et conserver à l'organe atteint une force de sécrétion suffisante, non-seulement pour exciter l'ardeur vénérienne, mais encore pour produire et animer l'élément essentiel à la fécondation, c'est-à-dire les zoospermes.

6° *Causes diverses et inconnues.* — S'il fallait en croire un fait rapporté par Wardrop, le système circulatoire ne serait pas sans influence sur l'atrophie testiculaire. Cet auteur raconte que, chez un homme dont le scrotum ne contenait plus que la tunique albuginée, on trouva un anévrysme de l'aorte formé à l'origine des artères spermatiques qui étaient complétement oblitérées (1). Bien évi-

(1) *OEuvres* de Baillie, t. II, p. 345.

demment, ce n'est point à l'anévrysme, mais bien à l'oblitération des artères spermatiques, qu'il faut attribuer, dans ce cas, l'atrophie des testicules. La raison en est trop simple pour nous y arrêter davantage.

Mais en est-il de même des excès vénériens auxquels Larrey et B. Brodie prêtent une influence certaine? Il faudrait peut-être s'entendre sur la nature même de cette influence, avant de la nier ou de l'accepter sur la simple déclaration de ces deux hommes éminents.

Si l'on suppose que les excès vénériens amènent l'atrophie des testicules par suite de l'affaiblissement dont ils frappent l'organisme tout entier, je nie formellement cette action, parce qu'elle choque les notions les plus élémentaires de la physiologie.

Si, au contraire, on considère les excès vénériens comme une source féconde et permanente d'excitations testiculaires capables de déterminer dans ces glandes une inflammation désorganisatrice, je puis admettre cette explication que légitiment, jusqu'à un certain point, l'espèce d'empâtement et la douleur que l'on remarque dans les testicules après des excès de coït.

Ce ne serait donc que secondairement que ces excès amèneraient l'atrophie des testicules, et l'on retomberait alors dans les cas que j'ai examinés plus haut et qui reconnaissent l'inflammation pour cause.

Enfin, dans un certain nombre de circonstances, il est impossible de rattacher à quoi que ce soit l'atrophie des testicules. M. Follin fait une déclaration identique : «Depuis que mes études, dit-il, sont dirigées vers cet objet, j'ai trouvé dans les hôpitaux un certain nombre de malades dont les testicules étaient plus ou moins atrophiés, et la cause m'a échappé, à moins qu'on n'admette les excès véné-

riens ou autres, comme paraissent le croire Larrey et
B. Brodie (1). »

Je viens de dire la part qu'il fallait faire aux excès
vénériens, je n'y reviendrai pas.

3° *Dégénérescence des testicules. — Castration.*

Toute dégénérescence, quelle que soit sa nature, en
altérant profondément les conditions anatomiques du testicule, jette fatalement le trouble dans ses conditions physiologiques, tantôt en tarissant la source de la sécrétion spermatique, et tantôt en faisant perdre au produit de cette
sécrétion ses éléments ou attributs de liqueur fécondante.

Les transformations morbides que peut subir le testicule
sont nombreuses, que ces transformations soient bénignes,
comme dans les cas d'hydatides, ou qu'elles présentent le
caractère de malignité, comme dans le cancer.

L'histoire de ces affections est du domaine d'un traité
général de pathologie ; elle ne peut qu'entrer incidemment
dans les limites d'un ouvrage spécial sur les maladies de
l'appareil génital, et ne doit, par conséquent, figurer que
pour mémoire dans un livre de la nature de celui-ci.

Mais si le cadre qui m'est tracé m'interdit toute appréciation sur le squirrhe, l'encéphaloïde, les dégénérescences
fibreuses, osseuses, etc., du testicule, je dois m'arrêter un
instant sur les conséquences qu'entraîne la castration né-
cessitée presque toujours par la gravité de ces nombreuses
affections.

Quand l'opération n'enlève qu'un seul testicule, alors
que son congénère n'est pas malade, la faculté fécondante

(1) *Archives de médecine*, juillet 1851, p. 283.

est conservée ; elle n'est complétement éteinte que lorsque les deux testicules sont extirpés.

Quels sont les cas qui peuvent inspirer au chirurgien une si grave détermination ? Astley Cooper, pesant les circonstances de l'infection générale, se montre très circonspect quand il s'agit des maladies *malignantes* (c'est le terme dont il se sert pour désigner les affections de mauvaise nature, c'est-à-dire le squirrhe et le fongus hématode), et semble accepter la castration sans difficulté dans les cas de névralgie du testicule, ou ce qu'il appelle *testicule douloureux*. « Dans la névralgie du testicule, dit-il, le malade demande quelquefois avec instance l'amputation, quand les efforts de la médecine pour faire cesser les douleurs ont échoué, et quand les souffrances sont devenues si cruelles et si persistantes, que la vie lui est à charge par l'impossibilité où il est de vaquer à aucune affaire. »

Et A. Cooper ajoute :

« Dans ces cas, l'opération n'est dangereuse ni pour le moment, ni pour l'avenir, et ses suites n'exigent aucun soin particulier, excepté ceux qui auraient pour but l'amélioration de la santé générale (1). »

Je ne puis partager l'optimisme du chirurgien anglais ; une névralgie, quelque douloureuse et persistante qu'elle soit, ne me paraît pas un motif suffisant pour enlever des organes aussi importants que les testicules, et, dût l'opération ne porter que sur une seule de ces glandes, je conseillerai encore l'abstention, car c'est toujours une chose très grave que d'augmenter les chances d'infécondité.

Je ne puis reconnaître des motifs à la castration que dans

____

(1) *OEuvres chirurgicales* d'A. Cooper, trad. par MM. Chassaignac et Richelot, p. 474.

une affection menaçant la vie du malade, ou dans un de ces états qui, en tarissant la sécrétion spermatique, constituent une incommodité insupportable , comme ces tumeurs énormes connues sous le nom d'éléphantiasis.

Quoi qu'il en soit, après l'ablation des deux testicules, le malade perd-il instantanément la faculté d'engendrer, ou conserve-t-il pendant quelque temps encore le pouvoir de reproduire son semblable ? Cette question n'est évidemment qu'un épisode dans mon sujet et ne présente une importance réelle qu'en médecine légale. Aussi je ne l'aborderai que d'une manière incidente, et me rangerai à l'opinion d'Orfila, qui trouve surtout la solution du problème dans les causes qui ont amené la castration (1).

Il n'est pas en effet déraisonnable d'admettre que, si avant leur ablation, les testicules étaient sains, la faculté fécondante ne se conserve encore pendant un certain temps, due à la présence du sperme contenu dans les vésicules séminales ; mais, ainsi que Marc le fait justement remarquer (2) , cette faculté se doit perdre après une ou deux éjaculations. Quand les testicules, au contraire, ont été extirpés à la suite d'une dégénérescence quelconque, il est déraisonnable d'admettre que la faculté fécondante survit même temporairement, car, ainsi que je l'ai dit plus haut, par l'effet seul de la dégénérescence, la sécrétion spermatique est depuis longtemps viciée ou abolie.

Les stigmates que la castration imprime à la victime diffèrent selon que l'opération a été subie avant ou après la puberté. Dans le premier cas, l'individu est pour toujours privé des signes et des attributs de la masculinité ; la barbe

(1) *Traité de médecine légale*, 4ᵉ édit., t. I, p. 180.
(2) *Dictionnaire des sciences médicales*, art. CASTRATION.

est absente du visage; les poils rares et fins au pubis; le tissu graisseux et les formes arrondies prédominent comme chez les femmes; les mamelles acquièrent un volume inaccoutumé pendant que les organes externes de la génération sont remarquables par leur petitesse; la voix garde un timbre enfantin bien connu dans le plain-chant de la chapelle sixtine; enfin, les facultés morales et intellectuelles subissent elles-mêmes une dégradation qui les harmonise avec l'avilissement de la nature physique.

Quand la castration a eu lieu après la puberté, les attributs acquis ne se perdent pas; seulement, la barbe devient moins longue et moins épaisse, et le moral subit un changement funeste : le malheureux mutilé, honteux de lui-même, inutile à l'espèce, tombe dans une mélancolie profonde qui souvent n'a d'autre refuge que le suicide.

4° *Maladies des enveloppes du testicule.*

J'ai déjà indiqué plus haut, alors que je parlais de l'atrophie des testicules, l'action morbide exercée sur ces organes par les affections dont le siége se trouve sur leurs enveloppes, qu'on les rencontre, soit dans les tuniques testiculaires, comme l'hydrocèle; soit dans le cordon spermatique, comme le varicocèle; soit dans les tissus du scrotum, comme l'hématocèle, l'éléphantiasis; soit enfin dans plusieurs de ces éléments, comme certaines tumeurs solides ou certaines autres formées par l'accumulation d'un liquide.

Je n'aurai donc pas à m'étendre longuement sur ces affections.

Cependant, je ferai remarquer que l'atrophie testiculaire n'est pas toujours et fatalement un résultat de leur existence, et que, dans un très grand nombre de cas, la fonction spermatique n'est altérée ni par une hydrocèle, ni par un varicocèle, ni par une hématocèle, ni par toute autre tumeur, quelque volumineuse qu'on la suppose. Il n'est pas un praticien qui n'ait constaté la vérité de cette assertion.

De plus, dans les cas où par suite d'une maladie des enveloppes du testicule, la faculté procréatrice se suspend, on ne doit pas fatalement conclure à l'atrophie de la glande, car, ainsi qu'on va le voir, la stérilité, ou si l'on veut, l'absence des spermatozoïdes dans le liquide éjaculé, peut être le résultat d'une simple action mécanique et non celui d'une altération de la sécrétion testiculaire.

Voici le fait assez curieux sur lequel je m'appuie :

Un homme de vingt-six ans à peu près, employé dans un des manéges de Paris, portait une double hydrocèle, qui finit par prendre un volume assez considérable pour engager le malade à me consulter, malgré l'effroi que lui inspirait la pensée d'une opération quelconque. Marié et père déjà de deux enfants, il m'avoua que depuis quelque temps il paraissait avoir perdu ses facultés fécondantes ; je constatai, en effet, que le liquide éjaculé ne contenait pas de spermatozoïdes. Je crus à une atrophie testiculaire déterminée par l'hydrocèle, et, dans la pensée d'arrêter, s'il en était temps encore, la désorganisation complète de l'organe, je proposai la ponction de la double tumeur.

Le malade, ainsi que je l'ai dit, était très pusillanime ; il consentit à la ponction, mais ne voulut à aucun prix permettre l'injection d'une liqueur irritante, préférant, disait-il, se faire reponctionner si la tumeur se reproduisait.

Je dus céder devant une volonté si fermement arrêtée, et je ne pratiquai que la double ponction à vingt-quatre heures d'intervalle.

Comme on devait s'y attendre, surtout chez cet homme

qui montait tous les jours à cheval, l'hydrocèle reparut; mais, dans l'intervalle qui s'écoula entre la ponction de la tumeur et le retour de celle-ci au volume énorme qui avait amené chez moi le malade, ce dernier avait recouvré ses facultés fécondantes, car, outre la grossesse de sa femme (ce qui peut-être n'eût pas été une preuve à l'abri de tout reproche), je constatai la présence des spermatozoïdes dans sa liqueur séminale.

Quand l'hydrocèle présenta de nouveau l'énorme volume de la première fois, les animalcules spermatiques disparurent encore du liquide éjaculé, et reparurent après une seconde ponction de la tumeur.

Enfin, le malade se décida à supporter l'injection iodée, qui le débarrassa tout à la fois de son hydropisie de la tunique vaginale et de sa stérilité temporaire.

Les testicules n'étaient nullement atrophiés, et il est impossible d'expliquer l'infécondité passagère de cet homme autrement que par la pression exercée par l'hydrocèle sur l'épididyme dont les parois, mises en contact, interceptaient l'intérieur de ce conduit. La présence des spermatozoïdes dans la liqueur séminale, après l'éloignement de l'obstacle à la libre circulation du sperme, produit par la pression de l'hydrocèle, confirme, ce me semble, cette manière de voir, qui est, en quelque sorte, le corollaire de ce que je dirai tout à l'heure de l'occlusion pathologique de l'épididyme.

En résumé, l'influence exercée par les maladies des enveloppes du testicule sur la faculté procréatrice, est de deux sortes : 1º tantôt ces maladies n'ont qu'une action purement mécanique; elles créent un obstacle à la circulation du sperme, mais n'en tarissent pas la source; 2º tantôt, au contraire, elles suspendent la sécrétion spermatique, en amenant la désorganisation du tissu même de l'organe sécréteur.

Le volume des testicules, quand l'examen en pourra être fait, permettra, dans la majorité des cas, de distinguer ces états l'un de l'autre, et la gravité du pronostic sera nécessairement subordonnée au diagnostic porté et à la nature de la maladie qui détermine la compression.

Est-il besoin ici de parler de traitement ? Quand la stérilité est produite par une simple pression sur l'épididyme, l'éloignement de cette pression est tout ce qu'on doit faire ; quand elle est due à l'atrophie des testicules, les ressources de la thérapeutique sont minimes, ainsi que je l'ai dit dans l'article précédent auquel je renvoie le lecteur.

5° *Maladies des annexes du testicule.* — *Épididyme.* — *Canal déférent.*

Il y a à peu près dix ans, un de mes bons amis, vieux et distingué praticien de la province, me disait à l'occasion de la stérilité de son mariage sur laquelle je le questionnais : « Mon infécondité date de plus de vingt ans. Pendant le cours de mes études médicales à Montpellier, des abcès, sans motif vénérien, je te jure, envahirent mes épididymes de chaque côté, et furent successivement ouverts par Delpech. Les cicatrices qui résultèrent de ces petites opérations ont obstrué les canaux épididymaires, au point que la circulation du produit testiculaire est entièrement interrompue. Tu peux, d'ailleurs, t'assurer toi-même de la réalité du fait, car, même après un laps de temps aussi long, on sent encore un nodus à la queue de l'épididyme. »

Je constatai, en effet, sur la partie indiquée un point dur et comme fibreux.

« Ces sortes d'indurations, ajouta mon vieil ami, causes certaines de stérilité, sont peu connues ; mieux étudiées dans leur formation et dans leur marche, elles pourraient devenir le point de départ de nouvelles conquêtes pour la médecine. »

Ce vœu a été en partie exaucé par M. Gosselin, dont je dois ici consigner les intéressantes recherches.

Si M. Gosselin ne peut revendiquer l'honneur d'avoir indiqué le premier, comme cause de stérilité, l'oblitération de l'épididyme, il a pris sur tous ses devanciers un important avantage par la lumière inattendue que, grâce à l'anatomie pathologique et au microscope, il a jeté sur un sujet plongé encore dans les ténèbres.

Malheureusement, les observations de M. Gosselin ne portent que sur les indurations d'une seule espèce, sur celles qui succèdent à l'inflammation vénérienne du testicule. A vrai dire, la spécificité de la phlegmasie ne joue ici aucun rôle, et pourtant, il est intéressant de savoir si des inflammations spontanées ou traumatiques sont suivies de résultats parfaitement identiques avec ceux de l'orchite vénérienne.

J'essayerai, par des faits qui me sont propres, de suppléer au silence de M. Gosselin.

Les observations qui servent de base au travail dont je vais parler se rapportent toutes, on le comprend, à des épididymites bilatérales, car, si un des deux testicules reste intact, il est impossible d'apprécier expérimentalement les modifications survenues dans la fonction séminale, puisque le testicule sain continue à fournir les éléments de la sécrétion, c'est-à-dire les spermatozoïdes.

Les faits de M. Gosselin, consignés dans son travail le plus récent (1), sont au nombre de vingt et se partagent en

____

(1) *Archives générales de médecine*, septembre 1853.

deux catégories, selon que les épydidymites étaient plus ou moins récentes.

Dans la première catégorie, composée de quinze faits, l'inflammation des épididymes remontait à quelques semaines ou à quelques mois. Tous les malades de cette catégorie se ressemblaient sous les trois rapports suivants : 1° ils conservaient, à l'époque où la guérison leur semblait être complète, une induration, sorte de noyau ou de durillon, au niveau de la queue des épididymes ; 2° rien ne leur paraissait changé dans leurs fonctions génitales : désirs, érections, éjaculations, tout était revenu comme avant la maladie ; le sperme n'offrait même aucun changement dans sa quantité, sa couleur et son odeur : il conservait toutes les propriétés chimiques que lui a reconnues Berzelius, ainsi que M. Gosselin s'en est assuré, dans un cas, avec le préparateur de chimie à la Faculté de médecine ; 3° enfin, le sperme, examiné au microscope, n'offrait, pendant les premiers temps, aucune apparence de spermatozoïdes.

La seconde catégorie, remplie par cinq observations, se rapporte à des épididymites datant de plusieurs années. Chez quatre de ces individus, dont les épididymes présentaient une induration comme dans les faits précédents, le sperme avait perdu sa propriété fécondante, tout en conservant ses caractères physiques et chimiques ; chez le cinquième, l'induration n'a pu être constatée que d'un seul côté, et l'on a trouvé des spermatozoïdes dans la liqueur séminale.

Enfin, ainsi que M. Gosselin l'avait établi dans un précédent mémoire (1), toutes les fois que les épididymites n'ont

____

(1) *Comptes rendus des séances de l'Académie des sciences.* séance du 14 juin 1847.

pas été suivies d'induration, la fonction séminale n'a subi aucun trouble, et des spermatozoïdes ont été vus dans le liquide éjaculé.

C'est donc à l'existence de cette induration, qui forme un obstacle mécanique à la marche du produit testiculaire, qu'il faut rapporter l'absence des animalcules spermatiques.

Cette hypothèse, qui me paraît être l'expression de la vérité, n'est point infirmée par la persistance des autres circonstances physiologiques de la fonction génitale qui semblent, au premier abord, lui donner un démenti. Les désirs vénériens et la puissance virile n'éprouvent aucune diminution, parce que la sécrétion testiculaire continue, quoique le produit de cette sécrétion, au lieu d'être rejeté au dehors par le canal de l'urètre, rentre dans l'organisme par la résorption ; le liquide éjaculé présente les caractères physiques et chimiques qu'il offre à l'état normal, parce que ces caractères sont ceux du produit de la sécrétion des vésicules séminales ; — dans les cas dont il s'agit ici, la liqueur éjaculée est du sperme vésiculaire duquel est complétement absent le sperme testiculaire. — Les considérations physiologiques, placées dans l'introduction de cet ouvrage (1), et relatives au rôle respectif joué dans la fonction séminale par les vésicules et les testicules, permettront au lecteur de se rendre compte des circonstances que j'indique ici, sans qu'il soit nécessaire de m'y arrêter plus longtemps. D'ailleurs, on pourra toujours recourir au travail de M. Gosselin, dont je ne puis, on le comprend, qu'analyser les parties les plus saillantes et les plus appropriées à mon sujet.

Cependant, au nom même de l'intérêt de ce sujet, qu'on

______

(1) Voyez la page 44.

me permette de reproduire les conclusions pathologiques que l'auteur a tirées de ses recherches. Cette citation, tout en abrégeant le discours, rendra ma pensée plus lucide, car je partage sur ce point tous les errements de M. Gosselin.

« Cette oblitération, dit-il, occupe le plus souvent la queue de l'épididyme; mais elle peut, à la rigueur, se trouver sur un autre point de cet organe. Comme, à partir de son corps, c'est un conduit unique qui se forme en s'enroulant, il suffit que le calibre de ce conduit s'efface en un point pour qu'il y ait obstacle au passage du sperme.

» Elle n'occasionne pas de douleurs ; on voit, il est vrai, des malades qui souffrent longtemps à la suite d'une orchite blennorrhagique ; mais je l'ai attribué, dans quelques-unes de mes observations, à un reste d'inflammation au niveau du noyau, car les douleurs étaient augmentées par la marche et les travaux pénibles, tandis que l'éjaculation n'avait sur elles aucune influence. La pression du point induré les augmentait, tandis que les autres parties de l'épididyme étaient peu sensibles.

» Elle n'entraîne pas de changement appréciable pour les malades dans les fonctions des organes génitaux. Si même on voyait, à la suite d'une orchite, les érections et les éjaculations diminuer, il faudrait craindre une affection tuberculeuse, et explorer, à l'aide du toucher rectal, les vésicules séminales et la prostate.

» Quand l'oblitération existe des deux côtés, elle occasionne nécessairement la stérilité ; quand elle existe d'un seul côté, la fécondation est possible, à la condition que l'autre testicule soit sain.....

» La durée de l'oblitération est variable. Je suis heureux d'avoir pu démontrer aussi clairement que possible qu'au bout de trois, quatre, cinq et même de huit mois, elle peut disparaître et laisser libre la circulation du sperme. Je n'ai pas de fait qui me prouve que l'oblitération puisse disparaître après un temps plus long, mais il n'y a pas de raison pour regarder la chose comme impossible, je ne voudrais même pas assigner un terme au delà duquel on ne devrait plus compter sur la guérison. Pour obtenir à cet égard des résultats satisfaisants, il faudrait beaucoup plus d'observations que je n'en possède; je compte recueillir avec soin toutes celles que le hasard me permettra de suivre; mais, vu leur rareté et les difficultés inhérentes à ce genre de recherches, il faudra nécessairement un temps assez long. Au point où en est aujourd'hui la question, on peut concevoir cependant que certains individus, après avoir été stériles pendant les premiers mois qui suivent une épididymite double, puissent, au bout d'un certain temps, redevenir aptes à la fécondation (1). »

Certes, il est difficile de rien reprendre à ce chapitre ajouté à l'histoire de l'épididymite blennorrhagique; mais au point de vue de ce livre, le cadre est trop restreint, et je dois rechercher si la blennorrhagie est la seule cause d'inflammation épididymaire, capable d'amener l'oblitération de ce conduit et, par suite, la stérilité.

Hippocrate a noté que les Scythes étaient pour la plupart stériles, et il attribuait leur infirmité à l'habitude qu'ils avaient de monter à cheval. Depuis le père de la médecine, la même observation a été faite bien souvent, et l'on rencontre tous les jours des hommes, cavaliers par état, qui, avec les apparences de la plus énergique virilité, sont inhabiles à la fécondation, surtout s'ils n'ont pas l'habitude de soutenir le scrotum dans un suspensoir. J'ai eu l'occasion

____

(1) *Archives générales de médecine*, septembre 1853.

d'examiner quelques individus de cette profession, et j'ai constaté sur plusieurs d'entre eux l'induration caractéristique décrite par M. Gosselin. Les chirurgiens des régiments de cavalerie pourraient sous ce rapport donner à la science des renseignements certains; c'est un intéressant sujet d'études que je leur signale. En attendant des faits confirmatifs plus nombreux, je crois que l'observation d'Hippo-crate est vraie, comme à peu près toutes les propositions de ce grand homme, et que l'explication anatomique du phénomène se trouve tout entière dans l'organisation et la transformation fibreuse de la lymphe plastique au niveau de la queue des épididymes, et due à l'inflammation que finissent par amener, dans ces organes, les frottements et les chocs des testicules contre le pommeau de la selle.

En tirant de ce fait sa conséquence la plus logique, il faut admettre qu'il en sera de même de toute inflammation à cause franchement traumatique, et, par une nouvelle déduction, on arrivera à comprendre dans le même cadre toute inflammation épididymaire, quelle qu'en soit la cause, ainsi que le justifie le fait dont j'ai parlé au début de ce chapitre.

Généralisant donc l'étude de M. Gosselin, on doit reconnaître que toute épididymite double, qu'elle soit vénérienne, traumatique, métastatique, etc., etc., en favorisant le dépôt de la lymphe plastique sur un point de l'épididyme, peut devenir une cause de stérilité soit temporaire, soit définitive : temporaire, si la lymphe plastique qui forme obstacle au passage du sperme testiculaire est résorbée ; définitive, si l'induration persiste.

Pour prévenir, autant que possible, ce dernier résultat, le traitement, pendant la période aiguë de l'inflammation, devra tendre surtout à obtenir une résolution rapide. Les émissions sanguines locales, répétées plusieurs fois selon les forces et la constitution du malade, marqueront le début du traitement; les purgatifs, donnés tous les trois ou quatre jours, remplaceront ensuite les sangsues, et l'engorgement sera de bonne heure attaqué par les fondants, surtout par le mercure dont l'introduction dans les voies circulatoires, ainsi que le dit M. Gosselin, paraît favorable à la résolution des épanchements plastiques dans le testicule et l'épididyme.

Si, après la disparition de tous les symptômes inflammatoires, l'induration épididymaire persiste, il ne faut point hésiter à recourir à l'iodure de potassium à l'intérieur et même à l'iodure de plomb en frictions. Sans doute, il est à craindre, ainsi que je l'ai dit plus haut, que l'iode amène l'atrophie des testicules, et que, pour éviter un mal, on tombe dans un pire. Certainement le danger n'est pas à dédaigner, mais on peut jusqu'à un certain point s'en garantir en apportant à l'administration du médicament une réserve et une attention soutenues.

Est-il besoin de faire remarquer que toutes les considérations que je viens de présenter sur ce mode d'oblitération de l'épididyme, peuvent se rapporter au canal déférent? Sans doute, l'induration qui intercepte la libre circulation dans l'intérieur de ce canal est moins facilement appréciable au toucher que celle dont le siége est à l'épididyme, parce qu'elle est protégée par des parois plus résistantes, et dérobée quelquefois dans les profondeurs de l'abdomen ; mais comme celle de l'épididyme, elle s'accompagne de désirs vénériens normaux, d'éjaculations aussi abondantes qu'à l'état ordinaire, et complétement privées de spermatozoïdes. Sous ces rapports, que l'induration se fixe à l'épididyme ou au canal déférent, les résultats sont parfaitement identiques.

L'inflammation n'est pas la seule source qui fournisse des obstructions au conduit vecteur du sperme testiculaire : les tubercules, le cancer peuvent y déposer leurs produits morbides, ainsi qu'on en a des exemples dans la science, et l'on comprend même qu'il puisse s'y former des dépôts d'autre nature, véritables calculs comme on en observe dans toutes surfaces creuses.

Le diagnostic différentiel de ces divers genres d'obstruction, surtout en dehors de l'épididymite, présente une obscurité sur laquelle peuvent jeter quelque jour les diathèses tuberculeuse et cancéreuse, mais que les antécédents et l'état actuel du malade n'éclairent, dans les autres cas, que d'une lumière douteuse.

La présence, dans le produit de l'éjaculation, de pus, de sang, de matière tuberculeuse, cancéreuse ou autre, n'est point un signe irréfragable, car ces matières peuvent également provenir du canal de l'urètre, de la prostate, des canaux éjaculateurs ou des vésicules séminales.

Cependant, comme la présence de ces matières morbides dans le sperme n'en éloigne point les spermatozoïdes, ainsi que l'ont constaté les observations des micrographes, on est en droit de conclure que la suppuration, la phlegmasie, la tuberculisation, le cancer, etc., de l'urètre, de la prostate, des canaux éjaculateurs et des vésicules séminales ne sont point de suffisantes raisons pour expliquer l'absence du sperme testiculaire, et qu'il se peut faire que les matières morbides, décelées dans le produit de l'éjaculation, s'étendent jusqu'au canal déférent et même jusqu'à l'épididyme. De cette manière, on arrive à déterminer : 1° par la quantité du liquide éjaculé, qu'aucun obstacle n'existe sur le parcours des voies spermatiques compris entre le méat urinaire et les vésicules séminales; 2° par l'absence des spermatozoïdes (en supposant qu'il n'y a aucune autre cause de stérilité), qu'un obstacle les empêche d'aller du testicule à la vésicule séminale ; 3° enfin, par la présence d'une matière morbide dans le produit de l'éjaculation, que l'obstacle est probablement dû à la pénétration de cette matière morbide dans le canal déférent et même dans l'épididyme.

Je dois à la vérité de dire que c'est par induction que j'établis ce diagnostic différentiel ; je ne puis l'appuyer encore sur aucun fait clinique, mais il m'a paru assez logique pour être indiqué ici, afin que des recherches ultérieures et diverses en constatent ou en infirment la réalité.

CHAPITRE II.

TROUBLES DE LA FONCTION DE CONSERVATION.

Les vésicules séminales dans lesquelles se passe toute la fonction dont j'ai ici à examiner les troubles, remplissent un double rôle à l'endroit du sperme testiculaire : 1° elles lui offrent un asile en attendant son expulsion ; 2° elles lui préparent les moyens d'exécuter cette expulsion sûrement et fructueusement.

Quand les vésicules séminales refusent au sperme l'asile qu'elles sont destinées à lui procurer, en d'autres termes, quand elles ne peuvent le garder en réserve et qu'elles le laissent échapper en dehors des conditions normales de son expulsion, c'est-à-dire l'excitation vénérienne, il y a ce qu'on a appelé *spermatorrhée*, *pertes séminales*, etc.

Je me suis déjà longuement occupé de cette affection, et je dois renvoyer le lecteur au chapitre qui lui est consacré (1).

(1) Voyez la page 388, et l'ouvrage de F. Lallemand, *Des pertes séminales involontaires*. Paris, 1836-1842, 3 vol. in-8.

Sous le second rapport, c'est-à-dire sous celui des vésicules séminales considérées, non plus comme organes de conservation du sperme testiculaire, mais comme organes de sécrétion, on peut dire avec les auteurs qui ont enrichi la science de nécropsies intéressantes, que « les vésicules séminales sont susceptibles d'états morbides les plus variés, depuis la simple inflammation et la suppuration, jusqu'aux diverses dégénérescences tuberculeuses, soit que les tubercules se soient également développés dans les poches, ou qu'ils s'y soient formés en même temps que dans d'autres régions du corps, et plus particulièrement dans les cas de sarcocèle scrofuleux. »

M. Civiale, qui a pris soin d'analyser toutes les lésions cadavériques signalées par les auteurs sur les vésicules séminales, termine cet examen par les lignes suivantes qui résument l'état actuel de la science sur cette partie de l'anatomie pathologique : « En résumé, dit-il, les affections principales des vésicules séminales et des conduits spermatiques se rapportent, pour le plus grand nombre, à l'inflammation, soit aiguë, soit surtout chronique, et aux suites qu'elle peut entraîner. Mais la phlegmasie elle-même a été bien moins souvent observée que les altérations de texture qui en procèdent. D'ailleurs, elle n'est jamais bornée, et toujours elle s'accompagne de l'inflammation des parties voisines, telles que le testicule, la vessie, le rectum et principalement la prostate. Elle paraît se terminer assez fréquemment par suppuration et bien plus souvent encore par induration. Le pus, quand il s'est produit, s'échappe tantôt par les voies naturelles, tantôt par des trajets fistuleux, communiquant soit avec la vessie, comme l'a vu M. Andral, soit avec le rectum, comme le dit M. Martin, soit avec l'extérieur du corps, comme le constatent des faits récents et comme je l'ai observé plusieurs fois. Il faut rapprocher de la suppuration, du moins quant à ses produits, la tuberculisation des vésicules séminales, dont parle M. Louis, et qui avait été mentionnée; les faits que je viens de rapporter prouvent en effet que cette terminaison n'est pas rare. A l'induration se rapportent également la cartilaginification et l'ossification, dont, indépendamment des cas précédemment décrits, il s'en trouve plusieurs dans les ouvrages de Sandifort, Sœmmering et Voigtel. Enfin, les vésicules séminales ont été vues atrophiées par Baillie et Morgagni. Je me borne à mentionner les calculs trouvés dans leur intérieur, dont j'ai parlé dans un autre ouvrage, et dont Carmann, Riedlin, Stalpart van der Wiel, Hartmann, Meckel, Hemmann, Baillie, etc., citent des exemples (1). »

Cependant la distinction que la physiologie établit entre les attributs des vésicules séminales, en les considérant, d'un côté, comme organes de conservation du sperme testiculaire, et, d'autre part, comme organes de sécrétion, entraîne-t-elle une distinction analogue dans l'ordre pathologique? en d'autres termes, les affections des vésicules séminales, en tant qu'organes de conservation, sont-elles si distinctes des affections des mêmes parties, en tant qu'organes de sécrétion, qu'il soit possible de les étudier séparément et d'en former deux classes dans le cadre nosologique?

Je ne le pense pas.

Peut-on admettre, en effet, que dans un espace aussi étroit que celui que présentent les vésicules séminales, une lésion quelle qu'elle soit, respectera telle propriété, alors que les autres seront troublées et même anéanties? Voyez ce

---

(1) *Traité pratique sur les maladies des organes génito-urinaires.* Paris, 1850, t. II, p. 135.

qui se passe pour la plus simple de ces lésions, la phlegmasie. Elle détermine, tous les travaux modernes ne laissent aucun doute sur ce point, elle détermine la spermatorrhée, tout en activant, d'une manière morbide, le travail
sécrétoire des vésicules séminales, car comment expliquer,
sans cette sursécrétion, la quantité énorme de liquide que
perdent les tabescents?

Cependant, n'exagérons pas ces prémices jusqu'à établir
comme une loi que toute affection des vésicules séminales
est fatalement suivie de spermatorrhée ; les faits nous don-
neraient un éclatant démenti : on a trouvé sur le cadavre
d'individus dont rien, pendant la vie, ne faisait pressentir une
lésion du côté des voies génitales, des vésicules tuberculeuses, cancéreuses, purulentes, etc., etc. ; rien, je le répète, ni douleur, ni pertes séminales, n'avait attiré l'attention du malade de ce côté, et, si la puissance virile avait
peut-être perdu quelque chose de son énergie, cet affaiblissement était mis sur le compte de la diathèse générale ou
sur celui de quelque affection concomitante.

Il semblerait, d'après ces faits, que les auteurs qui m'ont
précédé ont eu raison de regarder comme très difficile, sinon
impossible, un diagnostic exact des maladies des vésicules
séminales. Sans doute, avant l'intervention du microscope
dans les études médicales, certaines lésions devaient passer
inaperçues, ou leurs symptômes se confondre avec ceux
d'autres lésions voisines ou éloignées ; mais le microscope
a jeté sur le sujet qui nous occupe une lumière si vive et
si éclatante que l'on s'étonne de ne rencontrer les résultats
qu'il fournit dans aucune partie de l'ouvrage de M. Civiale,
qui se contente de cette simple note : « Quelques modernes
comptent beaucoup sur un nouveau moyen de diagnostic
qu'il ne faut pas négliger, mais qui n'a peut-être pas toute

la certitude qu'on lui suppose. Il s'agit de la présence des zoospermes, constatée au moyen du microscope dans les fluides expulsés naturellement ou trouvés dans les vésicules séminales et les conduits déférents. Sans vouloir atténuer la portée de ce moyen explorateur, je crois être en droit de faire remarquer que sa mise en œuvre réclame des soins et des précautions qu'on néglige trop souvent, et les divergences d'opinions sur ce sujet n'ont peut-être pas d'autre cause (1). »

On comprend difficilement comment M. Civiale n'a pas pris toutes les précautions nécessaires pour se procurer ce moyen de diagnostic qui eût nécessairement donné à ses appréciations une valeur qui leur manque.

Quoi qu'il en soit, et sans tenir compte de tous les phénomènes généraux dont les auteurs ont grossi l'histoire des maladies des vésicules séminales, et qui sont le cortége obligé d'une foule d'autres affections, même étrangères à l'appareil génital, je crois que les maladies que j'examine en ce moment ont des caractères assez tranchés pour les faire distinguer facilement dans le cadre nosologique.

Ces caractères sont ou cliniques ou microscopiques.

Les caractères cliniques varient avec l'affection qu'elles trahissent, et, pour les énumérer tous, il faudrait faire la symptomatologie de l'inflammation, du cancer, de la tuberculisation, etc., etc.

Mais au milieu de ce cortége changeant avec chaque affection, il est un signe constant, que l'on rencontre dans toutes les maladies des vésicules séminales, et qui est caractérisé par un trouble quelconque dans la fonction génitale.

Ce trouble est tantôt l'impuissance, c'est-à-dire l'inertie

(1) *Traité pratique sur les maladies des organes génito-urinaires,* t. II, p. 151.

absolue de la verge ; tantôt il se traduit par des érections lentes, difficiles et incomplètes ; tantôt l'éjaculation s'opère alors que le pénis n'a qu'une demi-rigidité, ou même quand il est dans une entière flaccidité, etc., etc.

Il est probable, pour expliquer la constance de ce caractère morbide, que les testicules ne restent pas étrangers aux affections des vésicules séminales et qu'ils y prennent une part plus ou moins active.

Les caractères microscopiques varient avec la nature de la maladie elle-même : ainsi on trouve mêlé au sperme, tantôt du sang, tantôt du pus, tantôt de la matière tuberculeuse, cancéreuse, etc., selon que l'affection des vésicules séminales est une phlegmasie avec ou sans suppuration, le tubercule, le cancer, etc., etc.

Mais la présence de ces matières morbides dans le produit des vésicules séminales n'est pas suffisante pour expliquer l'absence des zoospermes, car on sait que les micrographes, M. Donné (1) entre autres, ont rencontré des spermatozoïdes parfaitement vivants mêlés à du sang, du pus, etc., etc.

Il faut donc chercher ailleurs la cause de cette absence de spermatozoïdes dans le sperme des individus malades du côté des vésicules séminales.

Dans quelques circonstances, le phénomène est facile à expliquer. Quand de la matière tuberculeuse ou encéphaloïde remplit les vésicules séminales, ces produits morbides se peuvent rencontrer aussi dans les canaux déférents, de telle sorte qu'ils empêchent le sperme testiculaire de parvenir jusqu'à leurs réservoirs : on retombe alors dans les cas d'obstruction dont j'ai parlé plus haut.

Dans d'autres circonstances, comme dans l'inflammation

(1) *Cours de microscopie.* Paris, 1844, p. 306.

des vésicules, par exemple, l'absence des spermatozoïdes ne peut s'expliquer que par le trouble que cette phlegmasie, propagée jusqu'aux testicules, apporte dans la fonction sécrétoire de ces derniers. Il est difficile de spécifier la nature de ce trouble, car, dans la plupart des cas, rien d'anormal ne se révèle dans la forme, le volume et la sensibilité du testicule; c'est probablement un désordre dynamique qui ne se trahit que dans les résultats de la fonction.

Cependant, l'absence des spermatozoïdes n'est pas un caractère constant et absolu dans les maladies des vésicules séminales, surtout quand ces maladies sont peu intenses ou à leur début. J'ai plus d'une fois rencontré ces animalcules dans le sperme d'individus atteints de spermatorrhée, mais dont les pertes séminales n'étaient pas fréquentes ou dataient depuis peu de temps. Il est probable que, dans ces cas, la lésion vésiculaire n'est pas assez forte ou pas assez ancienne pour pouvoir encore influencer la fonction testiculaire. Plus tard et sans que la lésion des vésicules s'aggrave, mais par le fait seul de pertes séminales qui ne sont pas en rapport avec la quantité de sperme sécrété, le testicule, pour réparer ces pertes incessantes, devient le siége d'une sursécrétion qui, après plus ou moins longtemps, finit par tarir la source même de la sécrétion, soit en épuisant la force dynamique de la glande, soit en appelant dans ses tissus une irritation morbide.

Comme on le voit, les affections des vésicules séminales, qu'elles soient caractérisées par des pertes de semence ou par la présence de matières morbides dans le produit de l'éjaculation, deviennent, après un temps plus ou moins long, le point de départ d'une impuissance et d'une stérilité toujours facilement constatables.

Leur gravité et leur durée sont, comme on le doit comprendre, en raison directe de l'affection qui leur donne naissance; mais, en général, on peut dire que le pronostic est grave, tant à cause des organes affectés que parce que la position de ceux-ci les dérobe à l'action immédiate des moyens thérapeutiques.

Ces moyens aussi variables que les affections qui en réclament l'emploi, ont été longuement exposés ailleurs (1) pour les cas de pertes séminales.

Quand les troubles de la fonction vésiculaire reconnaissent pour cause une affection organique, comme la tuberculisation ou le cancer, il faut avoir le courage d'épargner au malade les ennuis et les douleurs d'un traitement long et inutile. Le mal est au-dessus des ressources de la médecine. On doit se contenter de palliatifs et ne s'occuper qu'à adoucir à la malheureuse victime les souffrances auxquelles elle est fatalement condamnée.

———

CHAPITRE III.

TROUBLES DE LA FONCTION D'EXCRÉTION.

En quittant les vésicules séminales et avant d'arriver au dehors, le sperme traverse deux nouveaux conduits : les canaux éjaculateurs et le canal de l'urètre, et n'est lancé, avec une certaine force, qu'à la condition de la rigidité de la verge.

Il me reste donc à étudier les circonstances qui peuvent mettre obstacle à cette nouvelle et dernière phase de la fonction spermatique; pour que cette étude ait toute la clarté désirable en pareille matière, je la partagerai en trois pa-

(1) Voy. la page 401.

ragraphes : dans le premier, j'examinerai les affections des conduits éjaculateurs et de la prostate ; dans le second, je passerai en revue les accidents si nombreux et si variés dont le canal de l'urètre est le siége ; dans le troisième, enfin, abordant d'une façon plus complète que je ne l'ai fait précédemment, la question de l'éjaculation, j'aurai à me demander si l'impuissance est toujours et fatalement une cause de stérilité.

§ I. — Affections des canaux éjaculateurs et de la prostate.

Pour obéir à la logique que m'imposait en quelque sorte la marche du sperme à travers les nombreux organes qu'il traverse, j'ai dû examiner séparément les affections des vésicules séminales et celles des canaux éjaculateurs et de la prostate. Cette distinction purement physiologique ne saurait subsister dans l'ordre pathologique, et je suis le premier à reconnaître que les canaux éjaculateurs participent toujours plus ou moins aux maladies des vésicules séminales. Aussi les considérations que j'ai présentées à l'occasion de ces dernières, sont-elles entièrement applicables aux conduits éjaculateurs et à la prostate.

Cela est si vrai que, dans les cas de spermatorrhée, par exemple, où le caustique exerce une influence heureuse, cette influence n'est pas due à l'action immédiate de la cautérisation sur les vésicules séminales, puisque le nitrate d'argent ne touche que la prostate et l'ouverture externe des canaux éjaculateurs. C'est donc en modifiant l'état de ceux-ci, que la pierre infernale finit par modifier celui des vésicules séminales.

Cependant, cette liaison morbide n'est pas tellement intime qu'il n'existe des cas où l'un de ces organes est malade, tandis que l'autre est parfaitement sain, ou n'est tout au moins affecté que d'une manière insignifiante. Ainsi, lorsque dans le produit de l'éjaculation on constate de la matière tuberculeuse, cancéreuse, etc., et que, par le toucher rectal et le cathétérisme, on s'est assuré que cette matière ne vient ni de la prostate, ni du canal de l'urètre, ni de la vessie, il faut bien admettre la libre circulation des canaux éjaculateurs, et en même temps la présence dans les vésicules séminales du produit du tubercule ou du cancer; car, ainsi que je le dirai tout à l'heure, si les canaux éjaculateurs étaient obstrués dans un point de leur parcours, il n'y aurait point d'éjaculation; il n'y aurait qu'un suintement de fluide prostatique, dont la minime quantité suffit toujours, à défaut d'autre caractère, pour le distinguer du produit de la sécrétion vésiculaire.

D'autre part, il est telles affections de la prostate et même des conduits éjaculateurs, auxquelles restent parfaitement étrangères les vésicules séminales, ainsi que l'ont montré des nécropsies dans lesquelles la prostate et les canaux éjaculateurs étaient gorgés de pus, alors que les vésicules séminales étaient dans un parfait état d'intégrité.

Cependant, il faut le reconnaître, ces cas sont très rares. Quand de si graves désordres ont attaqué un point de l'appareil spermatique, il est commun de les voir se répéter sur toutes les parties de l'appareil, même sur les points les plus éloignés de leur source, ainsi que l'ont observé MM. Andral, Cruveilhier, Lallemand, Dalmas, Albert, etc., qui ont vu des lésions identiques exister à la fois sur la prostate, les canaux éjaculateurs, les vésicules séminales, les canaux déférents et les testicules.

Quoi qu'il en soit, au point de vue de la stérilité, les affections des conduits éjaculateurs et de la prostate peuvent se partager en deux grandes classes, selon les résultats qu'elles produisent.

Dans la première classe se rangent les lésions anatomiques susceptibles de mettre obstacle à la direction normale du sperme, soit en s'opposant à sa marche, soit en lui faisant prendre une route différente de celle qu'il doit suivre.

La seconde classe comprend les affections qui, laissant complétement libre cette portion de la voie spermatique, altèrent les conditions dynamiques par lesquelles s'accomplit la marche du fluide séminal.

Comme sans doute on le pressent, ces deux genres d'affections ont une symptomatologie tellement différente qu'il est impossible de les rapprocher et de les confondre. Tandis que dans les secondes, une certaine quantité de liquide spermatique s'écoule au dehors, les premières sont entièrement veuves d'éjaculation et se trahissent par un suintement, que dis-je ? par une simple humidité produite par les glandes qui tapissent le canal de l'urètre.

Les premières créent à la marche du sperme un empêchement mécanique ; les secondes, au contraire, ne lui opposent, qu'on me passe le mot, que des obstacles dynamiques.

Examinons donc séparément chacune de ces deux classes d'affections, où, comme on va le voir, il est nécessaire d'admettre des degrés.

1° *Obstacles mécaniques à la marche normale du sperme.* — Ces obstacles sont tantôt dans les canaux éjaculateurs eux-mêmes et tantôt dans la prostate.

Toutes les causes que nous avons vues précédemment susceptibles d'amener l'oblitération des canaux déférents, peuvent avoir une action analogue sur les canaux éjaculateurs ;

l'inflammation, la tuberculisation, le cancer, l'ossification, ainsi que Lallemand l'a observé, le dépôt de concrétions terreuses, comme l'a constaté M. Mitchell, sont tout autant de causes qui peuvent empêcher le sperme de passer des vésicules séminales dans l'urètre.

Dans d'autres cas, l'obstacle siége dans la prostate ; l'induration de cette glande, ses dégénérescences, son hypertrophie, sa phlegmasie avec ou sans formation de pus, etc., sont également des circonstances capables d'amener, d'une manière ou d'une autre, l'oblitération de la partie des canaux éjaculateurs qui la traverse.

Ces oblitérations, que la cause siége dans les canaux éjaculateurs ou dans la prostate, sont souvent très difficiles à constater sur le vivant, quand l'oblitération n'a lieu que pour un seul côté des voies spermatiques. Dans ce cas, le côté resté libre fournit assez de fluide pour que la sollicitude du malade ne soit pas éveillée, et pour rendre beaucoup moins grave le pronostic, au point de vue seulement où nous sommes placé. Sans doute, quand on songe aux circonstances nombreuses qui, eu égard à la délicatesse et la multiplicité des organes, peuvent empêcher la fonction spermatique, il est toujours sérieux de constater une lésion dans un de ces organes doubles, car, par le fait de cette lésion, le malade a perdu plus que la moitié de ses chances de fécondité.

Cependant, en tout état de choses, il n'est point stérile, et, pour qu'il le devienne dans le cercle où nous sommes à présent enfermé, il faut que l'oblitération se produise dans les deux canaux éjaculateurs.

Cette simultanéité d'obstruction n'est pas commune ; elle a été cependant observée : MM. Lallemand, Ricord, Gaussail, Cullerier, etc., ont rencontré dans ces organes, tantôt de l'encéphaloïde, tantôt du tubercule, tantôt des granulations osseuses, et tantôt des matières morbides venues de la prostate.

Dans tous ces cas, l'éjaculation et même le suintement du fluide spermatique, sont impossibles. Pas n'est besoin d'examiner au microscope le pus, le liquide rendu, pour y chercher les spermatozoïdes ; la quantité de ce liquide, à défaut d'autre caractère physique ou chimique, suffit toujours pour en trahir la source. Cette absence d'éjaculation, ou plutôt de fluide spermatique, est un symptôme capital, qui, rapproché des signes fournis par le toucher rectal et le cathétérisme, peut permettre de fixer la désignation exacte du siège de la maladie.

Il est des circonstances où le fluide spermatique manque complétement, comme dans les cas rapportés plus haut, tant que la verge est en érection, mais s'écoule au dehors en bavant, ou mêlé à l'urine, dès que le pénis revient à la flaccidité. « De la Peyronie parle d'un homme qui avait déjà eu trois enfants, et qui, à la suite d'une gonorrhée dont il négligea le traitement, faisait de vains efforts pour éjaculer le sperme, qui ne sortait qu'en bavant, peu de temps après le coït ; l'urine, cependant, était rendue sans difficulté, ce qui ne permettait pas de supposer un rétrécissement ou tout autre obstacle dans l'urètre. A l'ouverture du cadavre, on trouva une cicatrice sur l'éminence de la portion du *veru-montanum* qui regarde la vessie ; les brides de cette cicatrice avaient changé la direction des vaisseaux éjaculatoires, de manière que leurs ouvertures, au lieu d'être dirigées, comme elles le sont naturellement, vers le bout de la verge, l'étaient dans le sens contraire, c'est-à-dire vers le col de la vessie ; aussi, le sperme ne pouvant plus se diriger vers le bout du gland, était réfléchi vers le côté droit du col de la vessie (1). »

L'hypertrophie totale ou partielle de la prostate peut aussi changer la direction des conduits éjaculateurs et reproduire l'accident observé par de la Peyronnie.

Ce dyspermatisme, pour me servir de l'expression de Pinel, ou cet aspermatisme, pour employer une expression qui me paraît rendre plus fidèlement ce phénomène, n'est pas toujours la conséquence d'une lésion de la prostate ; il est tantôt sous la dépendance d'un rétrécissement de l'urètre, et tantôt sous celle de contractions spasmodiques de ce canal, et même de contractions semblables des conduits éjaculateurs.

Le diagnostic différentiel de ces diverses affections a la plus haute importance pour le traitement, car toute médication intempestive peut indéfiniment perpétuer l'impossibilité de l'éjaculation.

Le toucher rectal, le cathétérisme et l'écoulement de l'urine sont les bases du diagnostic différentiel de la lésion de la prostate et de celle de l'urètre. Il est impossible qu'un examen qui tiendra compte des signes fournis par ces trois modes d'investigation ne conduise pas à l'exacte détermination du siége de la maladie.

Mais cette certitude est plus difficile à acquérir quand l'aspermatisme reconnaît pour cause un spasme nerveux. Les signes sont tous alors négatifs. Malheureusement, il est certaines lésions de la prostate, telles, par exemple, que l'induration profonde d'un de ses lobes, qui échappent à tous nos moyens d'investigations, et qui, par cela même, peuvent faire croire à un état spasmodique. Dans d'autres circon-

(1) *Mémoires de l'Académie de chirurgie*, t. I. — Orfila, *Traité de médecine légale*, 4ᵉ édit., t. I, p. 186.

stances, au contraire, une légère hypertrophie de la prostate peut simuler des désordres fonctionnels dont elle est parfaitement innocente, et qui tiennent bien réellement à un état nerveux de cette partie des voies spermatiques. C'est ce qui, en effet, m'est arrivé bien positivement une fois. Par le toucher rectal, j'avais constaté un développement anormal du lobe moyen de la prostate, et je crus que l'impossibilité dans laquelle se trouvait le malade d'accomplir l'éjaculation, n'avait pas d'autre cause que cette hypertrophie partielle de la glande, qu'expliquaient d'ailleurs plusieurs blennorrhagies successives et mal soignées. Convaincu de la bonté de mon diagnostic, j'insistai sur les émissions sanguines locales, et plus je recourais à ce moyen thérapeutique et plus il semblait au malade que son affection s'aggravait. Le malade se fatigua de l'inutilité de mes soins et alla consulter un confrère, qui, mieux inspiré que moi, et profitant probablement aussi de l'expérience fournie par mon traitement, ordonna les bains, les onctions opiacées et belladonées, les antispasmodiques et le camphre à l'intérieur. Sous l'influence de cette médication, le malade recouvra l'exercice normal de ses facultés génératrices, et je pus constater l'erreur que j'avais commise en retrouvant intacte l'hypertrophie de la prostate.

Que ce fait, dont les analogues se rencontrent tous les jours dans la pratique, et que, par un sentiment mal placé d'amour-propre, leurs auteurs mettent grand soin à cacher ; que ce fait soit une leçon profitable pour le jeune médecin, car rien n'est aussi difficile que le diagnostic différentiel des maladies de l'appareil génital.

Mais revenons, pour les résumer, aux lésions des canaux éjaculateurs et de la prostate qui mettent obstacle à la marche naturelle du sperme.

Ces maladies, qui forment la première classe des affections de ces organes, considérées au point de vue de la stérilité, doivent se subdiviser en deux ordres : 1° celles qui créent un obstacle permanent à la marche du sperme, et qui sont caractérisées par l'oblitération de cette partie des voies spermatiques, quelle que soit la cause de l'oblitération ; 2° celles qui ne font que détourner le sperme de sa route naturelle et qui ne s'opposent à sa sortie que dans l'état d'érection de la verge.

Ainsi que je l'ai déjà dit, l'aspermatisme, qui est lié aux affections du premier ordre, réclame une médication variable selon l'espèce de ces affections. Je ne reviendrai pas sur ce point qui m'a longuement occupé.

L'aspermatisme, caractérisé par l'impossibilité de l'éjaculation pendant l'érection du pénis, et la sortie de la liqueur séminale lorsque la verge reprend sa flaccidité, est la conséquence, sans parler encore des états morbides du canal de l'urètre, tantôt d'une lésion anatomique de la prostate, et tantôt d'un état spasmodique des canaux éjaculateurs, auquel participent souvent la prostate et le col de la vessie.

Dans le premier cas, lorsqu'il est possible de constater la nature de la lésion prostatique, le traitement de l'aspermatisme se confond entièrement avec celui de la lésion de la glande, puisque c'est cette lésion elle-même qui produit l'impossibilité de l'éjaculation. Je n'ai point à faire ici l'histoire de ces diverses lésions, et je ne puis que renvoyer le lecteur aux traités généraux ou spéciaux de pathologie.

L'état nerveux des canaux éjaculateurs, de la prostate et du col vésical qui, en se contractant spasmodiquement sous l'excitation vénérienne, empêchent l'éjaculation de se produire, rentre dans la seconde classe des maladies de ces organes qui, laissant complétement libre cette portion des voies spermatiques, n'altèrent que les conditions dynamiques au milieu desquelles s'accomplit la marche du fluide séminal; seconde classe de maladies que je vais maintenant examiner, et qui ne crée, à la marche du sperme, comme je viens de le dire, que des obstacles dynamiques.

2° *Obstacles dynamiques à la marche du sperme.* — L'éjaculation spermatique exige, pour son accomplissement, l'action réunie de plusieurs organes; il lui faut les contractions des canaux éjaculateurs, des vésicules séminales, des canaux déférents, et probablement aussi celles de l'épididyme, contractions multiples, comme on voit, auxquelles il faut encore ajouter celles des muscles du périnée et celles du muscle de Wilson, qui entoure de toutes parts la portion membraneuse de l'urètre.

Les considérations que je vais présenter dans cet aliéna devront donc s'appliquer à toutes les portions des voies spermatiques que je viens de nommer, car pour la facilité du discours, et afin de prévenir des répétitions incessantes, j'ai dû réunir dans un seul cadre toutes les conditions dynamiques de l'éjaculation.

Ces conditions ont un type normal, en deçà et au delà duquel il y a trouble et désordre.

En deçà de ce type, on rencontre l'inertie et ses dégradations.

En delà de ce type on trouve l'état spasmodique dont je parlais tout à l'heure.

Nous avons donc ici deux classes bien distinctes d'affections, caractérisées, la première, par la faiblesse et même par l'absence de contraction ; la seconde, au contraire, par une énergie morbide de ces mêmes contractions.

Dans le premier cas, le sperme testiculaire n'arrive plus aux vésicules séminales, parce que la *vis a tergo* est incapable d'exécuter par elle seule l'ascension du fluide dans les canaux déférents; il se résorbe sur place ou dans l'épididyme, et il se comporte exactement comme si un obstacle mécanique l'empêchait de circuler dans cette première portion des voies spermatiques; d'un autre côté, les vésicules séminales continuant à accomplir la fonction sécrétoire qui leur est dévolue et ne pouvant retenir le liquide ainsi produit, celui-ci s'écoule au fur et à mesure qu'il est formé, ou est chassé par le moindre effort qui presse sur les vésicules séminales. On a alors affaire à une véritable spermatorrhée, à cette variété des pertes séminales qui, ainsi que je l'ai dit ailleurs, cède à l'emploi des toniques ou des excitants, comme le seigle ergoté, la noix vomique, etc.

Dans le second cas, au contraire, lorsque la contractilité a dépassé le type normal, le resserrement spasmodique des conduits, juxtaposant leurs parois internes, efface complétement leur cavité, et empêche ainsi le liquide séminal de circuler dans les voies qu'il doit parcourir pour aller du testicule au méat urinaire. On peut avoir, de cette manière, un aspermatisme incomplet ou complet; incomplet, si le sperme est parvenu jusque dans les canaux éjaculateurs ou l'urètre, et qu'il s'écoule en bavant lorsque a cessé la contraction spasmodique qui le retenait; complet, lorsque la liqueur séminale ne se montre ni pendant ni après l'érection, ainsi qu'il arrive dans les cas d'obstruction ou d'oblitération des canaux éjaculateurs.

Comme on le voit, les désordres dus aux troubles de la contractilité des voies spermatiques, donnent naissance à deux ordres d'affections, aussi entièrement opposées sous le rapport de la symptomatologie que sous celui du traitement. Elles n'ont de commun que l'inaptitude à la fécondation dont elles frappent le malheureux qui en est atteint.

Le pronostic, au point de vue de la fécondité, est plus grave dans l'affection qui revêt la forme spermatorrhéique que dans celle qui est caractérisée par l'aspermatisme, parce que la perte incessante du sperme est elle-même une cause d'affaiblissement général qui perpétue et aggrave l'inertie des voies spermatiques.

C'est dans ces cas que les analeptiques et les fortifiants, les toniques à l'intérieur et à l'extérieur, les bains froids de rivière, les bains de mer, les eaux ferrugineuses, etc., secondent merveilleusement l'action des excitants tant internes qu'externes. La masturbation et les excès du coït étant souvent la cause de cet affaiblissement de la contractilité, on s'explique les succès que, dans ces circonstances, Tissot et d'autres médecins ont obtenus de l'emploi des eaux de Spa, de Passy, de Forges, etc., etc.

Dans les cas, au contraire, de surexcitation de cette contractilité, les calmants et les antispasmodiques seront administrés sous toutes les formes. Les bains tièdes prolongés pendant une heure sont des moyens dont on retirera presque toujours des avantages marqués. Les opiacés occupent dans cette médication une place que légitiment de nombreux succès, si on les associe aux antispasmodiques, parmi lesquels je place au premier rang la valériane, l'asa fœtida, le castoréum et le musc. Le camphre, par son action sédative, est appelé à rendre de très grands services, surtout s'il y a tendance au priapisme. Dans le même ordre d'indications vient se placer le lupulin, dont j'ai ailleurs fait connaître les propriétés anaphrodisiaques.

§ II. — Affections du canal de l'urètre.

L'urètre est le dernier canal que le sperme traverse pour arriver au dehors ; comme les autres conduits que j'ai examinés, ce dernier tronçon, qu'on me permette l'expression, peut être obstrué plus ou moins complétement, et par suite ralentir la marche du fluide séminal et même s'opposer entièrement à son passage.

De plus, par sa position au milieu des corps caverneux, le canal de l'urètre déterminant la direction du jet spermatique, que j'ai dit être une condition de l'acte fécondant chez l'homme, il advient nécessairement que les changements anatomiques, survenant dans le canal de l'urètre, doivent profondément altérer l'axe suivant lequel s'opère l'éjaculation.

En conséquence, eu égard à sa double fonction physiologique, l'urètre présentera donc deux ordres d'affections.

Le premier ordre contiendra celles de ces affections qui porteront sur la capacité du canal, c'est-à-dire qui mettront obstacle soit à la vitesse, soit à la sortie du sperme, en rétrécissant ou en oblitérant le conduit.

Le second ordre comprendra celles de ces affections qui, tout en permettant la sortie du sperme avec la vitesse imprimée par les vésicules séminales et les conduits éjaculateurs, modifieront la direction suivant laquelle le fluide séminal doit arriver dans les organes sexuels de la femme.

On va comprendre toute l'importance et la vérité de cette division.

1° *Obstacles à la sortie du sperme.* — Les obstacles par lesquels le sperme peut être arrêté dans sa marche à travers le canal de l'urètre, et empêché d'arriver dans les organes génitaux de la femme, siégent tantôt dans l'urètre même, tantôt dans le voisinage de ce conduit, et tantôt dans le fourreau de la verge, dont le prolongement en avant sous le nom de prépuce constitue, pour ainsi dire, le vestibule de ce canal.

Les obstacles qui siégent dans l'urètre même sont, ainsi que je l'ai précédemment indiqué, ou dynamiques ou mécaniques.

Les premiers sont assez rares. Sans doute on rencontre assez souvent des névralgies de l'urètre, localisées surtout à la fosse naviculaire ou au méat, mais ces névralgies ne déterminent presque jamais des spasmes capables de s'opposer à la sortie du sperme. Je n'en connais pas d'exemple et n'en ai pas moi-même observé. Bien plus, les douleurs que ces névralgies déterminent sont rarement assez intenses pour empêcher le coït : j'ai soigné un jeune Allemand atteint de cette affection, qui accomplissait l'acte copulateur pendant l'accès même de sa névralgie urétrale.

Quant aux spasmes de l'urètre, tous les chirurgiens ne sont pas d'accord sur leur réalité, du moins dans certaines parties du canal; personne ne conteste que la région membraneuse ne soit, en effet, contractile; mais des divergences se manifestent quand il s'agit de la contractilité de la région spongieuse.

Cependant, sans parler des exemples de spasmes morbides dans cette région, rapportés par MM. Bégin, Civiale, Amussat et Reybard, il est incontestable que cette partie du canal aide à l'expulsion de l'urine, et, que dans le cathétérisme, la sonde est tantôt arrêtée en ce point par la contraction des parois urétrales qui forment alors une véritable obstruction, tantôt repoussée au dehors par la même cause, et quelquefois, ainsi que le remarque M. Reybard, entraînée dans la vessie, comme si elle était attirée par une sorte d'aspiration (1).

Il n'y a pas de doute que c'est dans la région membraneuse que les spasmes de l'urètre se rencontrent le plus ordi-

____

(1) *Traité pratique des rétrécissements du canal de l'urètre*, p. 33.

nairement ; mais leur moindre fréquence dans la région spongieuse ne doit pas faire conclure à leur impossibilité. Pour moi, je ne puis ne pas les admettre dans l'une et l'autre de ces deux régions.

Mais ces spasmes, sur la réalité desquels le cathétérisme ne permet aucun doute, peuvent-ils se montrer en dehors de l'excitation causée par la présence d'un corps étranger dans l'urètre, en d'autres termes, ces spasmes peuvent-ils se produire d'une manière morbide?

La sensibilité et la contractilité dont ce canal est doué suffiraient pour répondre *à priori* par l'affirmative, si des faits cliniques ne consacraient pas l'existence de ces affections spasmodiques. J'ai rapporté dans la première partie de cet ouvrage plusieurs observations de ce genre, puisées soit dans les auteurs, soit dans ma pratique particulière, et je ne puis que renvoyer le lecteur à ce passage de mon livre.

Mais bien plus communs que les lésions de la vitalité, sont les obstacles purement mécaniques siégeant dans l'urètre lui-même.

Ceux-ci se divisent en deux ordres, selon qu'ils ont été amenés dans le canal, ou qu'ils se sont formés sur place.

Dans le premier ordre, se rangent tous les corps étrangers introduits dans l'urètre ; dans le second, se trouvent les affections connues sous le nom générique de rétrécissements.

Les corps étrangers introduits dans l'urètre viennent tantôt de l'extérieur et tantôt de la vessie.

La nature des premiers est excessivement variable : on trouve dans la science des faits que l'on reléguerait volontiers dans le domaine de l'imagination, s'ils n'étaient attestés par des témoins honnêtes et dignes de foi. Ce n'est point ici la place de semblables observations.

Les seconds, c'est-à-dire les corps étrangers de l'urètre, venant de la vessie, sont presque toujours de petits calculs, expulsés naturellement ou sortis à la suite de l'opération de la lithotritie. Je dis presque toujours, parce qu'il peut arriver, comme cela s'est vu en effet, qu'un corps étranger introduit dans la vessie, après y avoir séjourné pendant quelque temps, finisse par être entraîné par l'urine et s'arrête dans l'urètre, retenu dans ce canal soit par un repli de la muqueuse, soit par toute autre cause.

Mais de tous ces obstacles à la marche du sperme à travers l'urètre, il n'en est pas de plus fréquents que ceux qui se forment sur place et que l'on connaît sous le nom de rétrécissements.

Je n'ai point ici à faire l'histoire de ces affections, dont les détails suffiraient pour remplir le cadre qui m'est imposé, et qui, d'ailleurs, ont trouvé des chroniqueurs plus autorisés que moi.

Je dirai seulement, pour me renfermer dans les limites de mon sujet, que, quelle que soit leur cause, traumatique ou inflammatoire, les rétrécissements de l'urètre sont toujours un obstacle à la marche régulière du sperme ; tantôt celui-ci est simplement ralenti dans son cours et s'échappe encore pendant le coït ; tantôt il est complétement arrêté et s'amasse derrière le rétrécissement qu'il franchit, en bavant, après la chute de l'érection, ou rebrousse chemin vers la vessie, et sort plus tard mêlé à l'urine.

Dans tous les cas, il y a stérilité, surtout quand les coarctations de l'urètre ne permettent en aucune façon la sortie du sperme pendant l'érection.

De ces rétrécissements qui siégent sur les parois du canal de l'urètre lui-même, il faut rapprocher les rétrécissements mécaniques, si je puis ainsi dire, dont la cause est une tumeur située sur le trajet ou dans le voisinage de l'urètre. « Il est des nodosités, dit M. Vidal (de Cassis), qui se forment dans les corps caverneux et qui rétrécissent plus ou moins l'urètre sans que ce canal soit directement affecté (1). »

Enfin, et pour terminer le paragraphe relatif aux obstacles qui s'opposent à la sortie du sperme, il faut mentionner l'occlusion accidentelle du prépuce qui, par les dangers dont elle menace la vie des malades, ne saurait être longtemps une cause de stérilité.

En résumé, les circonstances qui peuvent empêcher la liqueur séminale de circuler dans l'urètre sont de quatre sortes :

1° Les lésions vitales de l'urètre, surtout de sa contractilité ;

2° La présence d'un corps étranger dans l'intérieur du canal ;

3° La pression exercée par une tumeur voisine sur les parois du conduit qu'elle rapproche ;

4° Enfin, le rétrécissement et même l'oblitération complète du canal par un état morbide de la muqueuse urétrale ou des tissus sous-jacents.

Dans toutes ces circonstances, le pronostic ne saurait être le même, et je ne parle ici que du pronostic au point de vue de la fonction procréatrice ; en effet, un spasme de l'urètre qui peut n'être que le résultat d'une trop violente ardeur amoureuse, d'une trop vive excitation vénérienne, et dont le repos et quelques bains font justice, ne doit point être comparé à un rétrécissement de l'urètre dont la cause est quelquefois une profonde altération des

____

(1) *Traité de pathologie interne*, 4e édit., Paris, 1855, t. IV, p. 541.

tissus et qui réclame des soins minutieux et prolongés.

Rien ne rattache ces divers états les uns aux autres, car si les spasmes urétraux, par exemple, se montrent fréquemment sous l'influence d'un corps étranger introduit dans le canal, ils sont parfois essentiels et échappent à toute explication pathologique ou sympathique. Ces divers états n'ont qu'un caractère commun : celui de produire la stérilité, laquelle n'exige dans aucun cas un traitement indépendant de l'affection qu'elle accompagne.

Je n'ai donc pas à m'en occuper ici davantage.

2° *Obstacles à la direction normale du sperme.* — Dans le cercle des affections qu'il me reste à parcourir, viennent se placer les altérations de l'urètre capables, non de ralentir ou d'arrêter le sperme dans sa course, mais de le dévier de l'axe suivant lequel il doit arriver dans les organes génitaux de la femme.

Cet axe n'est autre que celui du méat urinaire, situé au sommet du gland, de manière à partager celui-ci en deux lobes latéraux semblables.

Donc, toutes les fois que le méat urinaire n'occupe pas cette position, la direction du jet spermatique n'est plus normale, et alors il s'agit de savoir si, dans des cas de ce genre, la fécondation est encore possible.

Mais avant d'aborder cette question intéressante, il me faut indiquer en peu de mots les divers points sur lesquels peut s'ouvrir l'urètre.

Je parlerai d'abord des vices de conformation, et dirai ensuite les états morbides qui peuvent amener des accidents analogues.

Les vices de conformation se peuvent ranger, pour les besoins de ma cause, sous quatre chefs principaux : 1° absence de l'urètre; 2° oblitération partielle du canal; 3° multiplicité des méats urinaires ; 4° déviations de l'urètre.

Les états morbides, au contraire, ne renferment que deux classes : 1° absence de l'urètre par suite de la disparition de la verge ; 2° perte de substance dans les parois de l'urètre, c'est-à-dire fistule urétrale avec ou sans oblitération partielle du canal.

1° *Absence congénitale de l'urètre.* — Ce vice de conformation se rencontre plutôt chez la femme que chez l'homme ; cependant ce dernier en a offert des exemples. P. Borelli cite une exstrophie de la vessie, avec division de la verge sur la ligne médiane, et dans laquelle cet auteur assure très positivement que l'urètre manquait dans son entier (1) ; quelquefois une portion de ce canal existe seule, et c'est ordinairement alors la portion inférieure. Pinel rapporte une observation dans laquelle la portion supérieure était complétement absente, tandis que l'inférieure était intacte ainsi que le vérumontanum, ce qui permit de sonder les canaux éjaculateurs et de constater la présence des conduits prostatiques (2).

2° *Oblitération partielle de l'urètre.* — L'urètre peut être oblitéré dans une portion plus ou moins étendue de son parcours, et alors les liquides qui traversent la partie restée libre s'écoulent par une ouverture plus ou moins rapprochée des bourses, selon l'étendue de la portion oblitérée.

Cette ouverture s'ouvre tantôt à la face inférieure et tantôt à la face supérieure de la verge. Le premier cas constitue l'hypospadias et le second l'épispadias.

Cette ouverture anormale existe quelquefois avec la perméabilité complète de tout l'urètre, de sorte que celui-ci

(1) *Observations médicales,* obs. XIX.
(2) *Mémoires de la Société médicale d'émulation,* t. IV.

présente alors deux ouvertures, dont la première est située sur un point quelconque de la verge, et dont la seconde occupe sa place ordinaire au sommet du gland.

Dans d'autres circonstances, l'oblitération de l'urètre ne commence que sur un point assez éloigné de l'ouverture anormale, de telle manière qu'une partie du liquide s'écoule directement par cette ouverture, tandis que la partie qui ne l'a pu franchir, est poussée jusque dans le cul-de-sac formé par l'oblitération, et est obligée de rebrousser chemin pour retrouver la seule issue qui lui est offerte.

3° *Multiplicité des méats urinaires.* — L'urètre peut déboucher au gland par plusieurs ouvertures. Fabrice de Hilden donne à une de ses observations un titre qui ferait supposer en même temps l'existence de deux urètres : *De duplici ductu urinario* (1). Haller parle même de trois ouvertures : *Tria ostia in uno glando* (2), et M. Vidal (de Cassis) assure avoir observé un fait analogue : « Il y avait encore ici trois ouvertures, dit-il ; deux perçaient le gland, et la troisième était à la partie la plus inférieure de la fosse naviculaire, à la base même du frein. Celle-ci était la plus large ; les deux du gland, extrêmement étroites, ne laissaient passer l'urine que quand elle était fortement projetée ; le sperme ne pouvait les traverser, etc. (3). » Ce fait n'est qu'une variété de l'hypospadias incomplet dont j'ai parlé tout à l'heure, et caractérisé par deux ouvertures, dont l'une est à sa place ordinaire, et dont l'autre siége entre le gland et les bourses, plus rapprochée tantôt du gland et tantôt des bourses.

(1) *Observations chirurgicales*, cent. 1.
(2) *Elementa physiologiæ*, t. VII, lib. xxvii, p. 470.
(3) *Traité de pathologie externe*, 4ᵉ édit., Paris, 1855, t. IV, p. 486.

Cette multiplicité d'ouvertures doit-elle faire admettre la multiplicité de l'urètre, comme quelques auteurs l'ont cru d'après l'observation de Fabrice de Hilden ? Cette question n'est pas précisément pour nous d'une importance majeure, car il importe peu, pour le résultat qu'il s'agit d'atteindre, c'est-à-dire la fécondation, que le sperme s'échappe par deux voies différentes, pourvu qu'il s'échappe dans les conditions nécessaires à l'imprégnation, c'est-à-dire avec une certaine force et dans l'axe de la verge. Cependant, un urètre double modifierait assez profondément ces conditions pour qu'il soit nécessaire de rassurer les praticiens sur l'existence de cette anomalie. Il est incontestable, en effet, que plusieurs ouvertures ont été observées au gland, et que toutes ne communiquaient pas avec le même canal ; mais il est également certain qu'il n'a jamais existé qu'un seul urètre. Les autres conduits qui s'ouvraient à côté du méat urinaire étaient de fausses routes ou des canaux artificiels qui n'avaient aucun des caractères du canal de l'urètre.

4° *Déviations de l'urètre.*—Les ouvertures anormales que j'ai dit tout à l'heure constituer l'hypospadias et l'épispadias, ne sont pas toujours liées, ainsi que je l'ai fait remarquer, à une oblitération partielle de l'urètre ; elles sont quelquefois la conséquence d'une déviation de ce canal, comme il arrive le plus ordinairement dans l'épispadias, par exemple, où l'urètre longe le dos de la verge.

Quelquefois, les conditions normales des rapports de l'urètre avec les corps caverneux sont encore plus profondément modifiées que je ne viens de dire, et on voit l'urètre s'ouvrir à la région inguinale, ainsi que Haller en rapporte un exemple (1).

D'autres anomalies de direction peuvent modifier les

(1) *Elementa physiologiæ*, t. VII, lib. XXVII.

rapports de l'urètre et de la prostate, mais jamais assez profondément pour empêcher les canaux éjaculateurs de s'ouvrir dans l'urètre et apporter ainsi un obstacle irrémédiable à la fécondation. Je n'ai donc pas à m'en occuper ici.

Les lésions organiques que je vais maintenant examiner forment, ainsi que je l'ai dit, deux groupes :

1° *Absence accidentelle de l'urètre*. — Quand ce n'est point naturellement que l'urètre fait défaut, ce canal ne peut manquer que dans l'étendue de la verge, car s'il s'ouvrait derrière le pubis, l'urine ne tarderait pas à déterminer des accidents mortels.

L'urètre peut être accidentellement emporté dans la totalité ou dans une partie seulement du parcours que je viens de signaler, pendant que les autres parties de la verge gardent toute leur intégrité.

Dans ce cas, on se doit considérer comme en présence d'une espèce d'hypospadias avec oblitération partielle de l'urètre, et dont l'ouverture de celui-ci se trouve plus ou moins rapprochée du scrotum.

Dans d'autres circonstances, les corps caverneux subissent la destinée de l'urètre et sont emportés par un accident quelconque, gangrène, opération chirurgicale, etc.

La stérilité n'est pas toujours une conséquence de cette mutilation, et je dirai tout à l'heure comment la fécondation peut encore avoir lieu, même au milieu des conditions les moins favorables à son accomplissement.

2° *Plaies de l'urètre*. — *Fistules urinaires*. — Sauf la cause qui le produit et au point de vue où nous sommes placé, cet accident est analogue au fait d'ouvertures multiples de l'urètre. Les considérations que l'un m'inspirera seront donc entièrement applicables à l'autre.

Tels sont, en résumé, les anomalies et les états morbides

de l'urètre susceptibles de modifier la direction du jet spermatique; tous n'ont pas, sous le rapport de la stérilité, une importance égale. Je vais essayer de faire à chacun la part qui lui revient.

Élaguons d'abord ceux de ces états dont l'action est nulle sur la fonction de la reproduction.

La multiplicité des méats urinaires est dans ce cas, pourvu toutefois qu'une de ces ouvertures se trouve au sommet du gland. Si aucune n'occupait cette place, on tomberait alors dans les cas d'hypospadias ou d'épispadias dont je vais parler tout à l'heure.

Notons également, pour ne plus y revenir, les états congénitaux ou accidentels de l'urètre qui s'opposent radicalement à la fécondation et qui se trouvent d'une manière absolue au-dessus des ressources de l'art. De ce nombre est l'absence complète de l'urètre, soit que, conformément au fait cité par Haller, ce canal, s'affranchissant de ses rapports avec les corps caverneux, s'ouvre à la région inguinale, soit qu'il ait été détruit *en totalité* par une opération pratiquée sur la verge; et encore, dans ce dernier cas, qui est une allusion à l'amputation du pénis, faut-il que la verge ait été enlevée au niveau ou presque au niveau du pubis. Si une portion du membre viril était conservée, la fécondation et le coït seraient également réalisables; dans le cas contraire, qui crée une impossibilité absolue d'intromission, le jet spermatique, s'égarant à l'entrée du sanctuaire de la femme, ne saurait parvenir jusqu'à l'organe gestateur.

Je sais bien qu'artificiellement, surtout si la femme était affectée d'un prolapsus utérin, la fécondation pourrait à la rigueur se produire; j'ai même lu quelque part la description d'un appareil cylindrique destiné à conduire le sperme jusqu'au col de l'utérus et à remplacer ainsi le canal de l'urètre absent. Ces artifices, indignes de l'honnêteté médicale, seraient bien certainement repoussés par la très grande majorité des femmes auxquelles on les proposerait, et il en est peu qui voulussent acheter le bonheur d'être mères au prix de l'impudeur que leur imposerait tout instrument de cette nature.

Le terrain des affections congénitales ou accidentelles de l'urètre étant débarrassé, d'une part, des états morbides sans action sur l'acte de la fécondation, et d'autre part, des infirmités complétement irrémédiables, il nous reste un certain nombre d'affections, plus fréquentes que les précédentes, et qui peuvent, considérées à notre point de vue, se ranger sous deux chefs principaux : l'hypospadias et l'épispadias.

L'hypospadias, qui est caractérisé, ainsi qu'on le sait, par la situation de l'ouverture urétrale externe à la face inférieure de la verge, constitue-t-il une cause radicale de stérilité ? Moschion, Galien, Paul d'Égine, Albucasis chez les anciens, répondent par l'affirmative ; non, dit Galien, parce que les hommes ainsi conformés manquent de semence féconde, mais parce que cette humeur, ralentie par la tortuosité du canal, ne se porte pas directement dans l'utérus. Chez les modernes, quelques auteurs, et principalement des légistes, ont adopté cette manière de voir ; ainsi le professeur Mahon est sur ce point très explicite : « Toutes les fois, dit-il, qu'il y a déviation du canal de l'urètre, soit qu'il se termine à la face inférieure ou supérieure du gland, ou bien encore de la verge, le coït peut, dans ce cas, avoir lieu, mais il ne sera jamais prolifique ; et l'expérience vient à l'appui de cette proposition, c'est-à-dire qu'aucun individu ainsi conformé n'a jamais été propre à la génération (1). »

Cependant, Fabrice d'Aquapendente assurait déjà de son

(1) *Traité de médecine légale et de police médicale*, t. I, p. 48.

temps qu'il avait vu des enfants engendrés par des hypospades (1). Les *Éphémérides des curieux de la nature* contiennent, dans leurs années 1672 et 1679, des observations confirmatives de l'assertion de Fabrice ; et Ruysch, qui avait primitivement partagé l'opinion de Galien, modifia un peu sa manière de voir et déclara que l'hypospade féconde rarement sa femme au lieu de porter en lui une cause radicale de stérilité : *Homines hoc affectu laborantes* RARO *impregnant uxores, utpote semine non recto tramite prosiliente* (2).

J.-P. Frank a connu un hypospade père de trois enfants (3) ; J. Sédillot cite un exemple du même genre (4) ; Petit-Radel (5), Morgagni (6) en rapportent aussi ; enfin, M. Ricord m'a assuré avoir constaté cette anomalie sur trois membres successifs de la même famille : l'aïeul, le fils et le petit-fils.

En présence de tant d'autorités que devient l'opinion si absolue de Mahon ? Doit-on la reléguer parmi cette foule d'erreurs longtemps accréditées, et qui se dissipent à la lumière d'une observation plus rigoureuse ? ou, la ramenant à des termes moins absolus, la doit-on regarder comme l'expression d'une partie seulement de la vérité ?

Le lecteur va en juger lui-même.

L'ouverture anormale qui constitue l'hypospadias n'occupe pas constamment la même place ; tantôt elle se trouve

(1) *Opera chirurgica*, cap. 69.

(2) *Animadvers.* 4.

(3) *De curandis hom. morb.*, lib. VI, p. 513.

(4) *Journal général de médecine, de chirurgie et de pharmacie.* — *Recueil périodique de la Société de médecine de Paris*, 14ᵉ année. Paris, 1810, t. XXXVII, p. 363.

(5) *Encyclopédie méthodique*, árt. CHIRURGIE.

(6) *De sedibus et causis morborum*, epist. 46, art. 8, l. 3.

à la base du gland, à la fosse naviculaire ; tantôt plus ou moins près des bourses, et tantôt, enfin, au fond d'une division longitudinale du scrotum, où elle a été prise quelquefois pour la vulve et fait croire à l'hermaphrodisme.

De ces trois variétés d'hypospadias, il est incontestable que la dernière est une cause certaine de stérilité ; cependant elle ne condamne pas l'infortuné qui la porte à une infécondité éternelle, et il est une circonstance qui la rend facilement justiciable de la médecine ; c'est lorsque le canal de l'urètre est libre dans tout son parcours, et qu'une membrane seule oblitère le méat urinaire. Ainsi, on lit dans le tome VIII *du Recueil périodique de la Société de médecine de Paris* « qu'un soldat nommé Schmit, âgé de trente-quatre ans, portait depuis son enfance une perforation de l'urètre, située au périnée, par où sortaient les urines et le sperme. Le docteur Marestin, ayant reconnu, en introduisant un stylet boutonné par cette ouverture, que le canal de l'urètre était creux jusqu'à l'extrémité du gland, où il se trouvait bouché par une membrane qui avait probablement causé la crevasse du périnée, fit placer ce soldat comme pour l'opération de la taille, et soulevant la membrane avec un stylet boutonné, pratiqua une incision qui remédia complétement à cette infirmité. »

En dehors de cette circonstance heureuse, dont le médecin devra toujours s'assurer, cette variété de l'hypospadias est une cause radicale de stérilité, car le sperme ne va même pas lubrifier les organes génitaux externes de la femme, et tombe entre les jambes de ce triste infirme.

Mais en est-il de même des deux autres variétés ? Les faits que j'ai rapportés et dont j'aurais pu grossir le nombre, ne permettent plus de répondre par l'affirmative et forcent la conviction en faveur de la faculté fécondante des hypospades. Mais alors comment expliquer le mécanisme de ce pouvoir fécondant, puisque j'ai établi comme une des conditions de l'acte la projection du sperme contre la matrice? Devons-nous adopter l'étrange hypothèse avancée dans le *Dictionnaire des sciences médicales*, par les auteurs de l'article HYPOSPADIAS, et qu'ils expriment ainsi : « S'il était permis de chercher à expliquer physiologiquement le mécanisme de l'imprégnation dans le cas qui nous occupe, on pourrait peut-être en trouver le moyen dans une force attractive de succion imprimée à tous les organes de la génération au moment de la copulation. Cette force, qui tendrait à diriger le sperme jusque dans l'utérus et les trompes de Fallope, peut être appréciée par opposition avec la force d'expulsion imprimée aux mêmes organes lors de l'accouchement, et qui est telle, que tous les corps étrangers introduits à cette époque dans le vagin en sont rejetés à l'instant. »

Cette hypothèse, qui n'est qu'une variante de celle de *l'aura seminalis*, ne repose sur aucun fait certain, sur aucune observation directe. Parce qu'un organe se débarrasse violemment des corps étrangers introduits dans son intérieur, il ne s'ensuit pas que ce même organe attire à lui les corps environnants; le premier phénomène trouve dans les lois de l'organisme une explication qui est l'alpha de la physiologie pathologique; le second, au contraire, exige une exception aux règles les mieux assises et le plus légitimement acceptées.

Non, l'utérus, s'il se contracte, ainsi que je l'ai dit ailleurs, sous l'action du contact immédiat du fluide spermatique, n'est pas doué d'une force de succion capable de lui amener la liqueur séminale.

Il faut trouver une autre explication à la fécondité des hypospades.

L'ouverture, qui constitue l'hypospadias, est modifiée

dans sa forme et dans sa direction, selon que la verge se trouve à l'état de repos ou de turgescence ; dans le premier cas, l'ouverture, plus ou moins arrondie par la flaccidité des tissus, regarde directement en bas et même en arrière ; pendant l'érection, au contraire, qui distend les tissus, cette ouverture devient oblongue et prend la forme, pour ainsi dire, d'un bec de flûte, et cela est si vrai que ce changement commence à se produire par le redressement seul de la verge contre les parois de l'abdomen.

Or, s'il était possible d'appliquer à ce bec de flûte, une gouttière inférieure et se prolongeant jusqu'à l'extrémité du gland, on simulerait une espèce de canal dont la paroi supérieure serait formée par la face inférieure de la verge, et la paroi inférieure par la gouttière dont je viens de parler, canal artificiel dans lequel le sperme pourrait, jusqu'à un certain point, librement circuler.

La muqueuse vaginale remplit à mon sens la fonction de cette gouttière et prête un de ses plis longitudinaux au rôle qu'elle doit ici remplir.

Cette explication, quoique toute mécanique, a l'immense avantage de respecter les conditions physiologiques de la fécondation et de rendre également compte des faits avancés pour et contre la fécondité des hypospades, car dans les cas d'un coït négatif, on doit constater que l'ouverture anormale ne subit pas, par l'effet de l'érection, les changements de forme et de direction que j'ai dit se produire dans les cas d'une copulation fécondante.

En résumé, que l'ouverture insolite de la face inférieure du canal de l'urètre soit le résultat d'un vice de conformation ou de quelque circonstance accidentelle, cette ouverture n'est une cause absolue et radicale de stérilité : 1° que si elle siége au périnée ou à la base de la verge avec oblitération de la partie antérieure de l'urètre ; 2° que si, par l'effet de l'érection, elle ne subit aucun changement de forme et de direction, et reste tournée en bas ou en arrière.

Dans tous les autres cas, l'hypospadias congénital ou accidentel ne saurait être regardé, d'une manière absolue, comme une cause de stérilité.

Je dois, avant de terminer ce paragraphe, déclarer que l'explication que je viens de donner se trouve depuis long-temps dans la science, et que, pour la soutenir, Morgagni la corrobore par l'exemple du pénis des tortues et des vipères, dont le plancher inférieur de l'urètre manque naturellement et se trouve suppléé, pendant le coït, par la tunique vaginale.

Je ferai également remarquer que cet artifice dans le mécanisme de la fécondation serait annulé dans le cas où le gland, par une cause quelconque, se renverserait en arrière pendant le coït, et s'interposerait ainsi entre la matrice et l'ouverture urétrale. Cette aggravation se présente : 1° quand le gland ne participe pas à la turgescence de la verge, ainsi que Morgagni l'a observé; 2° quand le filet a une étendue trop peu considérable et ne s'est pas rompu.

A cette occasion, je signalerai la facilité avec laquelle les personnes peu exercées peuvent prendre pour un hypospadias une simple brièveté du frein. Je me souviens encore qu'au début de ma carrière, je commis une semblable erreur, et qu'après la section du filet, dont l'indication était formelle, je dus modifier un diagnostic et un pronostic qu'il était impossible de dissimuler au malade. Il est vrai que celui-ci avait cinquante ans, n'avait pas toujours vécu dans une chasteté exemplaire, et que je n'avais pas assez d'expérience pour savoir qu'il est des filets qui ne cèdent que sous le bistouri ou les ciseaux.

L'épispadias, au point de vue qui nous occupe, ne diffère de l'hypospadias que par sa plus grande rareté, et que par la position de l'ouverture urétrale. Le mécanisme qui rend l'hypospade fertile, restitue la faculté fécondante à l'épispade, avec cette différence seulement que, dans ce dernier cas, la muqueuse vaginale forme le plancher supérieur du canal artificiel, tandis que dans l'hypospadias elle en forme la face inférieure.

§ III. — États congénitaux ou accidentels de la verge capables d'entraîner la stérilité.

Parmi les états congénitaux ou acquis de la verge, incompatibles avec la puissance fécondante, il ne peut être ici question que du volume du pénis pendant le coït, car en exceptant le canal de l'urètre dont je viens d'étudier les altérations, cet organe ne remplit qu'un rôle de sustentation dans l'acte de la fécondation.

Comme difformité congénitale, la petitesse extrême de la verge, soit en longueur, soit en circonférence, peut, dans les *conditions normales* de conformation de la femme, être une cause de stérilité. Le vagin n'étant point distendu par un pénis suffisamment gros, laisse en contact les plis de sa muqueuse, lesquels, interposés entre le museau de tanche et le gland du pénis, reçoivent le jet spermatique et l'empêchent d'arriver jusqu'à l'ouverture de l'utérus.

Dans certaines conditions anormales du côté de la femme, comme dans les cas de descente de matrice, la fécondation est rendue possible par ce déplacement même de l'organe utérin qui, lui, alors efface les plis de la muqueuse vaginale.

Un pénis trop volumineux, pouvant à peine franchir la vulve, amène aussi des résultats négatifs par un mécanisme entièrement analogue à celui d'une verge trop courte. Je ne parle pas de la douleur éprouvée par la femme qui, sous son influence, se livre à des mouvements bien souvent contraires à la fécondation, comme on le verra plus loin.

Une verge trop longue, en dépassant l'ouverture inférieure de l'utérus et en allant perdre sa tête dans le cul-de-sac vaginal, égare le fluide spermatique et l'éloigne de son point de mire, qui est le museau de tanche. Un peu de précaution du côté de l'homme ou un mouvement de recul du côté de la femme peuvent facilement obvier à ce désavantage.

Toutes les anomalies dont il vient d'être rapidement question, sont rarement assez exagérées pour entraîner l'infécondité ; d'ailleurs, par cela même qu'elles n'affectent que le volume de la verge, et que, d'autre part, la capacité du vagin et la position de l'utérus sont essentiellement variables, il s'ensuit que ces anomalies ne sont les causes que d'une stérilité relative, et qu'elles n'annulent aucune des conditions de la fécondation chez l'homme considéré isolément.

Mais il n'en est plus de même quand la verge ne possède pas la rigidité de l'érection, car alors une des conditions de la fécondation chez l'homme, l'éjaculation, est fatalement détruite.

Il est incontestable que la stérilité n'est pas une cause d'impuissance. Cette proposition a été bien souvent mise hors de doute dans le cours de cet ouvrage. Mais en est-il de même pour la proposition renversée ? En d'autres termes, puissance est-elle une cause de stérilité ?

En restant dans les conditions ordinaires du coït, je n'hésite pas à répondre par l'affirmative : oui, l'impuissance est une cause de stérilité.

Mais en invoquant certaines conditions anormales, certains déplacements d'organes du côté de la femme, je réponds avec non moins de conviction : l'impuissance *peut ne pas être* fatalement condamnée à la stérilité.

Expliquons-nous. — Je note que, dans les lignes qui vont suivre, je limite le mot impuissance à la seule flaccidité de la verge.

De toutes les conditions que j'ai reconnues nécessaires, du côté de l'homme, à l'accomplissement de la fécondation, la flaccidité de la verge n'en détruit qu'une : le lancement du sperme contre le museau de tanche, c'est-à-dire l'éjaculation séminale.

Sans doute, on peut avec de l'art et de la patience introduire dans le vagin une verge mollasse et assister à la déplétion des réservoirs spermatiques ; mais quelque effort que l'on fasse, on n'obtiendra jamais les saccades par lesquelles est lancé le sperme dans les circonstances normales.

La liqueur séminale ne pénètre point alors dans l'utérus : 1° parce que, sortant sans force, elle ne franchit pas l'espace qui sépare le museau de tanche et le gland du pénis, en admettant même que les plis du vagin soient suffisamment effacés ; 2° parce que l'utérus, privé du choc de son excitant naturel, le sperme, se soustrait à cette contractilité que j'ai dit être si favorable à la conception.

Or, il est évident que si, par un artifice quelconque, on arrive à suppléer à cette double circonstance fâcheuse, les autres conditions de la fécondation restant intactes chez les deux sexes, on peut nourrir l'espoir d'un résultat positif.

La première indication, celle qui consiste à rapprocher le museau de tanche du gland du pénis, est remplie par un abaissement de l'utérus.

La seconde, qui se propose l'introduction du sperme dans

la matrice, est réalisée en premier lieu lorsque l'ouverture inférieure de l'utérus est largement béante, ainsi qu'on le rencontre chez quelques femmes ; et secondement, c'est-à-dire sous le rapport de la contractilité du museau de tanche, elle est obtenue par de légères frictions, soit sèches, soit avec du jus de citron, pratiquées, avant la conjonction, sur le col de la matrice, ou mieux encore, par l'effet d'un courant galvanique.

Quoique la théorie permette d'admettre la possibilité de la fécondation dans les conditions exceptionnelles que je signale, il ne faut pas se faire illusion sur la bonté d'un semblable moyen et fonder des espérances exagérées sur cette ressource extrême.

D'abord, les deux conditions, abaissement de l'utérus et dilatation de son ouverture inférieure, ne se rencontrent pas toujours, à point nommé, sur la femme ayant un intérêt quelconque à être fécondée par un impuissant; en second lieu, la contractilité utérine peut parfaitement ne pas se produire, malgré le plaisir que par des manœuvres on communique à la femme, malgré les frictions, malgré le galvanisme, puisque nous savons que l'excitant normal de cette contractilité est le sperme lancé par saccades ; troisièmement, enfin, en dehors de ces difficultés que j'appellerai de relation, il s'agit de savoir si, par une loi fatale de corrélation inéluctable, l'impuissance, quelle qu'en soit la cause, n'entraîne pas nécessairement une altération du sperme capable de produire la stérilité.

Sans doute, il est parfaitement établi en physiologie que lorsqu'une fonction ne s'accomplit plus, les organes qui lui étaient consacrés finissent pas s'altérer et se perdre. Or, l'impuissance, sauf les cas exceptionnels de facilités relatives dont je viens de parler et au mécanisme desquels la nature reste étrangère, l'impuissance, dis-je, étant une cause radicale de stérilité par impossibilité de copulation, ne peut-on pas admettre qu'il existe une telle corrélation entre l'organe copulateur et l'organe sécréteur du sperme, que la lésion de l'un amène une lésion identique sur l'autre ? Cette influence est vraie, jusqu'à un certain point, quand elle s'exerce des testicules sur la verge, car on sait que les castrats et les eunuques, s'ils ne sont pas complétement impuissants, ne jouissent que de facultés viriles très bornées.

En est-il de même de l'influence de l'organe copulateur sur l'organe sécréteur du sperme, et conséquemment sur le produit de cette sécrétion ? Il est difficile de résoudre le problème d'une manière générale malgré les facilités que semble devoir fournir le microscope. Cependant, sans revenir sur les causes si nombreuses de l'impuissance, je vais essayer de formuler une réponse d'après les expériences que j'ai dirigées dans ce sens, et en rappelant que la propriété fécondante de la liqueur séminale n'a existé pour moi que dans la présence des zoospermes.

Quand l'impuissance ne s'accompagnait pas de spermatorrhée, quand elle n'était pas le résultat d'un affaiblissement général, d'une détérioration de l'organisme, en un mot, quand elle n'avait pour cause qu'un trouble de l'influx nerveux ou qu'elle était produite par la faiblesse des muscles qui concourent à l'érection, ainsi que j'en ai un exemple au moment où j'écris ces lignes, j'ai presque constamment trouvé des zoospermes dans la liqueur séminale, surtout lorsque l'impuissance ne remontait pas à une époque trop éloignée. Chez le malade dont je viens de parler et qui est actuellement en cours de traitement, la verge n'a qu'une demi-érection, malgré la vivacité de désirs vénériens et malgré des pollutions nocturnes qui se renouvellent une ou deux fois par semaine. La masturbation détermine l'excrétion du sperme, avec jouissance et avec des saccades assez faibles et proportionnées à la ténuité de l'érection. Chez ce malade dont l'impuissance est survenue, sans cause connue, pendant la traversée de Montevideo au Havre, la liqueur séminale contient des zoospermes. L'anaphrodisie date de six mois environ et s'améliore sensiblement sous l'action des courants galvaniques répétés tous les jours pendant vingt minutes.

Mais quand l'organisme est profondément altéré, quand l'impuissance est le résultat de pertes séminales ou autres, qui ont jeté la constitution dans l'affaiblissement et le marasme, les testicules participent à cette faiblesse générale sans que le trouble de leur sécrétion puisse raisonnablement être attribué à l'impuissance; ce sont deux phénomènes concomitants de l'altération de l'organisme, et ils n'ont entre eux que les relations qui unissent les symptômes d'une même affection.

En résumé, l'impuissance en elle-même, c'est-à-dire circonscrite dans le fait seul de la non-érection de la verge, n'empêche pas la sécrétion normale du sperme.

Mais, ainsi que je l'ai dit à l'occasion de l'impuissance idiopathique, l'impuissance étant rarement une affection isolée, et se liant presque toujours à un état morbide, soit de l'organisme général, soit de quelque partie de l'appareil génital, soit de quelque organe éloigné ou voisin de cet appareil, c'est à cet état morbide qu'il faut rapporter le trouble de la sécrétion spermatique.

Comme on le voit, en tenant compte, d'un côté, des difficultés, j'allais presque dire de l'impossibilité de l'accouplement, et de l'autre, de la fréquence des états pathologiques qui portent simultanément leur action sur l'organe copulateur et sur l'organe sécréteur du sperme, on peut dire que, dans presque tous les cas, l'impuissance est sinon la cause, mais tout au moins un signe de stérilité; les cas contraires constituent des exceptions si rares, qu'on les peut établir dans la proportion de 1 sur 1000 (1).

CHAPITRE IV.

ÉTAT PATHOLOGIQUE DU SPERME.

Je ne me dissimule pas que le titre de ce chapitre paraîtra bien étrange à certaine école plus anatomiste que clinicienne, pour qui tout état morbide doit fatalement se traduire par une lésion organique, et qui comprendra difficilement qu'un liquide sécrété dans l'économie puisse être altéré sous le rapport physique, chimique, ou vital, avec intégrité des organes sécréteur, vecteur ou conservateur de ce liquide.

Quelque étrange que le fait puisse paraître, il le faut admettre, car il est; et, dût-on m'accuser de renouveler un humorisme depuis longtemps passé de mode, je ne puis, en présence d'observations que je vais faire connaître, ne pas noter ici un *état de stérilité* par altération du sperme tout à fait en dehors des conditions pathologiques, soit générales, soit locales, que j'ai énumérées dans les chapitres précédents.

Le fait que je consigne ici, quand on le considère au

(1) Il est bien entendu qu'il ne s'agit point ici de l'impuissance par sympathies morales, mais seulement de celle dont la cause est un trouble ou une lésion de la nature physique.

point de vue de l'intérêt social, prend quelquefois une importance très grande, parce qu'il est souvent le résultat d'institutions humaines évidemment trop en opposition avec les lois de la nature.

L'indication de quelques-uns de ces phénomènes sociaux va mieux faire comprendre ma pensée.

La loi du croisement des races, dont je me suis déjà précédemment occupé, vient se placer en première ligne, et je ne puis, à son égard, que répéter les considérations que je lui ai consacrées au début du livre sur la stérilité.

Le luxe, la vie molle et efféminée, la satisfaction trop complète de tous les besoins, sont encore des causes de cet état, et ne se traduisent par aucune lésion anatomique. Leur action, quelquefois méconnue chez les individus, est souvent manifeste chez les peuples. Rome, tant qu'elle honora et pratiqua la pauvreté, put suffire à elle seule, sans admettre les peuples conquis dans son armée, à une reproduction inouïe d'hommes qu'elle perdait dans ses guerres continuelles; mais quand le luxe, fruit de ses conquêtes, eut pénétré dans ses mœurs, une décroissance notable se manifesta dans le recensement des citoyens. Tite-Live se plaint de cette dégradation dans le chiffre de la population; Auguste ordonne aux chevaliers romains de se marier : vaine précaution! les mariages des chevaliers romains sont stériles ; le sénat s'emplit d'étrangers qui convoitent le trône devenu vacant; et bientôt l'empire, dans lequel le luxe fait la solitude, tombe aux mains des nations du nord, pauvres, mais fécondes.

En Asie, sous un climat fortuné et avec la faculté de prendre plusieurs femmes, les Orientaux manquent de bras pour défricher les terres.

En Europe, les villes les plus riches seraient bientôt

désertes si les contrées pauvres ne comblaient annuellement par des envois d'hommes le déficit qu'y occasionne la richesse. La Suisse, la Savoie, l'Auvergne et la Galice sont les grandes ruches de l'Europe moderne.

Dans nos cités même, une différence notable dans le nombre des naissances se remarque entre les quartiers pauvres et les quartiers riches.

Nous-mêmes, n'observons-nous pas les avantages que certains individus retirent de leur absence des villes et de leur séjour à la campagne, surtout quand ils se livrent aux fatigues de la chasse ou des travaux champêtres? Tel qui part stérile revient quelquefois avec des enfants. La thérapeutique des établissements thermaux n'a souvent pas d'autre secret, et cette influence peut marcher parallèlement avec celle qu'exerce sur les esprits préoccupés les plaisirs et les distractions dont on a soin de fournir les établissements de ce genre.

Puisque je viens d'écrire les mots de préoccupations intellectuelles, je répéterai avec le poëte :

> On dit que l'on n'a pas tous les dons à la fois,
> Et que les gens d'esprit, d'ailleurs fort estimables,
> Ont fort peu de talent pour former leurs semblables.

Certes, voilà bien des circonstances, et je pourrais en grossir le nombre, où la propriété fécondante est nulle ou *comme nulle* au milieu des conditions anatomiques normales. L'examen le plus attentif ne fait rien découvrir ; les testicules, régulièrement conformés et avec leur volume ordinaire, paraissent sécréter un sperme doué de toutes les propriétés fécondantes ; l'épididyme, les canaux déférents, les vésicules séminales et les canaux éjaculateurs, libres dans leur intérieur, ne paraissent apporter aucune modification à la marche ordinaire de la liqueur spermatique ; les vésicules séminales, la prostate, les glandes de Cowper, sécrètent leur mucus comme d'habitude ; en un mot, l'investigation la plus minutieuse ne dénote rien de morbide dans une partie quelconque de l'appareil générateur; seulement, si l'on soumet le sperme au microscope, on le trouve tantôt complétement veuf d'animalcules, et tantôt animé par quelques zoospermes rares, petits et ne se livrant pas aux mouvements désordonnés auxquels ils sont en proie d'habitude.

On observe souvent aussi sur les animalcules qui semblent inaptes à la fécondation, cette altération, signalée par MM. Wagner et Pouchet, et qui est caractérisée par la chute, ou plutôt par le renversement de l'épithélium. Cette altération m'a surtout paru coïncider avec ce que j'ai nommé les avortements précoces, pour me faire croire que l'homme n'était pas toujours étranger à la débilité de la gestation.

Quoi qu'il en soit, comment expliquer cette altération du sperme qu'aucune lésion anatomique ne légitime? Dira-t-on que c'est un effet de l'influx nerveux ? Je veux bien que l'innervation ne se dérobe pas à l'empire de certains faits dont j'ai tout à l'heure énuméré les principaux; mais la question ne fait que changer de place, et je demanderai alors en quoi consiste cette modification morbide de l'innervation. J'en vois bien les résultats dans le sperme, mais j'en cherche le mécanisme.

Sans doute, nous ne connaissons pas davantage le mécanisme de l'altération du liquide séminal ; mais en restant dans les limites de ce dernier, nous avons le bénéfice de ne pas introduire dans le problème un élément qui n'aide en rien à sa solution.

Le sperme infécond, qu'on me passe l'alliance de ces deux expressions, conserve quelquefois toutes ses qualités physiques : consistance, odeur, couleur, on le dirait parfaitement apte à la fécondation ; mais, examiné au microscope, il ne décèle pas l'existence de spermatozoïdes, ou s'il en laisse apercevoir des traces, il est facile de s'assurer que ces animalcules n'ont ni la longueur, ni surtout la vivacité et l'intégrité de forme qu'ils présentent d'ordinaire.

Ce sont ces deux phénomènes, absence ou état anormal des spermatozoïdes, qui constituent réellement l'altération morbide de la liqueur séminale ; quelquefois celle-ci est plus claire et plus limpide que d'habitude ; elle a une odeur moins caractéristique, mais contient des spermatozoaires comme à l'ordinaire ; dans ces cas, elle conserve toutes ses propriétés fécondantes, et, au point de vue de la stérilité telle que je l'ai définie et non sous le rapport de l'avortement précoce, elle ne saurait être accusée d'être malade.

Il faut donc le dire bien haut : Dans la forme de stérilité qui m'occupe ici, deux circonstances seules peuvent directement éclairer le diagnostic : les antécédents du malade et l'examen microscopique du sperme.

Mais pour que ces deux indications aient toute la valeur que le médecin en doit attendre, il faut, au préalable, s'assurer de l'intégrité parfaite de l'appareil génital, et de l'absence de toutes les causes de stérilité, soit générales, soit locales, que j'ai passées en revue dans les divers chapitres précédents. Il faut se souvenir que les altérations du sperme, sans modifications de la santé générale et sans lésions anatomiques, si elles peuvent incontestablement se produire, constituent des cas rares, et qu'on ne les doit accepter qu'avec la plus grande circonspection.

De plus, une distinction capitale, et sur laquelle je ne saurais trop insister, se tire de l'absence complète ou simplement d'un état anormal des spermatozoaires ; dans le premier cas, la stérilité est radicale et absolue; dans le second, il peut n'y avoir qu'insuffisance de vitalité qui, se communiquant au produit de la conception, en détermine la mort avant le terme ordinaire de la gestation. Tandis que d'un côté l'art est obligé de confesser son impuissance, on est en droit d'espérer que, dans le second cas, il pourra favorablement intervenir lorsque l'histoire pathologique des zoospermes sera faite.

Quoi qu'il en soit, on peut dire déjà que le traitement des altérations des spermatozoaires ne saurait être uniforme : quand l'affection, par exemple, se rattache au dépérissement héréditaire amené par un défaut de croisement de familles, la médecine n'a que des ressources extrêmement bornées ; j'ai institué sur ce point quelques essais de thérapeutique, mais les résultats que j'en ai retirés ont été si complétement nuls, que je crois notre art tout à fait désarmé en pareille occurrence. L'hygiène ne m'a pas mieux réussi que la matière médicale, à ce point que j'estime cette espèce d'altération entièrement incurable.

Il n'en est point ainsi de celle qui reconnaît pour cause une vie molle et efféminée; la thérapeutique doit ici céder le pas à l'hygiène, et il n'est aucun agent pharmaceutique qui puisse remplacer les travaux champêtres ou les travaux manuels opérés en plein air; une nourriture sobre, frugale, mais restaurante ; l'éloignement des bals, des fêtes, des spectacles ; le coucher de bonne heure, le lever avec l'aurore, en un mot la vie agreste des habitants des champs ou des montagnes. Il serait facile de rapporter des exemples des résultats heureux obtenus par ces changements dans le mode d'existence, car on rencontre tous les jours dans le monde des époux dont la couche, longtemps stérile, ne s'est peuplée qu'au milieu d'une transformation complète dans la manière de vivre.

Enfin, et pour ne pas prolonger des considérations que tout me sollicite à abréger, je finirai, pour les cas d'excitation amoureuse trop violente, en disant avec Montaigne, dont j'ai déjà précédemment cité le précepte : « J'en scay à qui il a servy d'y apporter le corps mesme, demy rassasié d'ailleurs, pour endormir l'ardeur de cette fureur, et qui, par l'aage, se trouve moins impuissant de ce qu'il est moins puissant (1). »

SECTION DEUXIÈME.

STÉRILITÉ CHEZ LA FEMME.

La femme, dans l'acte de la génération, remplit un rôle essentiellement complexe, sans parler de la copulation dont je n'ai plus à m'occuper ici.

Comme l'homme, elle sécrète dans les profondeurs de ses organes un produit qui, pour arriver du lieu de sa sécrétion à celui de son excrétion, parcourt des voies aussi semées d'écueils et aussi fertiles en obstacles que celles que le sperme franchit pour aller des testicules au méat urinaire.

Pour l'accomplissement de ce premier acte de son rôle, la femme se suffit à elle-même ; elle le remplit par les lois seules de son organisation, et le concours que quelques physiologistes ont prétendu que lui prêtaient certaines circonstances extérieures, telles que le climat, le coït, etc., est d'une importance secondaire et tout au moins douteuse.

(1) *Essais*, liv. I, chap. xx, p. 107, édit. 1743.

Mais après cet acte qui, avec la sécrétion spermatique, est en quelque sorte le prélude de la fonction génératrice, il faut, pour que celle-ci s'accomplisse, que la femme sorte de son égoïsme et réalise ce que, dans un style figuré, madame de Staël appelait un *égoïsme à deux*.

La part que la femme prend dans cette nouvelle phase de son rôle devient de plus en plus complexe. Ses organes étant le théâtre sur lequel va se passer le grand acte de la formation d'un nouvel être, elle doit recevoir et conduire jusqu'au produit de sa sécrétion propre l'élément indispensable que lui fournit le mâle, et, une fois ces deux éléments en présence, présider à leur union, et leur offrir un lieu convenable où le résultat de cette union rencontre toutes les conditions nécessaires à son développement ultérieur.

En prenant séparément chaque partie du rôle si compliqué de la femme dans l'acte de la génération, on trouve cet acte partagé en quatre étapes, si parfaitement distinctes, qu'il est impossible de ne pas les accepter comme bases d'une division méthodique.

Ces quatre étapes sont :

1° L'acte de sécrétion et de progression du produit femelle, c'est-à-dire l'ovulation, comprenant la fonction ovarienne et la fonction tubaire ;

2° L'acte de réception et de progression du produit mâle, comprenant les fonctions du col de l'utérus ;

3° L'acte de réunion du produit mâle et du produit femelle, comprenant la fonction d'imprégnation ;

4° L'acte de gestation, comprenant les fonctions utérines.

Cette division toute physiologique me paraît être le guide le plus sûr pour nous reconnaître au milieu des causes si nombreuses et encore si mal étudiées de la stérilité chez la femme ; aussi, après en avoir pesé les avantages et les inconvénients, je ne puis pas ne pas la préférer comme principe de la classification des maladies qui me restent à examiner.

J'aurai donc, au point de vue de la pathologie, quatre groupes bien distincts d'altérations fonctionnelles pouvant entraîner la stérilité chez la femme, et correspondant aux quatre actes physiologiques admis ci-dessus, à savoir :

Premier groupe. — Troubles de l'ovulation.

Deuxième groupe. — Troubles de la réception spermatique.

Troisième groupe. — Troubles de l'imprégnation.

Quatrième groupe. — Troubles de la gestation.

Chacune de ces divisions formera un chapitre de la pathogénie de la stérilité chez la femme.

CHAPITRE Ier.

TROUBLES DE L'OVULATION.

L'ovulation ou l'acte ovarien se compose, ainsi que je l'ai dit plus haut, de la fonction ovarienne et de la fonction tubaire ; j'aurai donc à examiner :

1° Les troubles de la fonction ovarienne ;

2° Les troubles de la fonction tubaire.

I. TROUBLES DE LA FONCTION OVARIENNE.

Quand on songe aux difficultés qui entourent le diagnostic des maladies des ovaires, on comprend de quelle importance pratique sont les relations que ces organes entretiennent avec une fonction dont les troubles sont aussi facilement appréciables que ceux de l'hémorrhagie menstruelle, et combien on doit s'assurer avec soin du degré de confiance qu'il faut accorder aux dérangements de l'une pour arriver à la connaissance des états morbides des autres.

Il est incontestable, et je ne sais aucun fait authentique qui prouve le contraire, que l'absence congénitale, la perte accidentelle et l'atrophie des ovaires sont constamment suivis de l'absence ou de la disparition du flux menstruel ; mais l'inverse est-il aussi vrai ? En d'autres termes, l'absence ou la disparition de l'écoulement cataménial dénote-t-elle toujours l'absence congénitale, la perte accidentelle ou l'atrophie des ovaires, et par conséquent l'impossibilité de l'ovulation ?

M. Bischoff (1) , considérant l'hémorrhagie menstruelle comme un symptôme de menstruation dont le fait capital est l'évolution d'un œuf, avoue que ce symptôme peut manquer sans que le phénomène générateur, l'évolution de l'œuf, cesse de se produire. Dans ce cas, la fécondation est possible. « Il est tout aussi facile, dit-il, de prouver que la fécondation est liée à l'évolution menstruelle. Lorsqu'on a soutenu le contraire, on a confondu la menstruation avec l'hémorrhagie menstruelle. Il peut y avoir conception sans hémorrhagie, de même qu'il peut y avoir une évolution menstruelle sans aucun écoulement de sang. Le développement de l'œuf est le phénomène important de la menstruation, les autres peuvent manquer ; lorsqu'ils n'ont pas lieu, cela indique ordinairement une imperfection dans la fonction, et la stérilité est ordinairement, comme on le sait, le résultat de ce trouble fonctionnel. Cependant la conception peut avoir lieu, car les conditions essentielles de la menstruation sont remplies, mais ce sont des cas exceptionnels. On a dit qu'il pouvait y avoir fécondation dans des cas où ces conditions ont manqué et où l'hémorrhagie avait eu lieu ; mais aucun fait ne vient à l'appui de cette

____

(1) *Traité du développement de l'homme et des animaux.* Paris, 1843, in-8, avec fig.

manière de voir, tandis qu'il est prouvé au contraire que, lorsque l'ovaire manque ou qu'il est malade, et dans les cas où il n'y a pas d'ovules formés, la fécondation n'a pas lieu (1). »

En maintenant la distinction que M. Bischoff établit entre la menstruation et l'hémorrhagie menstruelle, il est incontestable que l'absence de cette hémorrhagie n'est pas un signe certain qu'une cause de stérilité réside dans l'ovaire. Mais alors on peut se demander si l'hémorrhagie menstruelle qui est produite par les vaisseaux de l'utérus à la suite des modifications apportées par la menstruation, n'indique pas, quand elle fait défaut, du côté de la matrice, un état morbide incompatible avec la conception. Dans l'affirmative, le siége de la stérilité serait déplacé : il se trouverait dans l'utérus au lieu d'être dans l'ovaire.

Ce n'est pas ici le lieu d'examiner cette question, qui trouvera naturellement sa place dans le chapitre consacré aux troubles de la fonction utérine, et, après l'avoir posée comme un jalon, je reviens en toute hâte à la menstruation et au flux cataménial.

Puisque l'écoulement menstruel n'est pas un signe assez constant de l'évolution de l'œuf pour constituer un symptôme irréfragable des altérations des ovaires, pouvons-nous espérer trouver, en dehors des menstrues, une certitude ou tout au moins certaines présomptions ? Je le crois, et j'estime que l'absence de la menstruation, c'est-à-dire de l'évolution périodique d'un œuf, et par conséquent la stérilité dépendant d'une lésion ovarienne, se traduisent par un

____

(1) Voyez *Traité du développement de l'homme et des animaux*. Paris, 1843, in-8, fig. — *Zeitschrift für ration. Medicin*, v. Henle und C. Pfeuffer, 1853, t. IV, 1re livraison, et *Archiv. génér. de médec.*, mars et mai 1854.

ensemble de phénomènes qui, réunis et groupés, suffisent pour établir la certitude médicale. Je n'ai point à dresser ici l'inventaire de ces phénomènes dont l'énumération arrivera successivement avec l'étude de l'affection qui leur donne naissance, et je terminerai ces quelques considérations préliminaires par deux mots sur la question si controversée du temps auquel peut s'opérer la fécondation après l'époque menstruelle.

S'il est vrai, comme l'établit M. Bischoff, que *la fécondation et la conception sont intimement liées à la menstruation qui représente la période de maturité et d'expulsion de l'œuf*, il faut de toute nécessité que la fécondation et la conception soient contenues dans les limites du temps menstruel, à moins que le coït, l'alimentation, le climat ou toute autre circonstance, ne favorisent la maturité et ne déterminent l'expulsion de l'œuf.

Une semblable influence ne saurait être admise ; sans doute le climat, l'alimentation, les habitudes, les excès de coït peuvent modifier le type de la menstruation, c'est-à-dire changer la physionomie des manifestations symptomatologiques par lesquelles elle se traduit d'ordinaire, comme l'écoulement sanguin, le gonflement des mamelles, les douleurs lombaires, la fétidité de l'haleine, etc., etc. ; mais il faut toujours faire intervenir une cause pathologique toutes les fois que les règles reviennent avant l'époque fixée de leur réapparition. D'ailleurs, si ces circonstances exerçaient réellement l'empire qu'on leur suppose, il faudrait que le coït, par exemple, amenât un flux cataménial toutes les fois qu'il est exercé, ce qui n'est pas, ainsi que tout le monde le sait.

M. Coste, qui défend l'influence du coït sur la maturité et l'expulsion de l'ovule, se tire de ce mauvais pas en supposant que si une hémorrhagie menstruelle ne se montre pas après chaque copulation, *cela tient à ce que la cause qui produit alors la menstruation arrête, en même temps qu'elle féconde l'œuf, l'hémorrhagie qui est le symptôme de la menstruation.* Il faudrait donc admettre, contre l'expérience de chaque **jour**, que toute femme qui exerce le coït est fatalement fécondée.

Sans doute, à l'approche de l'époque menstruelle, un énergique plaisir vénérien peut hâter, par l'excitation qu'il produit dans tout l'appareil génital, et l'on pourrait même dire dans tout l'organisme, la rupture de la vésicule ovarienne et, par suite, l'apparition des menstrues; mais, je le répète, cette influence ne va point jusqu'à solliciter la sécrétion et la maturité de l'ovule.

Si donc, cette maturité arrive à son heure, si l'expulsion de l'œuf n'obéit qu'aux lois de sa destinée, il faut bien que la fécondation s'accomplisse avant que l'ovule ait atteint l'organe qui doit être ou sa tombe ou le théâtre de son développement ultérieur.

En conséquence, s'appuyant sur des données expérimentales qu'il est inutile de rappeler ici, M. Pouchet estime que l'ovule met de deux à six jours pour franchir l'espace qui sépare l'ovaire de l'utérus, et que cette migration ne commence qu'à la fin de l'époque menstruelle : « Soit immédiatement après la cessation du flux cataménial, dit-il, soit seulement lorsqu'il s'est écoulé un, deux, trois ou quatre jours après sa terminaison, cette vésicule s'ouvre et laisse échapper l'ovule qu'elle contenait. L'œuf est alors saisi par le pavillon et il entre dans la trompe, qu'il parcourt avec lenteur : je pense qu'il met ordinairement de deux à six jours à la franchir et à se rendre de l'ovaire dans l'utérus. Arrivé dans la matrice, il s'y trouve encore retenu

de deux à six jours par la *decidua* exsudée à la surface de
la muqueuse vers le déclin de l'irritation qui suit l'époque
menstruelle. » Et un peu plus loin : « Or, comme nous
avons reconnu que la decidua tombait constamment du
dixième au douzième jour de l'intermenstruation , il résulte conséquemment de ce fait que la conception ne peut
s'opérer que du premier au douzième jour qui suivent les
règles,et que jamais elle n'a lieu après cette époque (1). »

Beaucoup de physiologistes, parmi lesquels je citerai
MM. Courty et Bischoff, ont adopté cette opinion à laquelle des faits nombreux ont été opposés ; ainsi, le docteur Kirsch (2) cite, entre autres, les lois de Moïse qui ne
permettaient le coït qu'à partir du septième jour depuis la
cessation des règles, c'est-à-dire du douzième environ depuis leur apparition ; ces lois étaient observées rigoureusement, et cependant on sait que les femmes juives étaient
remarquables par leur fécondité. Des exemples de fécondation opérée pendant la seconde période de l'époque intermenstruelle ont été rapportés par MM. R. Wagner (3),
Leuckart (4), Raciborski (5), et M. Bischoff lui-même
avoue qu'il connaît *plusieurs cas où la conception a eu
lieu douze et seize jours après la fin de la période menstruelle* (6).

(1) *Théorie positive de l'ovulation spontanée.* Paris, 1847, p. 274
et 275.

(2) *Zeitschrift für ration. Medicin,* v. Henle und C. Pfeuffer, 1852,
t. II, p 127.

(3) Wagner's, *Handwörterbuch der physiologie,* art. Génération,
p. 1016.

(4) Wagner's, *Handwörterbuch der physiologie,* art. Fécondation,
p. 886.

(5) *De la puberté et de l'âge critique chez la femme,* p. 458 et suiv.

(6) *Archives de médecine,* mai 1854, p. 550.

En présence de faits dont on ne pouvait nier la légitimité, les physiologistes qui défendaient l'opinion de l'impossibilité de la fécondation pendant la période intermenstruelle, prétendirent que dans les cas exceptionnels qu'on leur opposait, du sperme, ayant conservé ses propriétés fécondantes, s'était logé dans les organes de la femme et avait attendu au passage qu'un nouvel ovule se détachât. Et comme preuves, ils apportèrent des vivisections dans lesquelles des spermatozoïdes vivants avaient été trouvés, dans l'utérus, plusieurs jours après la copulation.

Quelle que soit l'explication fournie par les physiologistes, il est constant que de nombreuses fécondations ont lieu à des époques plus ou moins éloignées de la cessation des règles, et qu'il faut se garder de considérer la dernière période intermenstruelle comme une époque passagère de stérilité pour la femme. Je reconnais incontestablement que la conception a plus de chances de se produire pendant les quinze jours qui suivent immédiatement les règles que pendant les quinze jours qui les précèdent, et ce fait a, en thérapeutique, une importance que l'on me verra souvent invoquer dans le cours de cet ouvrage.

Je reviens maintenant à la pathologie proprement dite des ovaires.

§ I. — Anomalies des ovaires.

La seule anomalie des ovaires qui puisse ici nous intéresser est leur absence ou leur atrophie qui, pour nous, équivaut à leur absence.

Il est évident que pour que cette infirmité trouve place dans le cadre de la stérilité de la femme, il faut qu'elle s'adresse simultanément aux deux ovaires, car si l'un de ces organes existe bien conformé, la conception peut se produire, ainsi que divers auteurs en ont rapporté des exemples (1).

L'absence complète des deux ovaires a été observée plusieurs fois ; et toujours, quand elle était congénitale, non-seulement l'hémorrhagie menstruelle et la fécondation n'avaient pas lieu, mais encore les autres parties de l'appareil génital participaient plus ou moins à cet arrêt de développement. Je ne me livrerai pas à l'énumération fastidieuse de tous les cas d'absence des ovaires rapportés par les auteurs, et je me contenterai de reproduire les conclusions générales que M. Chereau tire de tous ces faits, après les avoir scrupuleusement passés en revue : « L'absence congénitale des ovaires, dit cet auteur, n'est point accompagnée nécessairement de celle de l'utérus. Seulement ce dernier organe, n'étant pas soumis à l'influence sympathique des organes reproducteurs, ne prend pas à la puberté, le développement qu'il acquiert dans les circonstances ordinaires, et c'est pour cette raison qu'on le trouve alors plus petit et comme atrophié ; par contre, l'absence congénitale de la matrice n'est pas toujours accompagnée de celle des ovaires. L'absence complète des deux ovaires a une telle influence sur tout l'organisme, que la femme affectée de ce vice de conformation, ne se revêt plus des caractères propres qui la distinguent de l'homme ; le bassin ne s'élargit point, les mamelles n'acquièrent aucun développement et les règles sont nulles. Les parties génitales externes subissent aussi des modifications : le vagin est plus étroit, les

____

(1) Pour les faits de cette nature, voyez *Philosophical transactions*, année 1818, fait rapporté par Granville ; *Bulletin de la Faculté de médecine de Paris*, année 1817, p. 457, fait dû à Chaussier ; *Traité des accouchements* de Gardien, t. I, p. 157, etc., etc.

nymphes sont plus petites, le clitoris réduit à un petit tubercule (Morgagni) (1). »

§ II. — Lésions physiques des ovaires.

« La texture éminemment vasculaire, spongieuse, érectile de l'ovaire, dit M. Cruveilhier ; le grand développement, eu égard à son volume, de ses vaisseaux et surtout de ses veines ; la nature de ses fonctions qui le fait participer si activement à l'orgasme du coït, et les divers troubles auxquels est exposé l'acte de la fécondation ; l'âge du retour qui porte principalement sur cet organe ; voilà les circonstances principales qui expliquent et la fréquence et le caractère particulier de ses maladies (2). »

Et, en effet, les ovaires ont une remarquable prédisposition à toutes sortes d'altérations anatomiques : « L'on peut assurer sans crainte, dit M. Chereau, qu'il n'y a pas chez la femme un organe qui présente une plus grande variété d'altérations pathologiques que les ovaires : inflammation et ses conséquences, épanchements sanguins, collections purulentes, dégénérescences squirrheuses, encéphaloïdes, fibreuses, stéatomateuses, tuberculeuses, productions mélaniques, cartilagineuses, osseuses, calcaires, déplacements, hernies, etc., tout s'y trouve ; et, en outre, ces organes sont quelquefois le siége d'altérations morbides que l'on ne rencontre nulle autre part aussi fréquemment (3). »

On ne doit point espérer trouver ici l'histoire patholo-

(1) *Mémoires pour servir à l'étude des maladies des ovaires*, premier mémoire, p. 117.

(2) *Anatomie pathologique*, avec planches, 5e livraison, p. i.

(3) *Loc. cit.*, p. 93.

gique de chacune de ces affections à laquelle se refusent les limites de cet ouvrage, bien que la stérilité soit l'effet le plus commun de ces maladies.

Cependant, pour que l'inaptitude à la fécondation soit complète, il faut : 1° que les deux ovaires soient simultanément atteints ; 2° et qu'aucune partie de leur tissu ne reste intacte.

Si l'un des deux ovaires conservait son intégrité, en supposant son congénère aussi profondément altéré que possible, la femme ne perdrait aucun des attributs de son sexe, l'ovaire sain pouvant à lui seul déterminer l'hémorrhagie menstruelle et suffire aux nécessités de la conception. Il serait facile, en effet, de trouver dans la science des exemples de fécondation dans des cas où, par suite d'atrophie, de dégénérescence, de déplacement, de hernie ou de toute autre cause, un seul ovaire peut émettre l'ovule ; mais, je le répète, lorsque les deux ovaires manquent à la fois, ou sont profondément altérés, l'infécondité de la femme est fatale et absolue.

Cependant, pour que l'altération des deux ovaires amène ce résultat, il faut qu'elle atteigne toutes les parties du tissu ovarien. Cette condition est indispensable. Morgagni avait déjà fait cette remarque (1), que tous les observateurs qui l'ont suivi ont pleinement confirmée. « On a vu, dit M. Chereau, des femmes atteintes de dégénérescences énormes des deux ovaires, et cependant devenir encore mères ; mais un examen attentif a démontré encore dans ces cas, qu'une portion de l'un des organes reproducteurs, ou de tous les deux en même temps, était encore saine (2). »

Cette double condition que, pour se produire, la stérilité

(1) *De sedibus et causis morborum*, epist. XLV, art. 17.
(2) *Loc. cit.*, p. 99.

exige des altérations pathologiques des ovaires, diminue beaucoup, au point de vue où nous sommes placé, l'importance de ces altérations, qui, au premier abord, semblent devoir occuper une si large place dans l'étiologie de l'inaptitude de la femme à la procréation.

Tant que cette double exigence n'est pas entièrement remplie, non-seulement les droits de la femme à la fécondation ne sont point abolis, mais encore la fonction menstruelle persiste; celle-ci éprouve, il est vrai, des dérangements notables et de toutes sortes ; mais tant qu'une partie du tissu de l'ovaire est capable de sécréter une vésicule graafienne, l'évolution et l'expulsion de cette vésicule peuvent s'effectuer comme dans l'intégrité la plus parfaite de l'organe sécréteur, et par suite, la fécondation se produire. C'est ainsi que s'expliquent les cas si nombreux de conception survenant au milieu des désordres les plus considérables de l'hémorrhagie menstruelle.

Il est bien difficile, pour ne pas dire quelquefois impossible, de déterminer d'une manière précise l'existence des deux conditions de stérilité dont je parle, surtout de celle qui est relative à l'altération totale du tissu de l'ovaire. Les moyens directs que nous possédons pour arriver à ce résultat sont : la palpation des parois abdominales, la percussion, l'auscultation, la mensuration, le toucher vaginal et le toucher rectal. Ce dernier est le plus important de tous, et j'estime que, sans lui, il est presque impossible de porter un diagnostic, je ne dis pas certain, mais seulement probable sur les maladies des ovaires ; cependant, qu'on ne fonde pas sur lui de trop hautes espérances, car on aurait dans la pratique de nombreuses désillusions à essuyer. D'abord, toutes les faces de l'ovaire ne peuvent être explorées par le doigt introduit dans le rectum ; ensuite, l'organe que rien ne fixe cède sous la pression exercée sur lui et fuit ; enfin, sans parler des obstacles ou tout au moins des embarras que crée assez souvent la présence d'une couche plus ou moins épaisse de tissu cellulaire, on ne peut prétendre explorer l'intérieur de l'ovaire, et il faut se contenter d'apprécier seulement les conditions relatives à sa forme, à son volume et à son poids. C'est beaucoup, dira-t-on ; sans doute, mais ce n'est pas assez, surtout pour la solution du problème de la stérilité.

Aussi, tout en recommandant, d'une manière expresse, de ne jamais négliger ce moyen d'investigation, j'estime qu'on ne doit lui accorder qu'un certain degré de confiance, et ne pas en faire la base exclusive de son appréciation.

Je ne dis rien des autres modes d'examen dont les ressources sont encore plus aléatoires que celles du toucher rectal, mais dont il faut cependant tenir compte, ne fût-ce que comme termes de comparaison.

Heureusement nous avons, pour marcher au milieu des ténèbres de cette nuit profonde, un guide à peu près infaillible, et dont le témoignage égale et surpasse, à lui seul, tous les signes fournis par les moyens directs que j'ai énumérés tout à l'heure. On devine déjà que je veux parler de l'hémorrhagie menstruelle.

Sans doute, et je l'ai reconnu plus haut avec M. Bischoff, il y a des menstruations sans hémorrhagie, et dans ces cas alors il semble difficile de décider si l'absence de l'écoulement cataménial tient à une idiosyncrasie ou à une affection des ovaires. D'abord, les faits de menstruation régulière sans flux menstruel et avec intégrité de l'organe qui fournit le sang, c'est-à-dire l'utérus, sont beaucoup moins fréquents qu'on ne pense, et doivent être relégués parmi ces rares exceptions qui si souvent déjouent la prévoyance la plus ombrageuse ; ensuite, quand une hémorrhagie utérine n'accompagne pas le travail d'expulsion de l'ovule, il se produit sur un point de l'organisme, quelquefois même sur l'organisme tout entier, des modifications qui trahissent l'accomplissement de cette importante fonction. Les organes qui, par leurs sympathies ou leur voisinage, ont des relations avec l'appareil génital, ressentent les premiers les modifications dont je parle : les seins se gonflent et deviennent douloureux ; les lombes sont le siége de tiraillements pénibles, de tranchées, de véritables souffrances ; quelquefois, l'écoulement sanguin de l'utérus est remplacé par une épistaxis, par une hémorrhagie auriculaire ; on assure même l'avoir vu prendre pour théâtre la paume de la main, etc., etc. Quoi qu'il en soit, on peut dire que la menstruation régulière, c'est-à-dire l'expulsion d'un œuf arrivé à maturité, se trahit constamment par quelque phénomène ; que dans la très grande majorité des cas, ce phénomène est une hémorrhagie utérine ; mais que cette manifestation venant à manquer par un motif quelconque, il se produit un ensemble de signes sur la portée desquels il est impossible de se méprendre.

En est-il de même dans les cas d'absence ou de suppression hémorrhagiques par suite de l'altération des ovaires ? Non, certes non. Si l'hémorrhagie utérine ne s'est jamais montrée, et si cette absence est liée à la non-menstruation, on cherchera en vain quelque symptôme révélateur du côté des seins, des lombes ou de toute autre partie de l'organisme. Aussi je suis convaincu, et les faits sont ici d'accord avec la théorie, que les femmes qui ont été fécondées en l'absence du flux cataménial, ressentaient toutes, aux époques qui auraient dû être marquées par cet écoulement sanguin, des phénomènes insolites, soit généraux, soit localisés sur un point de l'économie.

Si l'affection des ovaires entraîne la suppression de l'hémorrhagie utérine, l'habitude des menstrues antérieures éloigne la pensée que cette suppression est due à une idiosyncrasie ; de plus, la sécrétion, le développement et l'expulsion de la vésicule graafienne ne se faisant plus par suite de la maladie des ovaires, on ne remarquera pas aux époques menstruelles les phénomènes insolites que j'ai dit remplacer l'hémorrhagie cataméniale dans les cas d'intégrité des ovaires.

Comme on le voit, l'absence ou la suppression de l'écoulement menstruel, liées à une lésion des ovaires, ne sauraient être confondues avec l'absence du même écoulement menstruel dépendant d'une idiosyncrasie.

Mais, dira-t-on, par cela même que l'écoulement menstruel est produit par la face interne de l'utérus, ne peut-il pas arriver que, par suite d'un état pathologique quelconque, cet organe se refuse à cette hémorrhagie, sans que pour ce motif la fonction ovarienne soit interrompue ou seulement même troublée ? Sans doute, et je reviendrai plus loin sur ce point intéressant et encore mal connu de la pathogénie utérine, la matrice peut ne pas fournir les éléments du flux menstruel, bien que l'ovaire sécrète un ovule, le porte à maturité et l'expulse. Nous retombons ici dans les cas de menstruation sans menstrues où celles-ci sont remplacées par les phénomènes anormaux dont il a été plus haut question.

Nous sommes donc en mesure de formuler les lois suivantes, qui me paraissent être l'expression la plus exacte de la vérité.

1° La menstruation régulière, c'est-à-dire la sécrétion,

le développement et l'expulsion d'une vésicule graafienne, peut, dans quelques rares circonstances, se produire sans hémorrhagie menstruelle, et cette absence être le résultat d'une idiosyncrasie. Dans ces cas, où la fécondation est possible, la menstruation est *toujours* trahie par quelque phénomène soit général, soit local.

2° La menstruation régulière, c'est-à-dire la sécrétion, le développement et l'expulsion d'une vésicule de de Graaf, peut se produire sans hémorrhagie menstruelle par suite d'un état morbide de l'utérus. Dans ce cas, la fécondation est possible, *eu égard, bien entendu, à la fonction ovarienne*, et la menstruation est *toujours* trahie par quelque phénomène soit général, soit local.

3° La menstruation régulière, c'est-à-dire la sécrétion, le développement et l'expulsion d'une vésicule de de Graaf, interrompue ou supprimée par une maladie des ovaires, sus pend ou tarit *toujours* l'écoulement cataménial, et cette absence de l'hémorrhagie menstruelle n'est *jamais* remplacée *périodiquement* par un phénomène anormal quelconque.

Si maintenant à ces données déduites de la fonction menstruelle on ajoute les signes fournis, soit par les moyens directs énumérés plus haut, soit par les antécédents de la malade, soit par les altérations déjà subies par le reste de l'économie, etc., etc., on arrivera à un diagnostic à peu près certain de la stérilité dont le siége est dans les ovaires, dont la cause est une altération de ces organes, et dont, conséquemment, le pronostic et le traitement se confondent avec le pronostic et le traitement de cette altération elle-même.

Je dois donc renvoyer le lecteur à l'histoire pathologique de chacune de ces affections, car je ne puis les admettre dans le cadre trop restreint de cet ouvrage.

§ III. — Lésions vitales des ovaires.

Il ne peut être ici question que de cette vitalité par laquelle une vésicule est sécrétée, s'accroît et, en fin de compte, est expulsée ; les résultats des troubles de cette vitalité doivent se rencontrer sur la vésicule, et l'anatomie pathologique démontre, en effet, que cette vésicule est soumise, pendant son évolution, à des causes d'avortement dont la source est précisément dans une altération de cette activité vitale de l'ovaire, qui lui fait sécréter, développer et expulser un ovule.

Malheureusement l'histoire pathologique de ces lésions est encore à faire ; l'anatomie morbide les a seule éclairées de quelque jour, et dans la pauvreté où, sous ce rapport, se trouve la science, il nous faut bien nous contenter des études d'amphithéâtre, d'autant mieux qu'après avoir lu attentivement les observations relatives aux avortements des vésicules de de Graaf, on peut, sans grand dommage, au point de vue de la stérilité, appliquer à ces lésions les considérations que je viens de présenter sur les lésions organiques des ovaires.

Quoi qu'il en soit, je dois exposer ici les conclusions tirées par l'anatomie pathologique des faits observés par elle, et je ne puis mieux faire que de les emprunter à un des hommes les plus compétents en pareille matière, à M. Négrier (d'Angers).

« Les conclusions suivantes, dit-il en terminant son travail sur l'anatomie et la physiologie des ovaires, me paraissent être autant de déductions naturelles des recherches et des observations qui précèdent.

» 1° Les vésicules ovariques sont susceptibles d'éprouver des altérations qui, loin d'empêcher de reconnaître ces organes, concourent, au contraire, à démontrer la réalité des diverses phases de leur évolution.

» 2° Les altérations des organes vésiculaires sont incomparablement plus fréquentes que celles du parenchyme de l'ovaire, et sous cette dernière dénomination, j'entends parler du tissu fibro-celluleux et vasculaire qui constitue la masse principale de cet organe.

» 3° Les altérations des vésicules ovariques ont une cause prochaine commune, qui consiste dans un arrêt de développement : ce dernier est complet ou partiel.

» 4° Cette suspension de l'évolution vésiculaire peut déterminer un véritable avortement des vésicules à tous les degrés de leurs transformations.

» 5° Les conséquences de l'avortement complet ou partiel présentent des différences très grandes sous le rapport de leur gravité.

» 6° Le plus ordinairement, l'avortement complet des ovules et de leurs vésicules ne cause pas d'accidents qui puissent compromettre la vie, et les débris de l'organe disparaissent plus ou moins complétement par la résorption.

» 7° L'avortement complet peut être l'occasion d'une inflammation avec suppuration qui entraîne des conséquences graves.

» 8° L'avortement partiel, c'est-à-dire l'arrêt de développement d'une des parties constituantes d'une vésicule ovarique, détermine une altération plus ou moins profonde dans les fonctions des autres parties de cet organe, et un changement dans leurs rapports réciproques.

» 9° L'avortement incomplet qui a lieu quand les organes vésiculaires ne sont encore qu'à l'état de vésicule primaire, paraît être la cause de la plupart des hydropisies enkystées de l'ovaire.

» 10° Ces mêmes avortements partiels, lorsque les vésicules sont à l'état de bourses grises, sembleraient être l'origine des masses fibreuses, squirrheuses et encéphaloïdes des ovaires.

» 11° L'avortement partiel des organes vésiculaires, quand ils sont à l'état de vésicules *jaunes*, est la source des tumeurs enkystées de l'ovaire, qui contiennent une matière d'apparence butyreuse.

» 12° Enfin, c'est à des cas de fécondation sans séparation de l'ovule de sa vésicule qu'il faut attribuer l'origine de ces productions fœtales qu'on trouve dans l'ovaire, où elles se développent sous l'influence des adhérences vasculaires qui s'établissent entre elles et les membranes qui les renferment (1). »

Comme on le voit, ainsi que je l'ai dit plus haut, l'étude de la stérilité n'éprouve pas un grand dommage de l'absence des détails cliniques relatifs à l'avortement des vésicules ovariques, car ces accidents sont ou nuls ou le point de départ d'altérations dont j'ai examiné l'influence, sous notre point de vue, dans le chapitre précédent.

§ IV. — Altérations de position des ovaires.

Quand on songe, d'une part, à la multiplicité et à la variété des circonstances qui peuvent entraîner les ovaires loin de la position qui leur est assignée, et d'autre part, à l'influence considérable que ces dérangements exercent sur les conditions de la fécondation, on s'étonne de ne pas voir un nombre plus grand de femmes stériles que celui que l'on rencontre. C'est qu'ici encore la prévoyance de la nature a été extrême, et qu'elle a su proportionner la valeur de ses

(1) *Recherches anatomiques et physiologiques sur les ovaires dans l'espèce humaine*, p. 117 et suiv.

assurances, qu'on me passe le mot, à la gravité du danger.

La présence de deux ovaires est tout à la fois une garantie physiologique et une ressource thérapeutique : elle est une garantie physiologique parce qu'elle double les chances de l'exécution de la fonction confiée à ces organes ; elle est une ressource thérapeutique parce que dans les cas, par exemple, de déplacement d'un des deux ovaires, le poids ou les mouvements de l'autre peuvent ramener le premier dans sa position normale et lui permettre ainsi de reprendre ses fonctions interrompues.

Le mécanisme que j'indique ici doit se produire plus souvent qu'on ne pense, et je suis convaincu que dans beaucoup de cas la conservation de la faculté procréatrice chez la femme est due précisément à la mobilité dont les ovaires sont doués. Ainsi, admettons dans un de ces organes une de ces affections qui leur sont si communes, et dans lesquelles leur volume s'accroît et leur poids s'augmente ; à coup sûr un tiraillement va se produire, qui fera pencher tout l'appareil du côté de l'organe malade ; si l'ovaire sain est toujours resté dans sa position normale, il est à craindre, qu'obéissant à la force qui le sollicite, il s'éloigne de la trompe et ne puisse plus lui confier les ovules qu'il sécrète ; si, au contraire, il était déjà séparé de l'oviducte, ce mouvement de bascule peut l'en rapprocher et rétablir ainsi des rapports fonctionnels indispensables à la progression de l'ovule.

C'est dans ce sens qu'il faut considérer la multiplicité des ovaires comme une ressource thérapeutique.

Quoi qu'il en soit, cette multiplicité ne crée pas une immunité, et de même que nous avons vu précédemment que l'absence, l'atrophie, l'inflammation ou toute autre affection pouvait simultanément attaquer les deux ovaires, de même

ceux-ci peuvent rompre à la fois les rapports qui les unissent aux trompes, et, sans espoir de fécondation, laisser
tomber et se perdre dans les profondeurs du bassin le produit de leur sécrétion.

Ces changements de position sont simples ou compliqués :
simples, si l'ovaire, altérant seulement ses rapports anatomiques, reste plus ou moins flottant dans le ventre ; compliqués, si l'ovaire, s'engageant dans une ouverture normale
ou accidentelle, cesse de nager dans l'abdomen.

Dans le premier cas, il n'y a que *déplacement;* dans le
second, il y a *hernie.*

Disons quelques mots de chacune de ces deux manières
d'être.

Déplacements des ovaires. — Les déplacements des
ovaires se rangent sous deux chefs, selon la cause qui les
produit : tantôt ils sont la conséquence d'un état pathologique des ovaires mêmes, et sont déterminés par l'augmentation du volume et du poids de ces organes ; tantôt ils
sont les résultats d'adhérences avec les parties voisines, et
sont amenés et entretenus par la présence de brides ou
de toute autre production anormale.

Dans la première variété, le déplacement s'opère de deux
manières bien différentes : ou les deux ovaires voient simultanément augmenter leur poids et leur volume, ou un
seul est malade pendant que son congénère reste sain.
Dans le premier cas, le mécanisme du déplacement est
direct : les deux ovaires quittent leur position par l'effet
de leur propre poids ; dans le second cas, au contraire, le
déplacement est indirect : l'ovaire sain n'abandonne sa place
que parce que l'ovaire malade lui imprime un mouvement,
soit de traction, soit de bascule.

Dans la seconde variété, les causes du déplacement sont

à coup sûr plus nombreuses que dans celle dont je viens de parler. La mobilité des ovaires flottant dans le bassin, leurs relations avec la masse intestinale non moins mobile qu'eux, et leurs rapports avec une membrane aussi facilement inflammable que le péritoine, expliquent la fréquence et la facilité de semblables déplacements.

L'utérus, dont j'examinerai plus loin les changements de position, a été également accusé d'entraîner les ovaires dans les mouvements anormaux qu'il exécute, ce qui créerait une troisième variété de l'affection que j'examine ici. Sans contester la réalité d'un semblable déplacement, je ferai remarquer qu'au point de vue où nous sommes placé, cette cause n'a peut-être pas toute l'importance que l'on serait porté à lui attribuer au premier abord, car l'utérus, en se déplaçant, entraîne tout à la fois la trompe et l'ovaire, et, par ainsi, ne doit point altérer les rapports qui unissent ces organes ; dans ces cas, les motifs de la stérilité, quand elle existe, se trouvent suffisamment légitimés par le déplacement de la matrice, sans qu'il soit nécessaire d'invoquer un phénomène étrange ou tout au moins douteux.

Quoi qu'il en soit, le diagnostic du déplacement des ovaires, hormis les cas d'augmentation du volume et du poids de ces organes, est toujours difficile et constamment obscur ; la palpation abdominale et le toucher rectal ne fournissent que des données incertaines, et la percussion est à peu près impuissante à trouver et à limiter deux organes que peuvent si facilement lui dérober quelques anses intestinales. L'hémorrhagie menstruelle est souvent, il est vrai, altérée dans son type ; mais ces altérations peuvent être rattachées à tant de causes, qu'il ne faut les accepter que comme une ressource essentiellement aléatoire.

Les antécédents de la malade, dans les cas surtout d'adhérences, ont une importance réelle, si l'on réfléchit au mécanisme de ces adhérences qui, presque toujours, succèdent à une péritonite ou à l'inflammation de quelque organe du bassin ; c'est ainsi qu'il me fut un jour possible de m'expliquer la stérilité d'une femme qui, deux années avant son mariage, mais après l'établissement de la menstruation, avait eu une phlegmasie assez intense des ganglions lymphatiques lombaires. Bien que l'autopsie ne m'ait pas fourni ses moyens de contrôle, puisque la femme vit encore, tout me porte à croire qu'à la suite de l'inflammation de ces ganglions, des brides se seront formées entre eux et les ovaires, poussés à leur rencontre par la pression des intestins, et par la position horizontale sur le dos. Les antécédents de la malade, bien plus que les autres symptômes qui n'avaient qu'une valeur négative, me mirent sur cette voie. Mais dans beaucoup de cas, ces antécédents n'auront eux-mêmes qu'une importance minime, et l'on retombera dans toutes les incertitudes d'un diagnostic excessivement obscur.

Heureusement, cette ignorance ne nous doit point inspirer de grands regrets pour le traitement, car parvînt-on à pénétrer la cause réelle du déplacement, je me demande quelle pourrait être la thérapeutique à employer ? Je prévois bien qu'en cas d'adhérences, on pourrait tenter, par le rectum, de rompre ces adhérences ; mais, outre que l'entreprise me paraît difficile, elle exposerait à des dangers réels la femme qui s'y soumettrait, et j'estime qu'il vaut mieux, en ces circonstances, avoir le courage d'avouer son impuissance que de montrer une témérité compromettante tout à la fois pour la science et pour la malade.

Hernie des ovaires. — Cette affection n'est bien connue que depuis que Deneux a consacré à son histoire quelques

pages, qui sont encore le meilleur traité sur la matière (1).
Cependant la science en possédait quelques observations
bien authentiques avant le travail de l'accoucheur français,
et il paraît que c'est à Soranus d'Éphèse qu'il faut attribuer
l'honneur d'en avoir fait mention le premier. Après quinze
siècles d'un mutisme absolu, Bessière, célèbre chirurgien
de Paris, attira l'attention sur les hernies des annexes de
l'utérus, en signalant un fait qui lui avait montré le pavillon de la trompe de Fallope à côté d'une anse intestinale
dans l'anneau inguinal ; l'ovaire n'était pas compris dans
la tumeur. Ce fut César Verdier, le collaborateur de
J.-L. Petit, qui, plus de quatre-vingts ans après la communication de Bessière, fit connaître (2) un fait analogue à
celui de Soranus d'Éphèse, et enfin, Haller (3), en 1755,
en donna une nouvelle observation, qui fut la troisième
inscrite dans la science.

A partir de cette époque, les exemples de hernie
ovarienne deviennent plus nombreux. En 1757, Percival Pott (4) décrit une hernie inguinale des deux
ovaires, dont je parlerai tout à l'heure ; Camper (5),
Balin (6), Desault (7), Lallement (8), Lassus (9), Everard

(1) *Recherches sur les hernies de l'ovaire.* Paris, 1813.

(2) *Dissertation sur les hernies de la vessie,* insérée dans les *Mémoires de l'Académie royale de chirurgie,* t. II, p. 3.

(3) *Disputat. chirurg. select.,* t. III, p. 313.

(4) *OEuvres chirurgicales,* t. I, p. 492.

(5) *Demonstrat. anatom.-patholog.,* lib. II ; *Circa pelvis humanæ
fabricam et morbos.* Amsterdam, in-fol., 1760, p. 17.

(6) *Art de guérir les hernies.* Paris, 1768.

(7) Desault et Chopart, *Traité des maladies chirurgicales.* Paris,
1779, t. II, p. 325.

(8) *Mémoires de la Société médicale d'émulation,* t. III, p. 327.

(9) *Pathologie chirurgicale.* Paris, 1809, t. II, p. 101.

Home (1), Murat (2), P.-L. Verdier (3), etc., rencontrent l'ovaire soit dans le canal inguinal, soit à l'anneau crural, soit à l'ouverture ischiatique, soit à une solution de continuité faite accidentellement aux parois de l'abdomen; toutes sont méconnues dans le diagnostic et constatées seulement sur le cadavre ou après une opération qui met ces organes à nu.

Sous ce dernier rapport et au point de vue spécial qui nous occupe, aucune des neuf observations de hernie de l'ovaire consignées dans la science, n'a une valeur égale à celle du fait rapporté dans l'ouvrage de Percival Pott.

Qu'on me permette de reproduire cette observation instructive, la seule qui nous intéresse réellement : «Une fille, dit le chirurgien anglais, âgée de vingt-trois ans, et d'une bonne constitution, entra à l'hôpital de Saint-Barthelemy pour deux tumeurs qui, situées aux aines, lui causaient depuis plusieurs mois des douleurs si vives, qu'elle ne pouvait se livrer à ses occupations ordinaires.

» Cette fille, vigoureuse, d'une bonne santé et bien réglée, avait le ventre libre et n'éprouvait d'autre incommodité que celle qui résultait de la compression des tumeurs lorsqu'elle se baissait, ou que, par d'autres mouvements, elles se trouvaient gênées. D'ailleurs, elles étaient sans inflammation, molles, inégales à leur surface, très mobiles et placées à l'extérieur des orifices tendineux des muscles costo-abdominaux.

» Les saignées, les purgatifs et les tentatives de réduction

(1) *Introduction à la pratique des accouchements*, par Thomas Denman. Gand, 1802, t. I, p. 147.

(2) *Dictionn. des scienc. médical.*, art. OVAIRE, t. XXXIX, p. 35.

(3) *Traité pratique des hernies, déplacements et maladies de la matrice.* Paris, 1840.

faites par plusieurs chirurgiens ayant été sans effet, on se détermina à l'opération. La peau étant divisée, on découvrit un sac membraneux et mince, dans lequel on trouva un corps si ressemblant à un ovaire qu'il était impossible de le prendre pour autre chose; on fit la ligature près de l'anneau et on le coupa. La même opération fut pratiquée de l'autre côté et l'on découvrit absolument la même chose, tant en opérant qu'en examinant les parties extirpées.

» Depuis lors, la femme jouit d'une bonne santé; mais ses seins s'affaissèrent, les règles ne vinrent plus, et à la place de l'embonpoint qui diminua, il s'établit une prédominance virile du système musculaire (1). »

Malgré tout le respect que m'inspire le nom de Percival Pott, je ne puis ne pas m'étonner de la légèreté avec laquelle le grand chirurgien fit l'ablation des deux ovaires, alors qu'il était possible de les faire rentrer dans l'abdomen, comme y parvint Lassus, par une compression prolongée. Il faut admettre, pour l'honneur de l'opérateur anglais, que les ovaires étaient atteints de quelque dégénérescence, et qu'il eût été imprudent et maladroit en même temps de les replacer dans une position qui les soustrait à l'action de nos moyens curateurs; mais dans ce cas, il le faut au moins reconnaître, le chirurgien devait justifier et légitimer aux yeux de son lecteur une détermination aussi grave.

Des neuf observations de hernie ovarienne que nous possédons, trois seulement se rapportent au déplacement simultané des deux ovaires : celle de Percival Pott, que l'on vient de lire; celle de Desault, qui trouva dans le même sac la matrice, les deux trompes et les deux ovaires; enfin,

____

(1) *Loc. cit.*

celle de Murat, qui rencontra dans une hernie crurale, l'utérus, ses appendices et une partie du vagin.

S'il en fallait croire Portal, on devrait ajouter une quatrième observation de hernie ovarienne double aux trois que je viens de rappeler, et d'autant plus remarquable, que l'ovaire droit sortait par l'échancrure ischiatique, et que le gauche, rempli d'hydatides, faisait partie d'une épiplomphale. C'est à Camper que Portal (1) prête cette observation recueillie, dit-il, sur le cadavre. Deneux a vainement cherché dans l'ouvrage de l'anatomiste hollandais à justifier l'assertion du médecin français ; je n'ai pas été plus heureux que Deneux. Camper parle bien de la sortie de l'ovaire gauche par l'ouverture ischiatique, mais il se tait absolument sur le passage de l'ovaire droit par l'ombilic. Évidemment, Portal a commis une erreur de citation, et nous restons seulement avec nos trois faits bien authentiques, bien avérés de hernie double de l'ovaire.

Le déplacement que j'examine ici paraît n'exercer aucune modification sur la vitalité des ovaires. La femme opérée par Percival Pott avait continué à être bien réglée, malgré la présence de ses deux tumeurs inguinales ; et la turgescence dont ces organes sont le siége aux époques menstruelles a été notée sur les ovaires herniés par Mauriceau, Littre, Deneux, sur le cadavre, et par M. P.-L. Verdier sur le vivant.

Ce n'est donc pas en suspendant le travail physiologique de l'ovaire que la hernie de celui-ci met obstacle à la fécondation.

La cause de cet obstacle est purement mécanique et se trouve dans la rupture des rapports topographiques qui

____

(1) *Cours d'anatomie médicale*. Paris, 1804, t. V, p. 556.

unissent l'ovaire et la trompe. Dans le cas où tous les appendices de la matrice sont compris dans le sac, il peut arriver que la trompe s'applique encore sur l'ovaire et que l'obstacle à la fécondation se trouve alors dans la courbure ou l'étranglement que la trompe subit à l'anneau et qui s'opposent au passage de l'ovule.

Ces explications, on doit le comprendre, sont purement hypothétiques, et je me suis déjà peut-être trop arrêté à une affection dont la rareté, surtout avec les conditions indispensables à la production de la stérilité, c'est-à-dire la hernie double des ovaires, me commandait plus de réserve et plus de brièveté.

§ V. — Corps étrangers des ovaires.

Je n'entreprendrai point ici l'énumération fastidieuse de toutes les productions qui ont été rencontrées dans les ovaires, parce que l'influence qu'elles exercent sur la faculté génératrice est identiquement la même que celle des lésions physiques étudiées plus haut. L'histoire de ces productions, presque toujours enfermées dans un kyste, rentre pour nous dans l'histoire des kystes de l'ovaire, et, d'une manière plus générale, dans l'histoire antigénésique des lésions physiques de ces organes. C'est donc au § II de ce chapitre que je dois renvoyer le lecteur.

II. TROUBLES DE LA FONCTION TUBAIRE.

Si l'on réfléchit au rôle important que la trompe utérine joue dans le mécanisme de la génération, et à l'étroitesse du canal qui la constitue, et par lequel passe l'ovule pour aller subir l'imprégnation du sperme, on comprendra de quelle valeur doivent être, au point de vue où nous sommes placé, les moindres altérations de cet organe. Cependant, ainsi que je l'ai déjà fait remarquer pour les testicules et les ovaires, les chances fâcheuses que créent de semblables conditions anatomiques et pathologiques sont diminuées de moitié par le fait seul de la duplicité de l'appareil. De plus, leur position dans les profondeurs de la cavité abdominale met les trompes à l'abri des violences extérieures, tout en les exposant, il est vrai, par la mobilité dont elles doivent jouir pour remplir leurs fonctions, à des déplacements dont on a déjà pu se faire une idée par ce que j'ai rapporté plus haut.

Cette mobilité est surtout manifeste au pavillon destiné, comme on sait, à venir s'appliquer sur l'ovaire pour recueillir l'ovule que celui-ci laisse échapper.

Quelle est la nature de cette union de la trompe et de l'ovaire ? Y a-t-il simplement juxtaposition ? ou se fait-il entre eux un lien de formation nouvelle, destiné à assurer les rapports passagers de l'un et de l'autre organe ?

Chez certains animaux, la loutre, le putois, le phoque, etc., ces deux parties sont unies entre elles au moyen d'une espèce de capsule fournie par le péritoine, close de toutes parts, et dans laquelle sont renfermés l'ovaire et l'extrémité de la trompe. La même disposition a été signalée chez les carnivores par Rudolph Wagner (1), et chez plusieurs autres animaux par Von Baër (2) ; enfin, dans la race canine, cette capsule n'est pas close de toutes parts, mais

(1) *Lehrbuch der vergleichenden Anatomie.* Leipsick, 1827, p. 353.
(2) *De ovi mammalium et hominis genesi ; epistola ad Acad. Cæs. Petropolitanam.* Leipsick, 1837, p. 72.

elle s'oblitère à l'époque du rut, ainsi que l'ont constaté Vallisnieri (1) et Emmert (2).

On est donc autorisé à se demander s'il n'en est point ainsi dans la race humaine, et dans l'affirmative, si l'absence de ce lien organique ne déterminerait pas la chute de l'ovule dans la cavité abdominale, et ne serait pas, par suite, une cause de stérilité ?

Jusque dans ces derniers temps, il avait été impossible de rien saisir qui ressemblât à une membrane de nouvelle formation, quand, en 1843, le docteur Joh.-Ernest Panck publia, en Allemagne, un mémoire (3) tendant à prouver, en s'appuyant sur une observation, que l'union de la trompe et de l'ovaire ne se faisait pas d'une manière mécanique, mais qu'elle s'opérait à l'aide d'une production organique, comme chez les animaux dont j'ai parlé plus haut.

Malheureusement, des observations analogues à celle du docteur Panck n'ont pas été faites depuis sa publication, soit que les occasions de semblables recherches se rencontrent rarement, soit que le fait noté par l'anatomiste d'outre-Rhin ait été une exception, peut-être même un phénomène pathologique.

Aussi, ne m'arrêterai-je pas davantage sur ce sujet, que j'ai dû cependant consigner ici, comme je me suis efforcé de le faire pour tous les faits et pour toutes les opinions qui s'adressaient à l'appareil générateur.

Je reviens à la pathologie des trompes de Fallope.

La situation des trompes dans l'abdomen et les rapports

(1) *Istoria della generazione*, 1721, in-4, cap. IV, §§ 5 et 19.

(2) *Archive für die Physiologie*, von Meckel, Halle, 1818, band IV, heft i, p. 7.

(3) *Entdeckung der organischen Verbindung zwischen Tuba und Eierstock beim menschlichen Weibe bald nach der Conception*. Leipsick, 1843.

intimes qu'elles entretiennent avec le péritoine, l'utérus et les ovaires, constituent des obstacles presque insurmontables au diagnostic de leurs maladies : leur position les soustrait à nos moyens directs d'investigation ; et leurs rapports de voisinage mêlent, dans une symptomatologie commune, les signes de leurs lésions avec ceux des affections péritonéales, utérines ou ovariennes.

Cependant, je ne veux pas dire d'une manière absolue que les trompes ne puissent pas être malades *essentiellement*: mais, qu'elles le soient seules ou consécutivement à l'affection d'un organe voisin, le diagnostic de leurs lésions est entouré de tant de mystères et leur traitement de tant de difficultés, que leur histoire se réduit, pour ainsi dire, à quelques faits d'anatomie pathologique.

Je ne rappellerai ici que les plus importants.

§ I. — Vices de conformation des trompes utérines.

Baillie est peut-être le seul auteur qui ait noté une anomalie de ces organes (1); elle consistait dans l'absence du corps frangé et dans l'oblitération de leur extrémité supérieure qui se terminait en cul-de-sac. Cette conformation existant sur les deux trompes à la fois, était fatalement une cause de stérilité par l'impossibilité de la jonction du produit mâle et du produit femelle, sans parler de la rupture des rapports nécessaires entre la trompe et l'ovaire, amenée par l'absence du corps frangé.

§ II. — Lésions physiques des trompes utérines.

Rupture de la trompe utérine. — En dehors des gros-

(1) *Anatomie pathologique des organes les plus importants du corps* traduit de l'anglais par Guerbois, 1815, p. 231.

sesses tubaires, par l'action desquelles on comprend très bien que les trompes se crèvent, on s'est demandé si une rupture se pouvait produire sur ces organes. La science n'en possède qu'un exemple dû à Godelle (1), et dont l'intérêt est tout entier dans des détails d'anatomie pathologique.

Oblitération des trompes de Fallope. — L'oblitération complète ou incomplète, mais suffisante cependant pour intercepter le passage de l'ovule, est, de toutes les affections des trompes utérines, celle qui a été le plus communément observée sur le cadavre.

C'est que des causes nombreuses et de nature fort différente peuvent amener ce résultat. Comme pour l'épididyme, l'inflammation est souvent le point de départ d'une matière plastique qui réunit l'une à l'autre les parois du canal ; tantôt c'est à un détritus cancéreux ou tuberculeux qu'il faut attribuer l'obstacle ; tantôt c'est le produit d'une grossesse tubaire qui est la cause de l'oblitération ; quelquefois même celle-ci est simplement due à la présence de mucosités.

La science possède des exemples de chacun de ces genres d'obstruction, et il me serait facile d'en faire passer un certain nombre sous les yeux de mes lecteurs. Mais quel enseignement pratique retirerions-nous de cette exhibition anatomo-pathologique ? Tout le monde comprend, sans que j'y insiste davantage, l'influence néfaste qu'exerce fatalement sur la génération l'oblitération des deux trompes utérines, et l'histoire des faits nécroscopiques ne nous apprend malheureusement pas grand'chose sur la symptomatologie de cette affection.

Comme je le faisais remarquer plus haut, les maladies

______
(1) *Nouvelle bibliothèque médicale*, t. I, p. 261.

des organes voisins avec lesquels les trompes ont des relations pathologiques si étroites, que beaucoup d'auteurs nient qu'elles puissent être affectées d'une manière essentielle, les maladies des organes voisins, dis-je, masquent les signes propres aux lésions tubaires, et ce n'est que par une espèce d'intuition que celles-ci peuvent être soupçonnées sur le vivant.

Cependant un chirurgien anglais, M. Tyler Smith, s'appuyant sur la méthode d'exclusion, croit être parvenu, sinon à diagnostiquer certainement l'oblitération des trompes, du moins à acquérir certaines présomptions relativement à son existence ; fort de cette espèce d'instinct secondé par l'expérience, il est allé même plus loin, et a eu la prétention, bien souvent conçue avant lui, de pratiquer le cathétérisme, et par conséquent la désobstruction des trompes de Fallope.

Je comprends que l'on puisse arriver, dans certains cas éclairés par des renseignements de toutes sortes, à diagnostiquer d'une manière plus ou moins certaine l'oblitération des trompes ; mais vouloir sur le vivant introduire une sonde dans ces mêmes trompes, la prétention me paraît exagérée, et si l'entreprise réussit, je crois qu'il en faut rapporter tout l'honneur au hasard.

Quoi ! sur le cadavre et l'utérus étant ouvert, on ne parvient pas sans peine à faire entrer un corps étranger dans les trompes, et l'on veut que, sur le vivant, cette opération soit possible autrement que par l'effet du hasard, au milieu des variations de forme, de longueur et de position de la matrice, si difficilement appréciables pendant la vie, et dont la détermination me semble pourtant nécessaire pour arriver exactement à l'ouverture supérieure des trompes.

Je m'abuse peut-être sur les difficultés de l'opération,

car M. Tyler Smith a fait construire des sondes avec lesquelles, assure-t-il, il est non-seulement parvenu jusqu'aux trompes, mais encore il a débarrassé ces organes des matières qui les obstruaient, et a rendu ainsi la fécondité à des femmes qui en étaient privées.

J'ai essayé sur le cadavre les sondes du chirurgien anglais, et je n'ai jamais pu parvenir à enfiler la trompe ; quelques personnes qui étaient avec moi n'ont pas été plus heureuses, et il m'a semblé que ces insuccès étaient non-seulement dus au défaut d'habitude des opérateurs, mais encore et surtout aux difficultés presque insurmontables de l'opération.

J'ignore si M. Smith, qui a publié un bon ouvrage sur ce sujet (1), continue à Londres de pratiquer avec succès le cathétérisme des trompes de Fallope, mais je sais qu'en France personne ne s'est fait le champion d'une pratique dont l'expérience a depuis longtemps montré l'inanité et les dangers.

Cette conclusion est d'autant moins consolante que l'art est complétement désarmé contre de semblables affections, et qu'il nous faut remettre à la nature le soin exclusif d'une guérison devenant, par cela même, plus que problématique.

§ III. — Lésions vitales des trompes utérines.

Sur ce sujet rien n'existe dans la science ; mais il n'est pas déraisonnable d'admettre que, dans certains cas, les trompes, comme atteintes de paralysie, ne se portent plus sur les ovaires, et que, dans d'autres circonstances, au contraire, elles sont prises de mouvements spasmodiques qui rendent impossible leur jonction avec ces organes.

Je n'émets ici qu'une opinion hypothétique ; ces affec-

(1) *Parturition and the principles and practice of obstetrics.* Londres, 1849, in-12.

tions qui portent exclusivement sur la motilité et la sensibilité des oviductes, ne laissent aucune trace sur le cadavre, et ressemblent, si elles existent, aux autres lésions des trompes qui confondent leurs symptômes avec ceux des maladies des organes voisins.

Je ne m'arrêterai donc pas davantage sur des idées purement spéculatives, qui n'ont même pas encore un premier fait pour assurer leur probabilité.

§ IV. — Déplacement des trompes utérines.

En parlant de la hernie des ovaires, j'ai indiqué l'observation de Bessière, dans laquelle le pavillon seul de la trompe fut trouvé à côté d'une anse d'épiploon, et celles de Desault et de Murat, dans lesquelles l'utérus et ses annexes occupaient le sac.

Je ne reviendrai pas sur ces divers faits, et je rappellerai que M. Dolbeau a présenté, en 1854, à la *Société anatomique* une observation analogue à celle de Bessière, et que le secrétaire de cette société, M. Bauchet, a résumé de la manière suivante : « Une malade était entrée, dit-il, dans le service de M. Velpeau, avec une tumeur rouge fluctuante dans le pli de l'aine, au niveau du canal inguinal, tumeur parfaitement irréductible et qui fut incisée. Il s'écoula du pus ; puis, deux jours après, survint une péritonite qui enleva promptement la malade. On trouva à l'autopsie cette poche purulente qui s'était formée dans un sac herniaire ; dans ce sac, la trompe qui portait elle-même un kyste de son pavillon. A l'ouverture intra-abdominale du canal inguinal se trouvait l'ovaire qui ne s'était pas hernié (1). »

Les considérations que j'ai présentées plus haut sur les

____

(1) *Moniteur des hôpitaux*, 1er mai 1855.

déplacements et les hernies des ovaires, s'appliquent exactement aux déplacements et aux hernies des trompes, et me dispensent, par conséquent, de m'étendre davantage sur des affections dont l'anatomie pathologique retire à peu près seule tous les enseignements.

<hr>

CHAPITRE II.

TROUBLES DE LA RÉCEPTION SPERMATIQUE.

Je n'examinerai dans ce chapitre que les affections du col de l'utérus. Pour être logique jusqu'au bout, je devrais aussi passer en revue celles du corps de cet organe, car le sperme ne fait que traverser le col et est réellement reçu dans la cavité de la matrice.

Mais outre que, dans cet acte de réception, le rôle le plus difficile est dévolu au col, le corps de l'utérus accomplit plusieurs autres missions sur lesquelles je dois m'arrêter plus loin, de telle sorte que je crois préférable, et pour le lecteur et pour moi, de réserver pour un seul cadre, qui sera le chapitre suivant, toutes les affections du corps et du fond de la matrice, et de n'admettre dans celui-ci que les lésions seules du col.

§ I. — Vices de conformation du col de l'utérus.

Absence du col de l'utérus. — *Atrophie.* — Ce vice de conformation se présente, ou avec l'absence du corps de la matrice, ou avec la parfaite intégrité de ce dernier.

Dans le premier cas, la fécondation est de tous points impossible et l'intervention de l'art complétement inutile.

Dans le second cas, l'imprégnation du germe n'est pas radicalement irréalisable.

Mais d'abord l'absence complète du col est-elle compatible avec l'intégrité du corps de l'utérus? Divers auteurs en citent des exemples; mais quand on les lit avec quelque attention, on se prend à douter de la réalité des résultats qu'ils annoncent. Je parle ici de l'absence congénitale du col, car il est bien évident, ainsi que je le dirai tout à l'heure, que cet organe s'atrophie quelquefois d'une manière morbide et disparaît souvent par l'effet de l'âge. Sans doute, le col de l'utérus peut ne pas avoir les dimensions qu'il présente d'ordinaire, quoiqu'il soit presque impossible de rien déterminer à cet égard à cause des nombreuses variations individuelles qu'offre cet organe ; mais il y a loin cependant d'un volume moindre à une absence complète. On comprend difficilement, en effet, comment un arrêt de développement pourrait frapper cette partie de l'organe gestateur tout en respectant le reste de l'appareil générateur ; aussi, je n'hésite pas à admettre que, dans les cas cités comme absence complète du col de la matrice avec développement normal du corps, on avait affaire à un déplacement de l'organe, à une forte déviation en arrière.

Mais si l'absence du col me paraît difficilement admissible, à l'état congénital, dans les conditions que je spécifie, elle est incontestable dans certaines circonstances morbides et surtout après l'âge critique.

Il y a alors atrophie du col.

Mais cette atrophie, quand elle est un peu considérable, marche rarement seule ; elle s'accompagne presque toujours d'une diminution notable dans le volume de la matrice, ainsi qu'il arrive chez les vieilles femmes, et alors la stérilité a sa source bien moins dans les altérations du col que dans les changements subis par l'utérus tout entier.

Cependant l'atrophie du col peut être indépendante d'une altération de l'organe gestateur, et alors il s'agit de savoir si cette atrophie seule est capable d'empêcher la fécondation de la femme.

Il est bien entendu que j'admets la libre communication entre le vagin et la cavité utérine, car dans les cas de non-communication la stérilité est indiscutable.

Le col de l'utérus, pour remplir l'acte de réception de la liqueur spermatique, a deux moyens, si je puis ainsi dire, qu'il trouve, l'un dans sa texture propre et l'autre dans sa forme : eu égard à sa texture, il est constitué par des fibres musculaires concentriques, qui, en se dilatant et en se contractant tour à tour, offrent au sperme un accès et une progression plus faciles ; par rapport à sa forme allongée et au museau de tanche qui ressemble si fort au gland de la verge, il va au-devant du pénis et forme avec lui un canal continu qui permet au sperme de passer, sans se perdre, de l'organe de l'homme dans celui de la femme.

Ces deux moyens sont-ils indispensables à la fécondation, et le sperme ne peut-il pas, en leur absence, pénétrer dans l'utérus ?

Là est toute la question.

Quand le col de l'utérus a ses proportions normales, l'organe mâle et l'organe femelle s'abouchent, pour ainsi dire, de telle façon qu'il est presque impossible au sperme de s'égarer et de se perdre ; mais quand le col est atrophié, ou seulement quand il n'a pas sa longueur ordinaire, ou quand le membre viril est lui-même d'une dimension trop courte, l'organe mâle et l'organe femelle sont séparés par un intervalle assez grand pour permettre au sperme, surtout si l'éjaculation n'est pas très énergique, d'abandonner la direction que lui imprime l'urètre. — Dans ces cas, la fécondation peut très bien ne pas se produire.

Mais si l'espace qui, dans ces circonstances, sépare l'organe mâle de l'organe femelle, vient à être comblé, soit par un abaissement de l'utérus, soit par une longueur plus considérable de la verge, les conditions physiologiques du coït fécondant sont rétablies, et l'introduction du sperme dans la matrice est rendue plus facile.

J'insiste sur ces considérations parce que, sans aller jusqu'à l'atrophie complète, le col de l'utérus a quelquefois des proportions assez exiguës pour amener les résultats que je signale, surtout quand ce défaut de volume n'est pas compensé, dans le coït, par une longueur de la verge plus grande qu'à l'ordinaire. Ces circonstances sont quelquefois une cause de stérilité relative à laquelle le médecin ne prend souvent pas garde, et qui, j'en suis convaincu, ont dû être confondues, en maintes occasions, avec ces prédispositions morales ou physiques, désignées sous le nom d'harmonie d'amour, et dont j'ai précédemment montré l'inanité de l'influence. — C'est un chapitre de plus à ajouter à l'histoire de la stérilité relative.

Comme on le voit, l'examen de l'organe mâle et celui de l'organe femelle sont ici nécessaires pour établir un diagnostic certain ; avec ces deux éléments, il est presque impossible de méconnaître le genre de stérilité auquel on a affaire.

Malheureusement, cette connaissance n'est pas d'un grand secours pour la thérapeutique, car la médecine ne doit jamais prescrire ce que défendent la loi, la morale et la religion. Il n'en serait pas de même si le médecin était consulté avant le mariage, surtout s'il s'agissait d'une veuve, car, dans ce cas, son intervention pourrait être utile en faisant connaître les résultats négatifs d'une union mal assortie.

Hors ces circonstances dont j'ai hâte d'abandonner l'appréciation, la stérilité résultant de l'atrophie du col utérin doit être considérée, dans des conditions données, comme entièrement au-dessus des ressources de l'art.

Hypertrophie du col de l'utérus. — Je ne veux parler ici que de l'allongement anormal du col de l'utérus se produisant en dehors de toute affection organique de l'organe. Cette augmentation de volume porte quelquefois sur la totalité du col et tantôt est limitée à une des lèvres du museau de tanche. Dugès et madame Boivin (1) citent des exemples de l'un et de l'autre cas ; et M. Duparcque rapporte (2) une observation qui montre tout à la fois le degré que cet allongement peut atteindre, et sa possibilité congénitale que tous les auteurs ne paraissent pas admettre.

Une semblable difformité doit, dans beaucoup de circonstances, empêcher la fécondation ; il advient, en effet, ou que le col utérin, poussé par la verge, se coude sur lui-même, soit en avant, soit en arrière, de manière à diriger en haut l'ouverture du museau de tanche, ou qu'il se croise avec le membre viril, de telle sorte que l'éjaculation va se perdre dans le cul-de-sac du vagin.

A ces circonstances purement mécaniques dont il faut bien reconnaître la possibilité, Lisfranc ajoute, comme cause de stérilité dans le cas qui nous occupe, la forme conique que revêt presque toujours alors le col de l'utérus. « Son sommet

(1) *Traité pratique des maladies de l'utérus et de ses annexes*, t. I, p. 193.

(2) *Traité des maladies de la matrice*, t. I, p. 156.

qui est en bas, dit-il, offre à peine le diamètre de 2 millimètres 1/2 environ (une ligne) ; il est percé à son centre d'une petite ouverture qu'on dirait avoir été pratiquée avec une vrille très fine ; toujours, jusqu'aujourd'hui, j'ai observé que l'extrémité inférieure de la matrice gagnait en longueur ce qu'elle perdait en largeur. La disposition sur laquelle j'insiste, et que j'ai le premier indiquée, rend la conception très difficile et même ordinairement impossible. Sur le très grand nombre de personnes que j'ai touchées, ou que j'ai examinées avec le spéculum, j'ai reconnu que la forme du col utérin dont je m'occupe rendait les femmes stériles dix-neuf fois sur vingt, et j'ai toujours appris, en les interrogeant, que celles qui avaient été assez heureuses pour devenir enceintes n'avaient fait ordinairement qu'un enfant et très rarement deux. J'écris ce que j'ai observé, et je ne soutiens point que les faits ne puissent pas offrir des exceptions (1). »

Il est difficile de comprendre, à moins de recourir à l'explication mécanique que j'ai fait connaître tout à l'heure, comment la forme conique du col ne peut permettre qu'une ou tout au plus deux fécondations. Si cette forme est un obstacle au passage du sperme dans le col de l'utérus, cet obstacle doit exister tant que la forme conique elle-même n'a pas été modifiée.

Je crains bien que Lisfranc n'ait pris ici l'effet pour la cause : il est incontestable que dans l'allongement considérable du col de la matrice, le sommet de ce col gagne en longueur ce qu'il perd en largeur, et ne présente plus qu'une ouverture excessivement étroite ; or, l'étroitesse plus grande de cet orifice le dispose fatalement à une occlusion

____

(1) *Clinique chirurgicale de l'hôpital de la Pitié*, t. II, p. 139.

plus facile, et l'on comprend alors la fréquence de la stérilité d'une part, et de l'autre le petit nombre de grossesses que comptent les femmes affectées d'une anomalie pareille.

Pour obvier à cet inconvénient, Lisfranc propose l'amputation du col de l'utérus, et il cite même deux cas où cette opération fut pratiquée avec succès, l'une par lui et la seconde par un autre médecin qu'il ne nomme pas. « L'opération dont je viens d'entretenir le lecteur, dit-il en terminant, entrera-t-elle dans le domaine de la médecine opératoire? Je laisse à l'expérience le soin de décider cette grande question. »

L'expérience, grâce à la prudente réserve des médecins, n'a pu prononcer sur un problème dont la solution était déjà donnée par la raison. Est-il nécessaire, en effet, de pratiquer l'extirpation du col quand il suffit dans la très grande majorité des cas, dans ceux surtout dont parle Lisfranc, de dilater l'ouverture utéro-vaginale trop étroite, ou tout au moins de la débarrasser des mucosités, des brides ou des adhérences qui en obstruent la cavité? Cette simple manœuvre, tantôt de dilatation et tantôt de désobstruction, amène les mêmes résultats que l'amputation, et n'expose pas les femmes aux graves dangers qui, nécessairement, accompagnent une semblable opération.

L'extirpation du col serait certainement plus logique si elle se proposait de prévenir l'entrecroisement du col utérin et de la verge; mais quand on songe que l'accroissement du col de l'utérus atteint rarement la longueur du vagin; que même, dans ce cas extrême, la conception peut encore avoir lieu, comme le démontre uue observation de M. Duparcque; et qu'enfin, il est possible à l'homme de parer à cet inconvénient en n'introduisant dans

la cavité vaginale que la moitié et même le tiers de la
verge, on recule devant une opération si pleine de périls
pour la vie de la malade, et dont les résultats peuvent être
obtenus à des conditions moins onéreuses et pour la femme
et pour le chirurgien.

J'estime donc que l'extirpation du col utérin doit être
proscrite dans les circonstances dont il est ici question, et
que la stérilité résultant de l'allongement trop considérable
du col de la matrice sera combattue, tantôt par la dilatation
de l'ouverture utéro-vaginale, surtout quand le museau de
tanche présentera la forme conique signalée par Lisfranc,
et tantôt par la position que le mari devra prendre pendant
le coït, et par une moindre introduction du membre viril
dans la cavité vaginale.

J'aurai l'occasion de revenir tout à l'heure sur chacun de
ces détails, quand je parlerai de l'étroitesse et de l'occlusion
de l'orifice inférieur de l'utérus et des déplacements divers
de l'organe gestateur.

Oblitération de l'ouverture utéro-vaginale. — L'oblitération congénitale du col utérin, la seule qui m'occupe ici,
peut, eu égard à son siége, se trouver, ou à l'ouverture
vaginale, ou sur un point, ou sur la totalité du parcours du
canal; eu égard à son étendue, l'oblitération peut être
complète ou incomplète.

Arrêtons-nous d'abord au siége de l'oblitération.

A l'orifice externe, l'oblitération est souvent constituée
par la muqueuse vaginale qui tapisse sans interruption tout
le museau de tanche; il est facile de constater la nature de
l'occlusion, soit par le toucher vaginal, soit par l'examen
de l'organe à l'époque menstruelle. Par le toucher vaginal,
le doigt sent, au milieu du museau de tanche, une légère
dépression, qui n'est autre chose que l'ouverture uté-

rine ; sa forme , son étendue et sa position ne laissent aucun doute sur sa nature ; de plus, aux époques menstruelles, cette disposition disparaît et est remplacée par une éminence due à la pression que le sang accumulé dans l'utérus exerce sur cette partie non adhérente de la muqueuse vaginale.

Il est bien évident que je fais ici abstraction des accidents que peut déterminer et que détermine en effet souvent cet obstacle à l'écoulement des règles. Cependant il arrive quelquefois que la nature se suffit à elle-même, soit en rendant moins abondant le fluide cataménial, soit en activant les forces de l'absorption, de telle façon que certaines femmes peuvent presque impunément porter l'anomalie dont il s'agit ici.

Mais si leur santé générale est quelquefois compatible avec cet état, leur fécondité est fatalement compromise jusqu'au jour où un libre passage sera ouvert au sperme ; heureusement, dans ce cas, cette condition est facilement réalisable, et le premier instrument venu, bistouri, trocart ou ciseaux, est bon pour fendre la muqueuse vaginale sur le point correspondant à l'orifice externe de l'utérus.

Je ne sais qui a proposé de choisir l'époque menstruelle pour cette opération, sous prétexte que la tumeur sanguine, alors apparente, la rend tout à la fois plus facile et plus sûre. Je ne partage pas cet avis. Comme facilité, la dépression que l'on sent bien distinctement au museau de tanche dirige la main du chirurgien non moins sûrement qu'une tumeur, et comme sûreté, il y a moins à craindre les accidents inflammatoires à l'époque intermenstruelle que pendant l'écoulement cataménial.

Quoi qu'il en soit, après l'incision de la muqueuse vaginale, il est nécessaire d'empêcher celle-ci de refaire l'oblitération par l'adhérence des bords divisés, et, à cet effet, on introduit et on laisse en place dans le conduit utérin, jusqu'à parfaite cicatrisation de la muqueuse, une mèche de charpie, ou mieux encore, un petit cylindre d'éponge qui fait en même temps l'office de dilatateur, alors, bien entendu, que le canal est parfaitement perméable.

Car cette perméabilité est quelquefois abolie, c'est-à-dire que le col de la matrice est plein, et que son centre n'est pas traversé, comme dans l'état normal, d'un conduit qui fait communiquer la cavité utérine avec la cavité vaginale.

J'ai observé deux fois ce vice de conformation ; dans les deux cas les femmes qui le portaient étaient remarquables par le peu de développement de l'appareil génital et des organes qui entretiennent avec lui des relations intimes. Ainsi chez une de ces femmes, âgée de vingt-trois ans, l'utérus avait tout au plus le volume qu'il présente à l'âge de dix ans ; la vulve, bien que des rapprochements amoureux eussent eu lieu, était étroite, et les lèvres à peine saillantes ; les poils du pubis, sans force, étaient clair-semés et ne frisaient pas ; enfin, les seins étaient d'une petitesse extrême, et leurs mamelons ignoraient cet éréthisme que produisent les désirs vénériens, les attouchements de l'homme et quelquefois la menstruation. L'hémorrhagie menstruelle, nécessairement absente, semblait avoir pris une autre voie et n'occasionnait même pas de congestions légères soit aux poumons, soit au cerveau, soit à tout autre organe, ainsi qu'il arrive souvent dans les cas de ce genre.

En présence d'un tel état de choses, le chirurgien, s'armant du fer rouge ou du bistouri, doit-il creuser le canal oublié par la nature ? — Evidemment la vie de la malade n'est pas compromise ; il faut simplement remédier à la stérilité radicale, absolue, qui la frappe. — Je n'hésite pas à répondre qu'en de pareilles circonstances, le chirurgien sage et prudent doit s'abstenir : au milieu des conditions que j'ai énumérées tout à l'heure, et dont on comprend maintenant l'importance, il arrive neuf fois sur dix que les ovaires participent à l'atrophie de tout l'appareil génital, et que là aussi existe une cause radicale, absolue de stérilité, de telle sorte que l'opération sur le col utérin ne remédierait en aucune façon à l'infirmité qu'il s'agit de faire disparaître, et qu'on aurait en pure perte gravement exposé la vie d'une femme.

J'insiste sur ce point, parce que c'est précisément ce qui est arrivé à une des deux malades qui m'ont offert le vice de conformation dont je parle. Consulté sur le traitement à suivre, sur l'opération à pratiquer, car la malheureuse était décidée à tout pour devenir mère, je répondis qu'il n'y avait rien à faire contre la stérilité qui me paraissait tenir non-seulement à l'oblitération du col utérin, mais encore à l'atrophie des ovaires. Un confrère très haut placé dans l'opinion médicale, consulté à son tour, ne partagea pas mon pessimisme, et fut d'avis de tenter le percement du col ; la malade, étrangère à Paris, entra dans une maison de santé où l'opération, sur l'avis du dernier consultant, fut pratiquée par un chirurgien qui n'était pas ce consultant lui-même. Ni lui, ni moi n'assistions à l'opération, car il arrive souvent que des malades, après avoir pris l'opinion de plusieurs médecins, confient à un autre le soin de réaliser le parti auquel ils se sont arrêtés. C'est ce qu'il advint en cette circonstance ; mais j'ai su plus tard que les accidents les plus graves s'étaient déclarés et que la vie de la malade avait été longtemps menacée par une métro péritonite des plus intenses, si bien qu'au milieu des phénomènes inflammatoires qu'il fallut à tout prix combattre, on ne put entretenir l'ouverture artificielle qui avait été pratiquée, et que, lorsqu'on eut triomphé de la métro-péritonite, il eût été nécessaire de recommencer le percement du col, ce qui, j'aime à le croire, ne vint même pas à la pensée de l'opérateur.

Cependant, je ne proscris pas l'opération d'une manière absolue ; mais j'estime que lorsqu'une décision aussi grave est prise, la malade doit avoir quelques chances de recouvrer une faculté pour laquelle elle expose son existence même. Le chirurgien est donc tenu, pour l'honneur de sa profession et dans l'intérêt de sa malade, de s'assurer de l'intégrité de tout l'appareil génital, et, s'il constate une autre cause irrémédiable de stérilité, de s'abstenir et de repousser une opération tout à la fois dangereuse et inutile.

§ II. — Lésions organiques du col de l'utérus.

Si l'on excepte quelques dégénérescences, qui même ne sont pas toujours une cause de stérilité, puisqu'on a vu des femmes portant un cancer au col de l'utérus être fécondées, je ne sais aucune lésion organique qui, par elle-même, empêche le sperme d'arriver dans la matrice. Sans doute beaucoup de ces affections, ainsi que je vais le dire, peuvent consécutivement créer des obstacles au passage du fluide séminal ; mais il n'est, je le répète, aucune rougeur, aucune érosion, aucune ulcération qui, par leur nature seule, soient capables de s'opposer à la conception.

Mais il n'en est plus de même quand on les considère dans les conséquences que quelques-unes d'entre elles peuvent entraîner, et aussi au point de vue du traitement qu'elles réclament.

Sous ces rapports, les affections dont il s'agit n'aboutissent pas toujours aux mêmes résultats : tantôt elles diminuent seulement le diamètre du canal utéro-vulvaire ; tantôt elles donnent naissance à des brides qui le coupent en deux sens ; tantôt, enfin, elles en déterminent l'oblitération complète par l'adhérence de ses parois.

Dans tous ces cas, les conditions de la progression du sperme à travers le col de l'utérus sont assez profondément modifiées pour que la liqueur séminaleé prouve une véritable impossibilité d'arriver jusque dans la matrice, et que, par suite, la stérilité en soit la conséquence.

Rétrécissement du canal utérin. — Le simple rétrécissement du canal utéro-vulvaire est, des trois accidents que je viens de signaler, le moins défavorable pour la conception ; il est ordinairement amené, ou par la phlegmasie soit aiguë, soit chronique, ou par l'engorgement du col utérin.

Le rétrécissement, qui est dû à la phlegmasie, offre quelquefois dans sa formation un mécanisme identique avec celui qui préside à certains rétrécissements du canal de l'urètre ; ainsi il est constitué tantôt par le durcissement de la muqueuse elle-même, tantôt par un bourrelet du tissu cellulaire sous-jacent, et tantôt par une induration du tissu même du col de l'utérus.

Dans d'autres circonstances, le rétrécissement, au lieu d'être limité en un point, comme dans les cas précédents, est le résultat de l'hypertrophie totale du col, de l'engorgement de tout le tissu de l'organe. Dans ce cas, l'ouverture extérieure tantôt disparaît, comme au fond d'un entonnoir, et tantôt, au contraire, est proéminente par l'effet du gonflement des lèvres du museau de tanche, qui la ferment par la pression qu'elles exercent l'une contre l'autre.

Ces divers états sont faciles à distinguer : l'hypertrophie du col ou son engorgement a des caractères tellement saillants de grosseur et très souvent de douleur à la pression, que le simple toucher vaginal suffit presque toujours pour le faire reconnaître.

Quand le rétrécissement ne siége que sur un point du canal utérin, il est également aisé de le constater par le cathétérisme, mais il. n'est pas aussi facile de déterminer la nature du rétrécissement. Sans doute, une main exercée pourra faire la part de ce qui revient ou au durcissement de la muqueuse, ou au bourrelet du tissu cellulaire sous-jacent, ou à l'induration du tissu même du col ; mais pour la majorité des médecins, j'estime cette distinction très difficile ; fort heureusement, elle n'a pas dans la pratique l'importance que l'on pourrait être tenté de lui attribuer, ainsi qu'on le verra tout à l'heure par ce que je dirai du traitement à leur opposer.

Le seul point réellement essentiel est de déterminer l'état pathologique du col, car la thérapeutique à employer sera toute différente, selon que celui-ci sera ou ne sera pas engorgé.

Je n'ai point à faire ici l'histoire de l'engorgement du col utérin, que je dois considérer en lui-même, indépendamment des maladies, ulcérations, dégénérescences, etc., dont il n'est le plus souvent qu'un épiphénomène.

Presque toujours, quelle que soit la forme que revête l'engorgement, et qui l'a fait appeler tantôt engorgement congestif, tantôt engorgement dur, l'affection est produite par un état phlegmasique qui réclame impérieusement et exclusivement l'emploi des antiphlogistiques. Je ne parle pas de l'engorgement œdémateux ou œdème du col utérin, qui n'a ordinairement lieu qu'à la suite des couches, et qui, selon M. Duparcque, se dissipe toujours avec la fièvre de lait, car une pareille affection ne saurait entrer dans le cadre d'un livre sur la stérilité. Or, si une phlegmasie est le point de départ de l'engorgement utérin, et conséquemment du rétrécissement du col de la matrice, il faut bien se garder, sous prétexte d'obvier à ce dernier accident, de recourir à des moyens qui auraient précisément pour résultats d'augmenter l'état inflammatoire; par conséquent, tout dilatateur sera soigneusement proscrit, et l'on ne s'occupera que de l'engorgement dont la disparition entrainera celle du rétrécissement.

Mais il n'en est pas de même dans les cas de rétrécissements partiels sans engorgement, et par suite sans phlegmasie du col de l'utérus; ici les corps dilatants sont d'une incontestable utilité, et rendent peut-être encore plus de services que dans les rétrécissements du canal de l'urètre.

La position mobile de l'utérus dans l'excavation du bassin, et la direction de son orifice vulvaire ne permettent pas de laisser à demeure des corps rigides et lourds, qui exposeraient la femme à des dangers réels, comme ne l'a que trop montré la discussion de l'Académie de médecine sur le redresseur intra-utérin de M. Simpson et de M. Valleix (1). Mais si des sondes métalliques ne sauraient être laissées en place, on peut sans inconvénient pratiquer le cathétérisme avec des sondes dont le calibre ira en augmentant. Le séjour de la sonde dans la cavité du col aura une durée proportionnelle aux efforts qu'il faudra faire pour surmonter le rétrécissement; cependant, en thèse générale, la sonde peut être maintenue dans le canal utéro-vulvaire depuis cinq minutes jusqu'à une demi-heure et même davantage.

Mais si les dilatateurs rigides ne doivent point être placés

____

(1) *Bulletin de l'Académie de médecine;* Paris, 1854, t. XIX, p. 628 et suiv.

à demeure dans la cavité du col de la matrice, on peut leur substituer des substances qui, augmentant de volume sous l'action de l'humidité, produisent une dilatation lente et progressive, et presque toujours exempte d'accidents fâcheux.

De toutes les substances dont on pourrait tirer parti, l'éponge me paraît réunir les conditions les plus favorables : disposée à prendre la forme que l'on désire, facile à introduire dans la cavité utérine, assez légère pour être maintenue en place par les plis du vagin, et présentant à un haut degré les propriétés hydrophiles, elle me semble mériter, sous tous les rapports, la préférence sur les autres corps dilatants avec lesquels on a construit les diverses espèces de bougies.

On taille dans un morceau d'éponge préparée un cylindre dont le volume doit égaler le diamètre de l'ouverture utérine, et, après y avoir fixé un fil qui permette de le retirer, on le place dans la canule d'un trocart que l'on introduit dans la cavité du col de la matrice. Pendant qu'avec une tige on pousse le cylindre d'éponge vers le bord supérieur de la canule, on retire lentement celle-ci qui abandonne dans le canal utérin le cylindre qu'elle y a porté.

L'éponge peut rester plusieurs jours sans être retirée ; il m'est arrivé de la laisser dix et même douze jours sans qu'elle déterminât le moindre accident ; seulement la sécrétion muqueuse est considérablement augmentée, et l'hygiène, bien plutôt que la crainte de quelque accident, fait un devoir de remplacer le cylindre toutes les vingt-quatre ou toutes les quarante-huit heures.

Il arrive quelquefois que la dilatation, quelque méthodique et quelque bien faite qu'elle soit, est impuissante à faire disparaître le tissu anormal qui constitue le rétrécissement, et qu'il faut, comme dans les rétrécissements du canal de l'urètre, recourir à la scarification et à la cautérisation.

Ces deux opérations étant également nécessitées par la présence de brides ou de fausses membranes développées dans le canal utérin, je renvoie leur examen au paragraphe qui va suivre, et qui sera consacré en partie à l'étude de ces productions anormales.

Obstruction du canal utérin. — L'obstruction du canal utérin peut être amenée par des circonstances de diverses natures : tantôt elle est due à la présence d'un ou de plusieurs calculs ; tantôt elle tient à des granulations qui, semblables à des bourgeons charnus, remplissent le col d'une véritable végétation ; tantôt elle est occasionnée par la formation de brides ou l'exsudation de fausses membranes, comme dans l'observation de métrite diphthéritique que je rapporterai tout à l'heure ; tantôt, enfin, et ce sont les cas les plus fréquents, elle reconnaît pour cause les mucosités sécrétées par l'utérus, et dont l'abondance ou le durcissement créent, au passage du sperme, un obstacle souvent infranchissable.

On comprend de quelle importance est, au point de vue du traitement, le diagnostic différentiel de ces simples causes d'obstruction, car en agissant à l'aveugle on s'exposerait à aggraver le mal au lieu de le détruire.

L'inspection au spéculum et le cathétérisme utérin sont ici d'une absolue nécessité.

Si l'obstruction est occasionnée par des calculs, la sonde en accusera la présence par un bruit et par un choc bien connus des chirurgiens ; ni l'enchatonnement, ni la mobilité, ni la multiplicité des concrétions pierreuses ne rendront le diagnostic difficile et n'empêcheront de reconnaître la nature de l'obstacle. Une bride ou une cicatrice vicieuse, formées à une hauteur plus ou moins grande du canal, peuvent seules être confondues avec un calcul ; mais pour une main un peu exercée, cette confusion sera aisément écartée par la sensation d'une résistance plus ferme opposée par la pierre, et surtout par le bruit que produit en arrivant sur elle le bout d'une sonde métallique. Dans les cas de bride ou de cicatrice, l'obstacle semble céder devant l'effort de la sonde, et ne donne pas le bruit caractéristique des concrétions pierreuses.

Dans toutes les autres espèces d'obstruction, l'examen au spéculum établit le diagnostic d'une manière certaine, et il n'est souvent pas nécessaire d'écarter les lèvres du museau de tanche pour constater la présence soit de granulations, soit de mucosités liquides ou solides.

Le pronostic de ces diverses affections, au point de vue de la stérilité, n'a rien de grave ; c'est ici que l'on peut, avec toute raison, appliquer le fameux axiome : *Sublatâ causâ tollitur effectus*, et c'est en effet là, à l'enlèvement de la production normale, que se résume tout le traitement de l'inaptitude à la procréation.

Dans les cas de calculs, ceux-ci seront saisis, s'ils peuvent l'être, et amenés au dehors. Une pince à pansement dont les branches sont seulement un peu plus longues que celles des pinces ordinaires, suffit dans la majorité des cas, surtout si le calcul n'est pas très volumineux. Mais il est des circonstances où la pierre violemment engagée dans le canal, après avoir franchi le sphincter utérin, refoule les tissus qui forment devant elle un bourrelet et en rendent par cela même l'extraction impossible. Dans ces cas, il faut se garder de toute manœuvre intempestive d'extraction, et se borner à repousser le calcul dans la cavité utérine, où au besoin on le broierait par les mêmes procédés employés pour

broyer les calculs dans la vessie. Je ne sais si cette espèce
de lithotripsie a jamais été pratiquée, mais l'opération que
je signale ne me paraît pas être une déduction illogique des
règles de notre art. Je n'ai point encore eu occasion d'observer par moi-même des calculs, soit dans l'utérus, soit
dans le col de la matrice. Les auteurs qui m'ont précédé et
qui parlent de ce genre d'affection, n'ont constaté les concrétions pierreuses que sur le cadavre, de sorte que je ne
puis apporter aucun fait clinique à l'appui de la nécessité
et en faveur de la possibilité d'une semblable opération.
Mais, je le répète, en présence d'un calcul logé dans la
matrice et qui ne pourrait être amené au dehors sans occa-
sionner des déchirures du tissu, je n'hésiterai pas, à moins
des contre-indications formelles, comme par exemple, un
état inflammatoire de l'organe, à recourir au broiement de
la pierre qu'on appelerait *lithotripsie utérine* pour la distinguer de la lithotripsie vésicale.

Dans les cas de granulations, de bourgeons charnus, de
végétations, n'importe leur nature, la curette de Récamier
rendrait d'incontestables services, si elle n'avait pas l'inconvénient d'exposer l'organe gestateur à une phlegmasie
intense, et de pallier seulement le mal pour un temps
fort court au lieu de le guérir. Sans doute, dans quelques
circonstances qu'il serait assez difficile de spécifier, cette
opération de *curage* peut n'amener aucun accident sérieux,
puisque Récamier assure l'avoir pratiquée plusieurs fois ;
mais l'incertitude précisément qui plane sur les conséquences
qu'elle peut entraîner l'a mise en une juste suspicion auprès
des praticiens, et pour mon compte, je n'oserais, sans de
vives inquiétudes, me transformer en une sorte de ramoneur
du col de la matrice. Je donne de beaucoup la préférence à
la cautérisation exercée avec un bâton de nitrate d'argent

que j'introduis rapidement dans toute la longueur du canal utérin, et que je remplace ensuite par une mèche de charpie fortement enduite de cérat pour prévenir l'adhérence des parois cautérisées. Cette manœuvre n'empêche en aucune façon un traitement général, s'il est nécessaire, comme dans les cas de végétations syphilitiques, ou un traitement local mieux approprié à la nature de l'affection. Le nitrate d'argent porté dans le canal utérin n'a d'autre prétention que celle de débarrasser ce canal des obstructions qui en gênent le parcours, mais il ne doit point s'élever jusqu'au titre de spécifique. Sans doute, dans beaucoup de circonstances, son action modifiera heureusement la vitalité des tissus et concourra ainsi à la disparition de la maladie mère, si je puis ainsi dire; mais cette action purement locale sera dans beaucoup de cas insuffisante et réclamera le concours d'une médication générale. Je n'ai point ici à faire l'histoire de cette médication, mais j'ai dû la signaler comme un complément indispensable du traitement de ce genre d'affections du col de la matrice.

Si l'obstruction est formée par des brides, une nodosité, une cicatrice vicieuse, ou par toute autre production de tissu anormal, que la dilatation telle que je l'ai expliquée plus haut est impuissante à faire disparaître, on ne devra pas hésiter à recourir aux scarifications, ainsi qu'on les pratique sur le canal de l'urètre. Quel que soit l'instrument dont on fasse usage, que ce soit celui de M. Amussat, celui de M. Leroy d'Etiolles, ou celui de M. Reybard, on devra toujours agir de haut en bas, c'est-à-dire de dedans en dehors, et ne pas intéresser les tissus sains du col de l'utérus.

Enfin, les mucosités que l'on rencontre si fréquemment dans le canal utérin et qui sont plus souvent qu'on ne pense un obstacle réel au passage du sperme, rentrent tellement dans les considérations que j'aurai à présenter plus tard sur la leucorrhée, que je crois devoir réserver leur étude pour le chapitre consacré à l'influence exercée par les pertes blanches.

Cependant je ferai observer ici, pour n'y plus revenir, que si les mucosités s'étaient durcies, il les faudrait considérer comme de véritables calculs et en opérer l'extraction de la manière que j'ai indiquée plus haut.

Oblitération du canal utérin. — Une grande différence existe entre l'oblitération congénitale dont j'ai déjà parlé et l'oblitération accidentelle qui fait le sujet de ce paragraphe. Dans l'oblitération congénitale, en faisant abstraction des cas constitués par l'imperforation de la muqueuse vaginale, le col est plein, le passage au sperme n'a jamais existé, et l'art, s'il intervient, est forcé de percer un canal à travers des tissus compactes. Dans l'oblitération accidentelle, en admettant l'adhérence tout entière des parois du conduit utérin, circonstance rare et extrême, la chirurgie opère sur des tissus anormaux et a, pour se conduire et pour garant de son entreprise, les limites mêmes du canal naturel. Aussi, autant je me suis montré opposé à l'idée de créer un canal alors que la nature n'en avait point marqué la voie, autant j'estime que l'art doit avantageusement intervenir dans les cas où il y a simple adhérence des parois d'un conduit existant déjà.

L'inflammation, l'ulcération et la cautérisation du col utérin sont les causes les plus ordinaires de son oblitération ; celle-ci, comme je viens de le dire, s'opère par l'adhérence d'un ou de plusieurs points, ou de la totalité de la muqueuse utérine du col. On l'observe assez souvent à la suite de chancres siégeant sur cette partie, et non moins fréquemment après des cautérisations au nitrate d'argent, n'importe pour quel motif, alors que le chirurgien n'a pas eu le soin d'introduire une mèche de charpie ou de linge entre les deux lèvres du col.

Si à une époque où l'on fait abus des cautérisations, et si au milieu des cas si nombreux d'inflammations et d'ulcérations, spécifiques ou non, du col utérin qui se présentent à la pratique médicale, on ne rencontre pas plus souvent l'accident dont il est ici question, il faut l'attribuer à la sécrétion muqueuse qui, dans toutes ces circonstances, est accrue, et dont le produit fait précisément l'office du corps isolant dont je viens de parler, mèche de charpie ou languette de linge. De plus, dans les cas de cautérisation, l'eschare contribue aussi à isoler les surfaces avivées, car l'adhérence dont il s'agit se montre de préférence après une cautérisation légère, après l'action du nitrate d'argent, par exemple, plutôt qu'après celle du nitrate acide de mercure ou celle du fer rouge.

Cependant en dépit de ces circonstances heureuses, la matière plastique ne parvient pas toujours à être maintenue sur les parties où elle se forme, et alors, jetant des racines sur un point opposé, elle rapproche et réunit, en ces points, les parois du conduit utérin, et y détermine une oblitération complète sur une étendue plus ou moins considérable de son parcours.

Cet accident est sans doute une condition fâcheuse pour l'écoulement des règles ; mais il n'en faut pas déduire une impossibilité absolue, car des faits patents prouvent que le tissu vasculaire de l'intérieur de la matrice n'a pas seul le privilége de laisser échapper le sang des menstrues.

Mais si le flux cataménial peut venir au dehors malgré l'oblitération du col utérin, le sperme est incapable de pénétrer dans la cavité de la matrice, car pour lui le canal vagino-utérin est la seule et unique voie qui lui soit permise.

Il faut donc, sous peine d'empêcher à jamais la jonction du produit mâle et du produit femelle, rétablir le passage dans son intégrité ou tout au moins dans sa viabilité.

Comme pour l'oblitération congénitale et pour les cas d'obstruction, l'examen au spéculum et le cathétérisme permettront toujours de constater l'obstacle apporté à la progression de la liqueur séminale.

Je ne reviendrai pas sur les considérations que j'ai présentées à ces occasions et auxquelles je renvoie le lecteur.

Quant à l'opération à faire, elle consiste tantôt en un simple débridement et tantôt en une dissection des parois adhérentes; quelquefois même, quand l'oblitération ne porte que sur un point, il suffit de forcer l'obstacle avec le bout d'une sonde, et alors on retombe dans les cas de dilatation dont j'ai longuement parlé plus haut.

A moins d'un état de dégénérescence de l'organe ou de toute autre contre-indication formelle, le chirurgien doit toujours agir dans les circonstances qui nous occupent. L'opération en elle-même, quelle que soit l'étendue de l'oblitération, n'est ni difficile pour l'homme de l'art, ni dangereuse pour la patiente; tandis qu'elle est, au point de vue de la fécondation, de la plus haute importance, puisqu'elle remédie à une cause certaine de stérilité.

§ III. — Lésions vitales du col de l'utérus.

Le col de l'utérus, sous l'empire de l'excitation du coït, et surtout sous l'action du sperme violemment projeté contre lui, entre dans un état particulier d'excitabilité qui imprime à ses fibres circulaires et longitudinales des mouvements successifs de contraction et de dilatation. Ces contractions et ces dilatations alternatives produisent un effet à peu près analogue à celui des pompes aspirantes, présentent au sperme sortant de la verge une ouverture de réception plus grande, et le facilitent en même temps dans sa progression à travers le col.

Ces mouvements, ou si l'on aime mieux cette excitabilité du col utérin, seconde si puissamment l'entrée et la marche du sperme dans l'organe femelle, que son absence, et même son insuffisance, doivent être, dans beaucoup de cas, un empêchement à l'arrivée du sperme dans l'utérus, soit en lui offrant une ouverture trop restreinte, soit en l'abandonnant à son propre poids dans le canal du col de la matrice. Sans doute, le hasard peut tellement aboucher l'orifice du museau de tanche et le méat urinaire de la verge que la liqueur prolifique arrive jusque dans l'utérus par la seule force de projection qui lui est imprimée, surtout si le col utérin est d'une assez grande brièveté ; mais ces minutieuses circonstances, si elles créent des exceptions dont il faut tenir compte, s'éloignent trop des conditions générales et régulières de la fécondation pour entrer dans les prévisions de la science et du bon sens le plus commun. Elles peuvent servir à expliquer certains faits anormaux que, sans elles, nous ne pourrions comprendre ; mais, je le répète, dans la très grande majorité des cas, il ne faut point espérer en elles pour remplacer l'excitabilité du col.

Cependant, il ne suffit pas que cette excitabilité existe pour que la fécondation se produise ; il importe encore qu'elle soit contenue dans de certaines limites afin d'éviter la prédominance exclusive, soit des contractions, soit des dilatations, dont le résultat, dans l'un et l'autre cas, est la non-arrivée du sperme dans l'utérus.

En conséquence, les lésions vitales du col de la matrice

susceptibles de contrarier le passage de la liqueur séminale de l'organe mâle dans l'organe femelle, sont constituées, tantôt par la diminution et tantôt par l'augmentation de l'excitabilité nécessaire à la réception et à la progression d u sperme.

Nous avons donc ainsi deux classes d'affections, l'une par asthénie et l'autre par sthénie.

Mais avant d'aborder l'étude spéciale de chacune d'elles, qu'on me permette de revenir sur une question dont j'ai précédemment posé les termes, et qui comprend les relations que cette excitabilité utérine entretient avec le plaisir sexuel chez la femme, afin de savoir s'il est possible de formuler, d'après des données connues, le *critérium* de la fécondité chez le sexe féminin.

En restant dans les termes absolus de causalité, on est en droit de dire que le plaisir sexuel et l'excitabilité du col de la matrice ne découlent pas de la même source ; mais tout en avouant que l'un et l'autre obéissent chacun à un excitant spécial qui, pour la volupté, est le désir, et pour l'excitabilité utérine, le sperme, il faut reconnaître que les organes qui, respectivement, les manifestent, 1° sont sous la dépendance des lois générales qui régissent toute l'économie ; 2° qu'ils ont entre eux des relations de voisinage que rend plus intimes encore le but commun auquel ils concourent.

Avec ces prémisses, dont j'ai constaté la réalité par des expériences et des observations nombreuses dont la place n'est point ici, est-on autorisé à préjuger de la fécondité d'une femme d'après la somme de plaisir qu'elle prend à la copulation ? Je n'hésite pas à répondre par la négative.

Tous les jours, des femmes sont fécondées en apportant au coït l'indifférence, le dégoût et même la haine ; tous les jours, des femmes sont fécondées au milieu des souffrances qu'entraîne souvent la perte de la virginité, ou au milieu des douleurs morales et physiques du viol ; évidemment, dans toutes ces circonstances la volupté, ou même la plus simple émotion amoureuse n'ont point été nécessaires pour l'excitabilité du col utérin ; celle-ci a obéi à son excitant naturel, le sperme, et le col de la matrice, pour se contracter et se dilater, n'a pas eu besoin d'un signal parti du consensus intime ou du clitoris. La fécondation s'est faite en dehors des relations que l'utérus entretient avec l'économie tout entière, par l'action seule de la vitalité propre de la matrice.

Cependant je possède plusieurs observations de stérilité chez des femmes atteintes de frigidité congénitale, parmi lesquelles se trouvent quatre cas d'absence originelle du clitoris. Y a-t-il ici simple concomitance ou bien le sommeil de l'appareil copulateur aurait-il gagné l'organe gestateur ? Du reste, dans les diverses observations que j'ai recueillies, rien ne faisait pressentir la frigidité et la stérilité ; toutes ces femmes avaient normalement développées, sauf le clitoris, toutes les parties sexuelles de la génération ; les poils du pubis n'étaient ni moins fournis ni moins frisés qu'à l'ordinaire ; les seins avaient acquis un développement normal, et la menstruation s'accomplissait avec une régularité remarquable. Une de ces femmes, dont j'ai sous les yeux l'observation très détaillée, était un type de ce que, dans le monde, on appelle une femme passionnée : originaire de Marseille, et ayant dans les veines du sang arabe et italien, elle avait la peau d'une couleur brune, mais qui paraissait blanche à côté de ses longs cheveux noirs, dont l'abondance et la fermeté accusaient une vitalité exubérante. Ses yeux noirs, largement fendus en amandes, dardaient des rayons de voluptueuse convoitise, et sa taille cambrée, semblant en continuelle révolte contre les liens qui l'étreignaient, avait des mouvements si souples et si ondulés que l'imagination la plus paresseuse la rêvait se tordant sous l'étreinte d'un baiser. Cette femme était pour tous les hommes qui la voyaient, le prototype de la passion et de la volupté; et cependant, douée de ce que j'ai appelé le tempérament intellectuel, elle n'avait jamais connu les délices de l'amour; elle apportait au coït une froide indifférence, et sans un ardent désir d'avoir des enfants, elle n'eût pas déserté la couche conjugale qu'elle accusait de sa stérilité. Ses amants n'ayant pas été plus heureux que son mari, elle me consulta et me fit alors l'aveu de l'espèce de dégoût que lui inspirait la copulation.

Il me fut impossible de rien constater d'anormal dans son appareil générateur, et, subissant l'ignorance où me tenaient alors des études trop superficielles, j'instituai une médication qui n'amena aucun heureux résultat.

Je dirai tout à l'heure ce que l'expérience depuis cette époque m'a appris à ce sujet, et ce qu'en des circonstances semblables je prends pour guide de mon diagnostic et de mon traitement.

En cette place je reviens aux relations qui semblent exister entre le plaisir vénérien et la fécondité chez la femme.

Nous venons de voir, non-seulement que l'absence du plaisir copulateur, mais encore que l'existence de conditions tout opposées, c'est-à-dire de la douleur physique ou morale, n'étaient point des obstacles à la fécondation, et que si, dans quelques cas, la stérilité de la femme se montrait en même temps que sa frigidité, ce fait était une simple coïncidence bien plutôt qu'un résultat de cause à effet.

Mais si la fécondité de la femme, ou plutôt si l'excitabi-

lité utérine paraît être indépendante, dans de certaines
limites, de l'existence du plaisir vénérien, il n'en est plus
de même quand ce plaisir atteint une puissance trop forte;
la matrice retombe alors sous l'empire des lois générales
de l'organisme et prend sa part de l'exaltation que le coït
communique à l'économie tout entière.

C'est ce qui arrive en effet.

Les mariages d'amour à leur début et les femmes trop passionnées sont également stériles. Dans les ardeurs et les tressaillements d'un coït épileptiforme, l'utérus, spasmodiquement contracté, resserre et bouche l'ouverture du museau de
tanche et force ainsi le sperme à se perdre sans profit dans
la cavité vaginale; de plus, dans les convulsions de la volupté, les rapports d'opposition de l'organe mâle et de l'organe femelle sont altérés, et cette cause, toute mécanique,
bien connue des femmes habiles dans l'art d'éviter les grossesses, joue un rôle plus important qu'on ne pense dans la
stérilité des personnes à tempérament de feu.

Cependant, toutes les femmes qui trouvent dans la copulation des voluptés convulsives, ne sont pas fatalement condamnées à l'infécondité, et je pourrais citer de nombreux
exemples de fécondation accomplie au milieu du délire érotique le plus prononcé. Dans ces cas, l'utérus ne participe
pas à l'excitation générale, et tout l'éréthisme se concentre
dans l'appareil copulateur; je suis convaincu que si l'on
pouvait examiner la matrice dans ces rapides instants du
délire cynique, on serait étonné de sa régularité fonctionnelle au milieu du désordre d'action qui caractérise toutes
les facultés de l'organisme. Ici encore, le plaisir vénérien
ne peut être pris comme thermomètre de l'excitabilité utérine, et c'est ailleurs qu'il faut chercher les signes de la
diminution ou de l'augmentation de son énergie.

C'est ce que je vais essayer de faire dans les deux paragraphes suivants :

Diminution de l'excitabilité du col de l'utérus. — Les causes qui peuvent amener cet état sont nombreuses et variées ; elles sont générales ou locales.

Les causes générales sont celles qui portent une action débilitante sur toutes les parties de l'organisme, et à laquelle la matrice n'a pas le privilége de se soustraire ; parmi elles se placent ces divers états que j'ai déjà eu occasion d'examiner plusieurs fois et qui menacent la vitalité dans ses attributs les plus essentiels : telles sont une constitution chétive et souffreteuse, les maladies longues, les convalescences difficiles et prolongées, les pertes de sang abondantes ; en un mot, tout ce qui altère profondément les fonctions de la vie plastique.

Dans ces circonstances, le col de la matrice n'est pas seul à subir l'influence de ces causes générales d'affaiblissement ; l'organe tout entier, que dis-je, l'appareil tout entier de la génération participe à cet état de langueur et de marasme, et alors, l'inaptitude à la fécondation, se liant à une altération commune aux ovaires, à l'utérus et au col, se traduit toujours par un dérangement plus ou moins notable dans la menstruation. Dans ces circonstances, il n'est pas toujours facile d'assigner à l'inertie du col la part qu'elle prend à la stérilité, et l'on est tenté de se demander si celle-ci n'est pas due plutôt à l'affection des ovaires qu'à l'absence ou à la diminution de l'excitabilité utérine. Sans doute, les maladies des ovaires sont, ainsi que nous l'avons vu plus haut, des causes puissantes d'agénésie ; mais l'inertie du col utérin n'est pas une source moins abondante d'infécondité, de telle manière qu'en faisant aux ovaires la large part qui leur revient, il faut également réserver un rôle à cette inertie dans les cas de stérilité dont nous nous oc-cupons.

Il est peu aisé, j'en conviens, de tracer les limites exactes de ces deux causes morbides dont les actions concourent au même résultat; mais cette difficulté de diagnostic différentiel est de peu d'importance pour la thérapeutique, car les deux affections, reconnaissant la même origine, réclament un traitement identique.

Je ne reviendrai pas ici sur ce que j'ai dit plusieurs fois dans le courant de cet ouvrage, relativement aux moyens de combattre avec succès les divers états d'affaiblissement général, et j'ai hâte d'arriver aux circonstances dont l'action toute locale détermine une diminution dans l'excitabilité utérine.

Parmi ces circonstances, les abus vénériens doivent se trouver en première ligne, que ces abus aient été des excès de coït ou des excès de masturbation.

Parlons d'abord des premiers.

Les abus des organes sexuels par la copulation peuvent avoir lieu de deux manières : ou le consensus intime reste étranger au rapprochement des sexes et le coït se réduit alors, selon l'expression de Champfort, au contact de deux épidermes : c'est la copulation des filles publiques ; ou le consensus intime intervient par le désir, et la volupté est alors la conséquence, j'allais presque dire la récompense de cette intervention. Dans le premier cas, il n'y a abus que de l'organe copulateur, c'est-à-dire il n'y a abus que d'un tissu organique, dont les altérations sont celles de tout autre tissu analogue soumis aux mêmes influences; dans le second cas, au contraire, il y a abus du sens générateur, abus de tous ses attributs: désirs, tressaillements amou-reux, volupté, etc., etc.

Pour les distinguer les uns des autres, je nommerai volontiers les résultats des premiers, *excès copulateurs ;* et ceux des seconds, *excès voluptueux.*

La distinction que j'établis ici est très importante, comme on va le voir par ce que je vais dire de l'influence de chacun de ces excès.

Je parlerai d'abord des excès copulateurs.

Avant les recherches de Parent-Duchâtelet, il était d'opinion courante que les prostituées étaient généralement stériles ; on ne se rendait pas un compte exact des motifs de cette infécondité, et, sans plus ample informé, on en faisait un attribut fatal de ce misérable métier.

Parent-Duchâtelet ne se contenta pas de raisons aussi légères et il entreprit de donner une base solide à l'opinion, quelle qu'elle fût, que l'on devait se faire de l'aptitude des prostituées à la fécondation.

Ses recherches l'amenèrent à des résultats bien différents de ceux sur lesquels reposait la croyance commune, et, s'il reconnut, en effet, qu'un petit nombre de prostituées parvient jusqu'au terme ordinaire de la gestation, il constata, qu'en général, ces malheureuses n'avaient point perdu l'aptitude à la fécondation. Soit qu'elles le provoquent par des moyens criminels, soit que les circonstances anormales de leur vie de débauche et de désordres le favorisent, un avortement plus ou moins précoce est le résultat ordinaire de leur conception. Sans nous arrêter à l'avortement provoqué par des manœuvres coupables et dont personne ne met en doute la fréquence, je rappellerai, comme confirmant les idées que j'ai déjà émises sur les avortements précoces et dont j'aurai plus loin à étudier l'étiologie, je rappellerai le passage suivant du livre de Parent-Duchâtelet, qui contient en même temps l'opinion d'un des

hommes les plus compétents en embryologie, de M. Serres :
« J'ai parlé plus haut, dit Parent-Duchâtelet, de l'irrégularité de la menstruation chez quelques prostituées et des
interruptions que présentaient chez elles cette évacuation
dans une foule de circonstances ; ne pourrait-on pas les
attribuer à une conception et à une véritable grossesse ?
Cette opinion, qui a été émise devant moi par plusieurs
médecins et physiologistes distingués, acquiert une grande
probabilité par les observations faites par M. Serres, lorsque
les prostituées étaient soignées dans une des divisions de la
Pitié. Je transcris ici les réponses que cet académicien fit à
mes questions : « Les pertes abondantes sont rares chez ces
» femmes, mais les plus jeunes ont souvent des retards dans
» leurs règles, qui se terminent par l'expulsion de ce qu'elles
» appellent un *bondon*. Pendant deux années je ne fis pas
» attention à cette expression ; mais, ayant dirigé mes re
» cherches sur l'embryologie, j'examinai avec soin ces pro
» ductions, et il me fut facile d'y reconnaître tous les carac
» tères de l'œuf humain. J'ai pu, dans un court espace de
» temps, en recueillir un grand nombre, qui tous étaient
» sortis à une époque qui indiquait une conception de quatre
» à cinq semaines ; c'est toujours sur des filles de dix-huit à
» vingt-quatre ans que j'ai pu faire ces observations (1). »

Cette dernière phrase semblerait indiquer que l'exercice
prolongé du métier de prostituée fait même perdre le triste
privilége de l'avortement précoce par l'absence complète de
toute conception ; cependant, il est d'une notoriété incontestable que, lorsqu'une de ces malheureuses dit adieu au
lupanar, se marie ou rentre dans les conditions d'une vie
régulière, non-seulement elle montre, comme toute autre

(1) *De la prostitution dans la ville de Paris*, 2ᵉ édit., t. I, p. 235
et 236.

femme, l'aptitude à la fécondation, mais encore elle retrouve la faculté de porter à terme le fruit de sa conception et de lui communiquer une vitalité qui n'est pas inférieure à celle des autres enfants.

Comme on le voit, les excès copulateurs ne déshéritent la femme, ni dans le présent ni dans l'avenir, de ses droits à la maternité; seulement ces excès, se produisant au milieu de circonstances générales ou spéciales qui prédisposent à l'avortement d'une manière étrange, font classer les malheureuses qui les commettent dans une partie du cadre nosologique où elles n'ont que faire, alors qu'elles devraient trouver place dans une division adjacente.

En est-il de même pour les excès amoureux? Je ne le pense pas, et c'est cette différence dans les résultats amenés d'un côté par les excès copulateurs, et de l'autre par les excès voluptueux, qui m'a fait considérer comme très importante la distinction que j'ai établie entre eux.

Les quelques considérations qui vont suivre se rapportent à tous les excès voluptueux, qu'ils soient produits par le coït ou par la masturbation.

Sous le rapport des excès voluptueux par le coït, Paris est, sans contredit, la ville d'Europe qui offre le plus vaste champ à l'observation. Par l'état de ses mœurs, par la tournure de son esprit, par la légèreté de son caractère, par son amour du luxe et par les appâts sans nombre dont elle entoure les plaisirs, Paris possède une classe de femmes, intermédiaires entre la prostituée et la femme honnête, qui, tout en prenant des amants par intérêt et par espoir de lucre, se réservent le droit de les choisir, et se sauvegardent ainsi un excitant à la copulation autre que le gain. On prévoit que je veux parler de ces femmes entretenues et de ces femmes de théâtre que l'on ne rencontre que défigurées dans les autres capitales, et dont Paris possède des types aussi nombreux que variés.

Ces femmes, quel que soit le nom pompeux sous lequel elles cachent leur métier, ne font pas autre chose que de la prostitution clandestine, et, comme les prostituées soumises à la surveillance de la police, elles commettent des excès copulateurs ; mais se séparant ici de leurs rivales des rues, elles apportent dans ces excès un élément de plus, le plaisir. A leur début dans la carrière elles ont fréquemment des conceptions, et il n'est pas rare, quand elles consentent à cesser leurs orgies, leurs veilles remplies par la débauche, et à se mettre en garde contre les chutes et les coups très fréquents dans leur position, il n'est pas rare, dis-je, de les voir arriver au terme ordinaire de la grossesse. Mais après un temps plus ou moins court de cette vie exubérante de plaisirs et de voluptés, elles perdent toute aptitude à la fécondation et ne rendent même plus le *bondon* des filles publiques.

Contrairement à ce qui arrive chez les prostituées, elles ne recouvrent pas en général la faculté procréatrice alors qu'elles rentrent dans le calme de la vie conjugale, de telle sorte qu'on peut dire que les excès voluptueux compromettent chez la femme les droits à la maternité non-seulement dans le présent, mais encore dans l'avenir.

J'ai acquis la conviction que je viens d'exprimer en interrogeant plus de 200 de ces femmes, dont les unes étaient dans leurs débordements et dont les autres s'étaient mariées ou vivaient maritalement avec un seul homme.

Sur les 200 femmes dont j'ai recueilli les aveux, qu'elles n'avaient aucun intérêt à fausser, il m'a été permis d'examiner les organes génitaux d'au moins 150, et chez la plus grande majorité il m'a été impossible de rattacher la stérilité à une lésion organique quelconque. Chez presque toutes, la menstruation était régulière et éloignait la pensée d’une affection même légère du côté des ovaires et des trompes ; l’utérus n’accusait d’états morbides par aucun des signes qui, d’ordinaire, les décèlent ; enfin, le col de la matrice, examiné au spéculum, n’offrait dans sa forme, dans sa couleur et dans sa position, aucune altération capable de me rendre raison de la stérilité.

C’est alors que je pensais à la possibilité d’une lésion vitale, et que je songeais que peut-être la sensibilité et par suite l’excitabilité utérine s’étaient émoussées et usées dans les excès même auxquels l’une et l’autre avaient été soumises.

Le toucher et l’examen au spéculum ne pouvant rien me révéler, je n’eus d’autre ressource que de recourir à la thérapeutique, et de lever ainsi, par les résultats qu’elle me donnerait, les difficultés du diagnostic. L’électricité était évidemment l’agent qui sollicitait le premier mes préférences, et ce fut à lui, en effet, que je demandai d’abord la confirmation de mes soupçons.

J’expérimentai pour la première fois sur une jeune femme de vingt-trois ans, petite, nerveuse et douée d’un penchant très prononcé pour les plaisirs de l’amour. Élevée à la pension des légionnaires de Saint-Denis, elle avait une culture d’esprit qui contribuait à entretenir et à surexciter ses instincts vénériens. Dès sa sortie de la maison d’éducation, c’est-à-dire à dix-huit ans, elle était devenue femme entretenue et avait parcouru tous les échelons de débauche et d’orgies dont est fatalement accidentée la vie de ces malheureuses. Je la connus alors qu’elle était la maîtresse d’un de mes amis, qu’elle quitta bientôt pour s’attacher à un acteur en renom de Paris, avec lequel il lui vint l'étrange pensée de se marier. Elle crut que pour dé-cider son amant à accomplir cet acte, il lui fallait l'excuse d'un enfant, et que, semblable à l'amour du poëte, son titre de mère lui ferait aux yeux de son mari une nouvelle vir-ginité. Que ce motif fût légitime ou chimérique, la jeune femme ne rêva plus, dès ce moment, que grossesse, et, dans son désir de réaliser un vœu toujours déçu, elle se rap-pela qu'à une époque où la gestation lui eût été une charge, je l'avais interrogée et examinée au point de vue de sa sté-rilité, et elle pensa qu'ayant dirigé mes études de ce côté, je pourrais lui rendre une faculté qui était alors le but uni-que de toute son ambition. Elle vint me voir. Aucun trou-ble général, aucune lésion locale de l'appareil générateur, ne pouvant me rendre compte de cette inaptitude à la fécon-dation, je m'arrêtai, comme je l'ai dit plus haut, à la pensée d'une altération vitale de l'utérus qu'expliquaient suffisam-ment d'ailleurs les excès vénériens précédemment commis. En conséquence, m'appuyant sur les succès obtenus par quelques praticiens au moyen de l'électricité (1), j'entrepris mon expérience dans le double but de contrôler un dia-gnostic difficile et de tracer les limites d'action d'une res-source thérapeutique préconisée jusqu'alors sans indication précise.

Je me servis d'une pile à aimant de l'invention de MM. Bréton frères ; un des pôles était tantôt tenu dans la main de la jeune femme et tantôt appliqué sur l'abdomen ; l'autre, armé du pinceau métallique, fut immédiatement porté sur le col de l'utérus à travers un spéculum de verre qui, au besoin, aurait garanti de l'électricité les parties adjacentes à la matrice.

(1) Voyez Duchenne, *De l'électrisation localisée et de ses applications à la physiologie, à la pathologie et à la thérapeutique.* Paris, 1855, in-8.

Pendant un mois et deux fois par semaine, je soumis la jeune femme, ainsi qu'il vient d'être dit, à l'action du fluide électrique; les séances duraient de dix à vingt minutes. Pendant tout le temps du traitement, le coït avait été suspendu et la malade soumise à une très grande régularité dans le régime et dans les mœurs. Au bout d'un mois de cette médication, que j'exigeais très rigoureuse, je permis le rapprochement sexuel qui, cette fois, amena une conception. La femme est arrivée au terme ordinaire de la grossesse, l'accouchement n'a rien offert d'anormal, et l'enfant, qui a aujourd'hui deux ans, jouit de la santé la plus parfaite.

Cette observation se complète par quelques détails qui viennent encore à l'appui de ma manière de voir.

L'amant, comme aurait dû le prévoir la malheureuse femme si l'illusion n'était l'essence même de la nature humaine, et la légèreté d'esprit celle de ces infortunées qu'Alphonse Esquiros appelle si poétiquement les *vierges folles*, l'amant ne voulut pas légitimer l'enfant par le mariage, et ce refus rompit naturellement les liens qui l'unissaient à sa maîtresse. Celle-ci reprit la vie de femme entretenue, et la stérilité marqua de nouveau le retour à cette existence d'excès de toutes sortes.

Sans doute ce fait n'a peut-être pas toute la valeur qu'on est en droit d'attendre, et il faut probablement faire une part à la régularité du régime et au repos de l'organe sexuel, circonstances éminemment favorables, comme je l'ai dit plus haut, au retour de la faculté génératrice après des excès copulateurs. Certainement, je suis le premier à reconnaître l'influence qu'ont pu et même qu'ont exercée réellement ces compagnes ordinaires de l'aptitude à la fécondation; mais quand je me rappelle les faits assez nombreux de femmes qui, après des excès voluptueux prolongés plus ou moins longtemps, n'ont pu retrouver leur fécondité dans le calme d'une vie régulière ; quand je pense à la stérilité qui, pendant de longues années, succède à des excès de masturbation, alors que la malheureuse victime les rachète par un ardent désir de maternité constamment déçu au milieu des conditions les plus heureuses du mariage, je me demande si le repos des organes sexuels, si la régularité des rapprochements amoureux, en un mot, si de meilleures conditions sociales ont bien réellement, après des excès voluptueux, l'influence heureuse qu'il n'est pas possible de leur contester après les excès copulateurs. Ainsi que je viens de le dire, des exemples nombreux m'autorisent à ne pas leur accorder une importance trop considérable, et je pense que l'art doit bien plutôt compter sur les moyens thérapeutiques qu'il met directement en usage, que sur des prescriptions hygiéniques qui peuvent seconder un traitement, mais non en constituer la base.

Celle-ci doit être, à mon sens, puisée dans l'électricité.

Depuis l'observation que j'ai longuement rapportée plus haut, j'ai employé cette médication un nombre assez considérable de fois avec des chances diverses de succès. Sans doute ce moyen n'est pas infaillible, mais il réussit six fois sur dix ; et même dans beaucoup de cas où je l'ai vu échouer, la lésion vitale du col de l'utérus s'accompagnait d'une constitution misérable, d'un affaiblissement des forces de l'organisme, qui n'étaient probablement pas sans influence sur l'inertie utérine, et qui, à la place de l'électricité, réclamaient une médication générale fortifiante et tonique. D'ailleurs, une médication qui réussit dans plus de la moitié des cas où elle est employée, mérite une place honorable dans la thérapeutique, et je n'hésite pas à la réclamer pour l'électricité dans les circonstances qui nous occupent.

La lésion vitale qui fait le sujet de ce paragraphe, c'est-à-dire l'affaiblissement de l'excitabilité utérine, n'est pas toujours amenée par des excès voluptueux, soit de coït, soit de masturbation; toutes les causes qui président aux névroses peuvent lui donner naissance, et ces causes sont quelquefois si obscures que le diagnostic direct de l'inertie du col est presque impossible. Ni au toucher, ni à l'examen au spéculum, rien ne révèle l'existence d'une lésion vitale; une leucorrhée n'est pas un signe auquel il faille attacher quelque importance, car il est de bien réelles inerties utérines sans flueurs blanches, et des flueurs blanches très abondantes sans inertie utérine.

Comme je l'ai déjà dit, on n'a que le *criterium* de la thérapeutique; aussi dans tous les cas où la stérilité d'une femme ne trouvera son explication ni dans une altération appréciable d'une partie quelconque de l'appareil génital, ni dans les conditions générales de l'organisme nécessaires au libre exercice de la faculté procréatrice, on devra diriger un courant électrique du côté du col de l'utérus, d'autant mieux que ce moyen, alors même qu'il échoue, ne compromet ni la santé générale de la malade, ni les fonctions génitales elles-mêmes. Si des excès de coït ou de masturbation entrent dans l'histoire des antécédents de la femme, la lésion dont je parle peut être légitimement admise, et alors l'électricité doit être employée avec plus de confiance que dans les cas où le diagnostic est pour ainsi dire négatif.

Il est évident que si l'inertie utérine était liée à quelque trouble des fonctions générales, ainsi que je le signalais plus haut à l'occasion de certains faits observés par moi, il est évident, dis-je, qu'à l'emploi de l'électricité il faudrait ajouter la médication nécessaire pour combattre ces troubles, et remplir toutes les indications que des états spéciaux pourraient réclamer.

Mais ces préceptes sont trop élémentaires pour m'arrêter davantage, et j'ai hâte d'arriver à la seconde forme que présentent les lésions vitales du col de l'utérus, c'est-à-dire à l'augmentation de son excitabilité.

Augmentation de l'excitabilité du col de l'utérus. — L'excitabilité morbide du col de l'utérus revêt trois formes : elle se présente tantôt à l'état spasmodique, tantôt à l'état névralgique, et tantôt à un état latent qui ne se révèle par aucun signe pathognomonique. Il est assez difficile de préciser les circonstances qui font prendre à l'affection telle forme plutôt que telle autre, car je les ai vues toutes les trois se produire au milieu de conditions parfaitement identiques.

Cependant il est une cause qui semble plus spécialement donner naissance à l'état latent, et comme cet état n'occasionne pas de douleur, ne trouble en aucune manière la santé de la femme, on a fait très peu attention à lui d'abord, et, par suite, à la circonstance qui, très fréquemment, en est la source. Cette cause, je me hâte de le dire ici, bien que je me réserve de l'étudier plus longuement ailleurs, cette cause est le coït incomplet, c'est-à-dire pour la femme l'excitation voluptueuse sans réception de la liqueur spermatique dans ses organes.

Des trois formes que revêt l'excitabilité morbide du col de l'utérus, une seule, la forme spasmodique, me paraît pouvoir empêcher l'entrée du sperme dans la matrice ; les deux autres, et la forme spasmodique peut également amener le même résultat, prédisposent seulement à ce que j'appelle les avortements précoces ; or, comme j'ai l'intention de consacrer le dernier chapitre de cet ouvrage à *cette espèce d'impossibilité de faire des enfants*, je renvoie naturellement à ce chapitre les considérations que j'ai à présenter sur cet état morbide, sans même m'arrêter ici à la forme spasmodique dont la place est dans un des paragraphes suivants, consacré aux changements de position que subit le col de l'utérus soit pendant le coït, soit en dehors de la copulation.

§ IV. — Corps étrangers dans le col de l'utérus.

Sans parler des productions morbides, telles que tumeur, polype, etc., qui m'ont déjà occupé à l'occasion de l'oblitération accidentelle du col de l'utérus, je dois signaler la possibilité de l'introduction dans la cavité du col d'un corps étranger, venu du dehors. Mais la présence de ce corps étranger pressant sur une muqueuse et contre un organe aussi vasculaire que l'utérus, ne tarderait pas à déterminer des accidents très graves ; par conséquent, la stérilité qu'elle déterminerait serait excessivement passagère et tellement liée à un de ces états aigus dont j'ai avec soin évité l'histoire, que je crois inutile de m'arrêter sur des accidents dont il suffit d'écrire le titre pour en comprendre tout à la fois l'importance et le traitement.

§ V. — Altérations de position du col de l'utérus.

Si l'on se rend bien compte du mécanisme par lequel le fluide séminal passe de l'organe mâle dans l'organe femelle, on comprendra comment une déviation du col de l'utérus devient facilement une cause certaine de non-fécondation. De plus, en réfléchissant aux conditions diverses qui peuvent rompre les rapports d'opposition du méat urinaire de l'homme et du museau de tanche, on explique, comme je le disais plus haut, beaucoup de faits qui paraissent étranges, tels que la conception après un long temps de stérilité, ou la fécondation facile avec un individu et impossible avec un autre, etc.

Je ne prétends pas dire que toutes les bizarreries signalées dans les résultats de la fonction génératrice trouvent leur explication dans une altération des rapports de l'organe mâle et de l'organe femelle ; mais j'estime que le nombre de ces bizarreries serait de beaucoup diminué, si, dans leur appréciation, on tenait un plus grand compte de la position du col utérin considérée, non pas tant d'une manière absolue que relativement à la verge pendant le coït.

La difficulté de sa constatation est peut-être le motif qui a empêché d'accorder à cette circonstance toute la portée qu'elle possède, car, hâtons-nous de le dire, l'utérus, et surtout son col, subissent, pendant la copulation et à l'insu de la femme, des mouvements qui altèrent les rapports d'opposition qui doivent exister entre l'ouverture de la verge et celle du museau de tanche, pour que la fécondation s'accomplisse.

Incontestablement, il est facile, dans la majorité des cas, de reconnaître une déviation utérine permanente, et il ne viendra à l'esprit de personne de contester un déplacement, quand, par exemple, le col de la matrice sera appliqué contre la paroi abdominale, ou que, recourbé en arrière, il présentera son ouverture à la concavité du sacrum ; il ne viendra également à l'esprit de personne de ne pas admettre une inflexion de l'utérus, quand celui-ci, incliné sur lui-même, formera tumeur au cul-de-sac du vagin.

Ces déplacements sont à ce point manifestes et tellement grossiers, pour ainsi dire, qu'ils sont aisément constatés et reconnus par le doigt le moins exercé au toucher vaginal.

Mais il est des déplacements qui ne se produisent qu'à l'occasion du coït ; que la copulation voit naître et disparaître avec elle ; que la pathologie ordinaire peut bien dédaigner, parce qu'ils n'ont aucune influence sur la santé de la femme, mais dont la pathologie spéciale de la stérilité doit tenir grand compte, puisqu'ils se montrent au moment même où la position normale de l'organe est le plus nécessaire.

Ces déplacements passagers et fugaces, qui ne laissent aucune trace après la copulation qui en fournit tout à la fois la cause et le mécanisme, ont peu attiré l'attention jusqu'ici, parce qu'il est presque impossible de les prendre sur le fait, qu'on me passe l'expression, et parce que nous avons l'habitude de n'accepter que ce que nos moyens d'investigation nous font directement constater. Cependant, ces déplacements sont bien réels, et je vais essayer de montrer que, dans quelques cas, il est possible de les reconnaître aussi sûrement qu'une déviation permanente, et que, dans d'autres, on est autorisé à les admettre aussi légitimement que lorsqu'on admet, par exemple, une affection de la moelle ou du cerveau dans une paralysie partielle.

J'aurai donc à examiner séparément, car, ainsi qu'on le verra, leur histoire est toute différente :

A. Les déplacements utérins dépendants du coït ;

B. Les déplacements utérins indépendants du coït.

A. *Déplacements utérins dépendants du coït.*

Il est peu de femmes dont l'utérus, et surtout le col, se trouvent exactement dans l'axe du vagin, et qui, à une exploration attentive, ne décèlent une déviation légère, tantôt en avant, tantôt en arrière, ou tantôt sur les côtés ; mais cette déviation est insuffisante pour produire la stérilité, ou, en nous servant d'un langage explicatif du phénomène, pour empêcher le passage du sperme de la verge dans la matrice, car beaucoup de ces femmes arrivent à la conception.

Chez celles dont le résultat de la copulation est négatif, et qui n'ont pas d'autres motifs de stérilité, il faut admettre que cette déviation légère s'accroît, pendant le coït, au point d'altérer assez profondément les rapports d'opposition de la verge et du museau de tanche pour ne plus permettre la transmission du sperme de celle-ci dans celui-là.

Cette supposition est-elle admissible ou faut-il la reléguer parmi les rêveries pathologiques dont l'esprit abuse quelquefois dans un vain amour de classification? Pour moi, c'est plus qu'une hypothèse, c'est une réalité, et j'espère que le lecteur, quand il connaîtra les motifs et les faits sur lesquels je m'appuie, partagera, lui aussi, la conviction qui me dicte ces lignes.

Les causes qui, pendant le coït, peuvent agir sur la stabilité de l'utérus, sont de deux sortes :

1° Elles sont mécaniques ;

2° Elles sont vitales.

Voyons donc l'influence de chacune de ces circonstances.

1° *Causes mécaniques du déplacement utérin pendant le coït.* — Les déplacements qui tiennent à cette cause ne se peuvent produire que par une mobilité extrême de l'utérus, au moyen de laquelle l'organe gestateur subit l'influence des mouvements divers qu'exécute le bassin ; cette mobilité est presque toujours constatable en dehors du coït, grâce aux différences de position qu'affecte le col utérin selon la situation que l'on donne à la femme soumise au toucher vaginal.

Cette mobilité est amenée par diverses causes : tantôt elle est due à la laxité des tissus qui doivent maintenir la matrice en place ; tantôt elle s'explique par l'engorgement d'un

point de l'utérus qui, insuffisant pour déterminer une inflexion, entraîne tout l'organe par son propre poids lorsqu'une
position favorable du bassin lui vient en aide ; tantôt enfin,
la cause de ce mouvement de bascule siége dans un des deux
ovaires.

Dans les cas de ce genre, le coït n'agit que par la position que la femme prend pour l'accomplir ; aussi, comme je
le disais plus haut, on peut, en reproduisant cette position,
constater directement la déviation utérine. Je tiens à ne
faire entrer dans mon esprit aucune pensée, et à ne laisser
sortir de ma plume aucune expression que ne puissent accepter l'honnêteté et la science ; mais je dois dire dans l'intérêt
de celle-ci et grâce aux pures intentions qui m'animent, que
j'ai connu une dame, mère de quatre enfants, dont les rapports sexuels ont toujours eu un résultat négatif dans la position horizontale, et que, les quatre fois où elle est devenue
mère, elle a été fécondée alors que le bassin se trouvait dans
la position verticale. En cette position, le col de l'utérus
était bien dans l'axe du vagin ; mais dès que la femme se cou-
chait, je constatais une version très prononcée, tantôt en
avant, tantôt en arrière, tantôt sur les côtés, selon qu'elle
se mettait sur le dos, sur le ventre ou sur les flancs. Cette
mobilité en tous sens m'a toujours fait croire à une grande
laxité des ligaments, d'autant mieux que la femme, d'un
tempérament lymphatique très accusé, avait toutes les chairs
d'une mollesse extrême.

Quand la direction du déplacement est déterminée par
l'augmentation de poids d'un des deux ovaires ou d'une
portion de l'utérus engorgée, la déviation de la matrice, on
le comprend, ne se produit que dans une seule position, et
il y a alors bien plus de chances de fécondation que dans le
cas précédent. Ici encore la constatation du déplacement est

facile, et même dans quelque cas, la cause peut en être reconnue par le toucher rectal.

S'il fallait admettre avec Hippocrate que chez les femmes chargées d'embonpoint, la stérilité est due à une déviation de l'utérus amenée par la pression que l'épiploon exerce sur l'organe gestateur, on pourrait supposer le même pouvoir à la vessie distendue par l'urine et à l'intestin gorgé de matières fécales. M. Huguier est même allé jusqu'à ériger en principes de thérapeutique contre les déplacements utérins, la rétention des urines dans la vessie et la conservation des excréments dans le rectum; mais ces moyens bizarres, pour ne rien dire de plus, sont tout aussi incapables de redresser un utérus renversé que de produire le renversement du même organe. Chez la femme dont j'ai parlé plus haut, et dont la matrice avait une mobilité si grande, la réplétion du rectum et celle de la vessie étaient sans aucune influence, ainsi que j'ai pu m'en assurer plusieurs fois en pratiquant le toucher, la femme étant debout.

Je crois donc que les déplacements mécaniques de l'utérus pendant le coït naissent de la position que prend la femme, et s'expliquent par l'une des deux circonstances que j'ai indiquées, ou par toutes les deux à la fois, c'est-à-dire laxité des ligaments, inégalité de poids sur un point quelconque de l'organe gestateur.

Au point de vue de la stérilité, ces accidents n'ont aucune gravité, puisqu'ils n'ont pas empêché la femme dont je parlais tout à l'heure de devenir mère quatre fois; c'est qu'en effet il suffit, pour contre-balancer leur influence, de conseiller à la femme une position convenable pendant le coït, et dont un examen préalable détermine les éléments.

Quant à la cause du déplacement, qu'il est utile de combattre, moins pour obtenir la fécondation rendue facile par quelques précautions dans le coït, que pour prévenir des accidents ultérieurs plus redoutables, il faut d'abord en rechercher la nature et y conformer sa thérapeutique.

Dans les cas de laxité des ligaments, surtout s'il y a prédominance du système lymphatique, on recourra aux toniques sous toutes les formes, au quinquina, aux martiaux, et l'on prescrira une hygiène dont j'ai plus d'une fois dans cet ouvrage exposé les principes, et sur lesquels je ne puis ni ne dois ici m'arrêter davantage.

Cependant, comme thérapeutique locale, il faudra insister sur les injections vaginales froides, toniques, au besoin même un peu aromatiques, telles que la décoction de quinquina, de thym, de romarin, et même une solution faible d'alun; de plus on prescrira, en même temps que ces moyens, des lavements froids, des bains de siége froids, et surtout, si la chose est possible, des bains de mer, avec l'eau de laquelle des injections vaginales seront pratiquées.

Dans les cas où des accidents nerveux empêcheraient l'usage des moyens que je viens d'indiquer, on se trouvera bien des fumigations vaginales faites avec des plantes aromatiques dont on verse la poudre sur un brâsier placé sous les organes génitaux ; on peut encore administrer les vapeurs des mêmes plantes aromatiques, soit sous forme de douches, soit même en simples fumigations.

Quand l'engorgement d'une portion de l'utérus, ou quand une affection des ovaires est la cause déterminante du déplacement, on doit se renfermer dans les limites d'une médication que je n'ai point à exposer ici et pour laquelle je renvoie le lecteur aux ouvrages généraux qui la renferment.

2° *Causes vitales des déplacements utérins pendant le coït.* — Quelques pages plus haut, en parlant de l'augmentation de l'excitabilité du col de l'utérus, j'ai dit que cette excitabilité morbide se présentait sous trois formes, dont l'une pouvait empêcher l'entrée du sperme dans la matrice par les mouvements spasmodiques qui s'emparaient du col de l'utérus.

Ces mouvements dont la femme a rarement conscience au moment du coït, surtout si celui-ci est voluptueux, mais qu'elle perçoit quelquefois en dehors de la copulation, comme une espèce de crampe qui s'irradie dans plusieurs parties du bassin ; ces mouvements, dis-je, sont de véritables déplacements pour les résultats qu'ils amènent, et doivent par cela même nous arrêter un instant ici.

J'ai dit précédemment qu'aucun lien direct n'unissait l'organe récepteur du sperme et l'appareil copulateur, et, que par conséquent, on ne pouvait pas mesurer le degré de la vitalité utérine sur l'énergie des jouissances érotiques ; j'ai cependant fait observer que la matrice et l'appareil sensuel avaient nécessairement entre eux des rapports de voisinage, et étaient l'un et l'autre soumis aux lois de la sensibilité générale ; que, par conséquent, sans établir une échelle de gradation commune à tous deux, on pouvait jusqu'à un certain point préjuger de l'activité de l'une par la puissance de l'autre, comme, par exemple, on peut, d'après l'ardeur avec laquelle s'accomplit le coït, établir l'état de la circulation et de la respiration.

Ces rapports entre les spasmes cyniques et ceux du col utérin, qui découlent, je le répète encore, non d'une sympathie directe, mais des lois générales de l'économie, ont été de tous temps notés, non-seulement par les médecins, mais encore par les poëtes. Mercurialis, en rapportant deux vers de *Lucrèce*, se range à l'avis de l'auteur de *la nature des choses : Est et aliud quod peto*, dit-il, *audiatis sine risu, scilicet forma et ratio concubitus; quia si mu-*

lieres in concubitu retractent clunes et frequenter agitent, non concipiunt. Rationem adfert Lucretius philosophus (IV De naturâ) *his duobus versibus :*

> *Eicit enim sulci recta regione viaque*
> *Vomerem, atque locis avertit seminis ictum.*

Hac ratione, dicebat Lucretius, doctas meretrices frequenter clunes agitare, non ut delectentur, sed ut non fiant gravidæ.

M. Bischoff n'est pas moins explicite que Mercurialis : « Comme les deux actes, dit-il, l'éjaculation et les mouvements de la matrice n'ont probablement lieu qu'au moment de la plus vive excitation, l'une des causes les plus fréquentes de la stérilité d'un si grand nombre d'accouplements, pourrait bien être le défaut de coïncidence entre eux, qui s'oppose à ce que le sperme entre dans la matrice (1). »

Comme on le voit, non-seulement l'existence des spasmes utérins, mais encore leur coïncidence avec les spasmes cyniques ont été depuis longtemps reconnues, et l'on s'étonne que, devant une explication si naturelle de la stérilité de certaines femmes, des écrivains se soient égarés à la poursuite d'une harmonie d'amour, et n'y aient vu qu'une union mal assortie de tempéraments, de passions, d'inclinations, que sais-je ?

Mais ne revenons plus sur une théorie imaginaire qui s'évanouit au flambeau du réalisme qui éclaire aujourd'hui la science, et reconnaissons qu'en s'appuyant sur les données générales de la physiologie, on peut prévoir, sinon prédire à coup sûr, les cas où la matrice sera, pendant le coït, agitée de mouvements spasmodiques.

______

(1) *Traité du développement de l'homme*, traduit de l'allemand par A.-J.-L. Jourdan ; Paris, 1843, p. 24.

Ces prévisions, on le comprend, se tirent des circonstances mêmes qui augmentent l'excitation érotique ; les unes morales, comme l'amour comprimé, la lecture des romans, les concerts, les spectacles, etc. ; les autres physiques, telles que le tempérament, les habitudes de mollesse, la répétition fréquente du congrès, etc.

Mais je le répète encore, parce qu'on ne saurait trop le redire, les spasmes cyniques n'impliquent pas fatalement les spasmes utérins, et de même que les premiers peuvent atteindre une activité considérable sans la manifestation des seconds, de même ceux-ci peuvent se produire au milieu du calme d'un coït indifférent.

Par conséquent, le congrès ne doit pas être accusé de susciter les spasmes utérins, et si ces derniers se montrent pendant l'accouplement, il ne faut voir dans ces deux faits qu'une simple coïncidence, qu'un pur phénomène du hasard.

Cependant, par cela même qu'il arrive que, quelle que soit la froideur que la femme apporte à la copulation, il se produit dans ses organes sexuels, par la seule présence de la verge, une action, toute locale si l'on veut, mais qui, prolongée, finit quelquefois par se changer en excitation voluptueuse, on peut admettre que la même influence se fait aussi sentir sur l'utérus et que le coït devient ainsi la cause occasionnelle de ses mouvements spasmodiques.

Quoi qu'il en soit, il faut reconnaître que la source de ces derniers est surtout dans les circonstances diverses qui déterminent l'état spasmodique d'un organe quelconque. Sous ce rapport, l'utérus ne se soustrait pas aux lois générales de l'organisme, et cette subordination me dispense de passer en revue toutes les causes assignées aux troubles de l'innervation.

Cependant, parmi ces circonstances, il en est une spéciale

à l'acte sexuel, et sur laquelle je devrais par conséquent m'arrêter un instant; je veux parler du coït incomplet pour la femme. Mais, ainsi que je l'ai déjà dit plus haut, cette circonstance, bien que pouvant amener la forme spasmodique de la surexcitabilité utérine, est si souvent la cause d'un état latent d'excitabilité, que je crois en devoir remettre l'histoire au chapitre consacré à l'influence de cet état latent. Il doit me suffire ici de signaler cette cause, et, pour son examen, renvoyer le lecteur au dernier chapitre de cet ouvrage.

Les accidents qui font le sujet de ce paragraphe n'ont aucune gravité, même au point de vue de la fécondité de la femme. Si les spasmes utérins semblent obéir à la loi qui règle l'exaltation des voluptés vénériennes, l'âge, les habitudes, la satiété, les distractions, les préoccupations d'esprit, la fatigue corporelle, etc., en modérant celles-ci, calment aussi les premiers. — Anciennement on plaçait une grande confiance dans certains agents de la matière médicale, appelés *hypnotiques*, et dont l'emploi serait en effet rationnel dans les circonstances qui nous occupent, si leurs propriétés anaphrodisiaques avaient des bases un peu plus solides que toutes les fables que l'on s'est plu à écrire sur leur compte : ni le nymphea, ni l'agnus castus, ni le nitrate de potasse, ni les semences froides n'éteignent les désirs et ne refroidissent les transports amoureux.— J'aurais plus de confiance dans les bains de siége froids, d'autant mieux que leur action s'étend jusque sur l'utérus, ainsi que le prouve la pratique des éleveurs d'animaux, qui font des affusions froides sur la croupe, par exemple, des ânesses, au moment où elles sont abandonnées par le mâle Je reviendrai plus tard sur cette idée du bain de siége froid administré immédiatement après le coït.

Les antispasmodiques, alors qu'il ne faut agir que sur l'utérus, jouent un rôle notable dans la médication, et parmi eux, je signale surtout l'asa fœtida, le castoréum et la valériane, comme ayant une action en quelque sorte spéciale sur l'organe gestateur.

Dans ces derniers temps, on a proposé le cathétérisme intra-utérin comme modificateur de la sensibilité utérine; j'ai plus d'une fois retiré des avantages de ce moyen; mais comme il réussit surtout dans les cas de névralgie, je renvoie son appréciation au chapitre où cette affection est abordée.

B. Déplacements utérins indépendants du coït.

La détermination de l'axe de l'utérus peut être intéressante sous le rapport anatomique, mais elle est à coup sûr d'une minime valeur sous celui de la pathologie, de celle surtout qui fait de la stérilité le sujet de ses études; c'est qu'à ce point de vue cet axe est celui du vagin, qu'il est toujours facile d'apprécier malgré les variations de capacité auxquelles est soumis le conduit de la pudeur, en d'autres termes, c'est que l'axe de l'utérus se confond avec celui du vagin, ou pour mieux dire, c'est que ces deux organes n'ont qu'un seul axe partant du milieu de la vulve et allant aboutir au sommet de la matrice, après avoir passé par l'ouverture du museau de tanche et le canal qui lui fait suite.

Les déplacements de l'utérus dont il me reste à m'occuper se font tantôt dans la direction de cet axe et tantôt en dehors du plan tracé par cet axe.

Cette distinction donne naissance à deux groupes de déplacements qui, eux-mêmes, se subdivisent en deux genres, selon que la totalité de l'organe ou seulement la portion la plus mobile, c'est-à-dire le corps, prennent part à la déviation.

La direction des déplacements constituant le premier groupe, est nécessairement celle de l'axe du vagin, et les diverses variétés de la maladie ne peuvent être que des degrés plus ou moins prononcés de ces déplacements.

La direction, au contraire, des déviations composant le deuxième groupe, se montre dans tous les sens ; mais pour la facilité de l'étude, on a ramené toutes ces formes à quatre types principaux, selon que le déplacement se fait, par rapport au corps de l'utérus, en avant, en arrière, à gauche ou à droite.

Nous pouvons donc maintenant dresser le tableau suivant de tous les changements de position que subit la matrice :

PREMIER GROUPE. Déplacements selon l'axe du vagin.
Premier genre. De la totalité de l'utérus : *élévation exagérée ; abaissement et chute.*
Deuxième genre. Du corps seulement : *renversement, inversion, introversion de la matrice.*

DEUXIÈME GROUPE. Déplacements hors de l'axe du vagin.
Premier genre. De la totalité de l'utérus : *antéversion, rétroversion latéroversion.*
Deuxième genre. Du corps seulement : *antéflexion, rétroflexion, latéroflexion.*

C'est dans cet ordre que je vais rapidement examiner ces diverses altérations de position, en indiquant pour chacune d'elles le mécanisme au moyen duquel le sperme est empêché d'arriver jusque dans la cavité utérine.

I. DÉPLACEMENT SUIVANT L'AXE DU VAGIN.

A. *De la totalité de l'utérus.*

Déplacement en haut. — Il est incontestable qu'une élévation exagérée de la matrice peut se produire à la suite d'une maladie de l'utérus, des trompes, des ovaires, et surtout, comme l'a très bien indiqué madame Boivin (1) à la suite d'une péritonite ou d'une métro-péritonite, qui, par la formation de brides ou d'adhérences pathologiques, déterminent une fixité anormale de l'utérus. Cette élévation peut encore être amenée par une tumeur siégeant dans le bassin, et dont le volume, en s'accroissant, refoule tous les organes qui l'environnent; on comprend que d'autres causes analogues amènent le même résultat, et il ne peut venir à l'esprit de personne de contester la possibilité d'un pareil déplacement.

Sans doute, le phénomène doit être admis en tant que résultat d'une force, pour ainsi dire, mécanique; mais en présence des obstacles qu'opposent à ce déplacement la masse intestinale d'abord et le propre poids de l'utérus ensuite, est-il permis de supposer que cette élévation puisse être indépendante de toute lésion antérieure et se produire idiopathiquement, c'est-à-dire d'une manière essentielle? Je ne le pense pas, bien que le docteur Andrieux en rapporte une observation que sa brièveté seule m'engage à reproduire: « J'ai eu occasion, dit-il, de toucher une femme qui n'avait point eu d'enfants, chez laquelle il me fut impossible d'arriver jusqu'au col; ce ne fut qu'après avoir fait vider le rec-

(1) *Recherches sur les causes les plus fréquentes de l'avortement,* in-8, 1828.

tum et la vessie, et avoir prescrit une course à pied à la suite
d'un bain de deux heures, qu'il me fut possible d'atteindre,
en pressant fortement sur l'hypogastre, une des lèvres du
museau de tanche. Cette femme me demandait le moyen de
devenir mère, et lorsque je lui déclarai que ce n'était point à
l'aide de breuvages qu'elle pourrait arriver à son but, elle
ne se présenta plus chez moi. Est-elle devenue enceinte ? Je
l'ignore (1). »

Comme on le voit, cette observation est nulle pour l'étiologie du déplacement, et ne peut être invoquée ni pour ni
contre l'essentialité de l'affection.

Sans doute, il n'est pas facile de déterminer le point précis
où commence l'état morbide et où finit l'état normal. La
hauteur à laquelle se trouve le col est essentiellement variable, et il n'est pas un médecin qui, sous ce rapport, n'ait
rencontré des différences nombreuses sans que la santé de la
femme en fût le moins du monde troublée.

Au point de vue spécial qui nous occupe, ces différences
de situation n'ont pas également une importance bien grande
et n'exercent qu'une influence minime sur la fécondation.

Cependant, si l'élévation de l'utérus était exagérée à ce
point qu'un trop grand intervalle séparât le gland du
membre viril et le museau de tanche, il pourrait arriver que
le jet de la liqueur séminale, ayant à franchir un trop grand
espace, eût le temps de se dévier de sa direction rectiligne
et allât ainsi se perdre dans le cul-de-sac du vagin.

Sans doute, la stérilité qui résulterait d'une pareille disposition anatomique ne serait que relative, car pour la prévenir, il suffirait d'une verge dont la longueur serait en

____

(1) *Traité complet de l'impuissance et de la stérilité*. Brioude, 1849,
p. 224.

harmonie avec celle du vagin ; mais cette harmonie est bien souvent irréalisable, et son application ne peut, dans l'immense majorité des cas, être conseillée par le médecin.

Heureusement, cette infirmité est peu fréquente et rarement poussée au point d'empêcher la fécondation. Quand elle existe, elle est, comme je l'ai dit plus haut, liée à une affection de l'utérus, des trompes ou des ovaires; ou bien encore, elle est amenée par la présence d'une tumeur ou par des adhérences, suites d'une péritonite ou d'une métrite. Dans tous ces cas, c'est à ces causes diverses qu'il faut adresser la médication pour ne pas compromettre la santé générale de la femme dans des tiraillements inutiles et intempestifs.

Cependant, on pourra recourir à quelques moyens inoffensifs et dont l'action locale peut, en toutes circonstances faciliter l'abaissement de l'utérus : tels sont, par exemple, les bains chauds longtemps prolongés, la marche, l'équitation, la danse, et enfin une ceinture épigastrique dont la pression s'exercerait de haut en bas.

Hors ces moyens, j'estime dangereux et inutiles les tiraillements exercés sur l'utérus, soit directement, soit à l'aide d'un spéculum-ventouse, soit de toute autre manière.

Déplacement en bas. — Quand les déplacements de cette espèce sont peu prononcés, ils constituent bien plutôt une condition favorable qu'un obstacle à la fécondation, en ce qu'ils diminuent l'espace que doit franchir le jet de la liqueur séminale.

Quand ils sont plus considérables, que l'utérus remplit la totalité ou la presque totalité du vagin, la copulation seule est rendue difficile et demande pour son accomplissement certaines précautions.

Enfin, quand le déplacement est complet, quand l'utérus

pend au dehors de la vulve, le congrès est impossible, et la fécondation, que l'on prévoit pouvoir s'effectuer encore, n'a lieu qu'au milieu de conditions anormales et insolites.

Comme on le voit, les déplacements de cette espèce dont les trois degrés que jê viens d'énumérer ont été désignés sous les noms d'*abaissement*, de *prolapsus* et de *chute de matrice*, n'exercent qu'une bien faible influence sur la fécondité de la femme. Souvent, comme je l'ai déjà dit, ils sont une condition favorable à la conception, surtout lorsque le congrès s'accomplit avec un homme dont la force d'éjaculation n'est pas considérable ; cette circonstance à laquelle on n'a pas donné toute l'attention qu'elle mérite, peut, dans quelques cas, expliquer la faculté procréatrice que certains individus, tels que le vieillard, le débauché usé avant l'âge, etc., montrent avec telles femmes et perdent avec telles autres. C'est un chapitre de plus à rayer de l'histoire des bizarreries de la génération.

Quand le déplacement est assez considérable pour que l'utérus franchisse la vulve, la conception, ai-je dit, peut encore avoir lieu, mais alors elle s'accomplit sans copulation et au milieu de circonstances étranges. Je ne sais si la fécondation a jamais été réalisée dans des conditions si peu engageantes, mais on comprend très bien qu'elle puisse avoir lieu par le dardement du sperme contre l'ouverture du museau de tanche mis à découvert.

Quoi qu'il en soit, par cela même que la fécondation est possible, il convient de la ramener dans les conditions ordinaires de son accomplissement, et pour cela faire, on repousse l'utérus dans l'intérieur et on le retient en place par des moyens contentifs, dont je n'ai point à m'occuper ici, et au premier rang desquels se trouvent les pessaires, les tampons d'éponge et les ceintures hypogastriques, dont je dirai tout à l'heure quelques mots à l'occasion des déplacements de l'utérus hors de l'axe du vagin, c'est-à-dire à l'occasion des versions.

B. *Déplacement du corps de l'utérus. — Renversement de la matrice.*

Le déplacement dont il s'agit ici est, sans contredit, le plus bizarre de tous ceux que subit l'utérus : le fond de celui-ci se déprime en cul de bouteille dans l'intérieur même de son corps, se précipite vers l'ouverture inférieure, s'y engage et vient faire hernie au museau de tanche. Tout le corps de la matrice peut ainsi s'invaginer et même, selon Dugès et madame Boivin (1), la portion la plus inférieure de la matrice, c'est-à-dire le museau de tanche, se retourner quelquefois elle-même.

Ce phénomène étrange se montre le plus souvent à l'état *aigu*, si je puis ainsi dire, mais on l'a aussi observé à l'état *chronique*.

A l'état aigu, il est presque toujours amené par quelque manœuvre intempestive ou brutale d'obstétrique, ou par la brièveté du cordon ombilical, et s'accompagne d'accidents graves qui, en menaçant prochainement la vie de la femme, le font sortir du cadre de cet ouvrage.

Mais il n'en est plus ainsi quand le renversement de la matrice se produit en dehors de l'enfantement; il n'altère point alors la santé de la femme, et, comme nous le verrons tout à l'heure, celle-ci ne se doute même pas, la plupart du temps, de l'infirmité qu'elle porte.

Il me faut donc arrêter un instant sur cet accident heureusement fort rare qui, malgré une étrange observation

(1) *Traité pratique des maladies de l'utérus*, t. I, p. 221.

que je ferai connaître, me paraît être une cause fatale de
stérilité.

Par cela même que le mécanisme de l'accouchement et
les manœuvres obstétricales rendent le mieux raison du renversement de la matrice, la plupart des auteurs rattachent
à ces causes le phénomène que nous étudions. Cependant,
Dailliez cite un fait tiré de la pratique de Baudelocque, où
le renversement se montra chez une jeune fille vierge (1),
mais où malheureusement l'autopsie ne confirma pas le
diagnostic du célèbre accoucheur. Ce cas est peut-être
unique dans la science et vient à l'appui des idées de Puzos,
qui admettait des renversements de cause interne. Je ne
rapporte point le fait de Baudelocque, parce qu'il n'a qu'une
demi-certitude et qu'il n'est pas, en effet, à l'abri de tout
reproche sous le rapport du diagnostic.

Mais si le renversement de l'utérus n'a jamais été observé
d'une manière authentique et directe sur des femmes qui
n'ont pas enfanté, il a été rencontré assez loin de l'époque
de l'accouchement pour croire qu'il n'avait avec lui que des
relations nulles ou tout au moins problématiques.

Bien plus, il existe un fait de fécondation avec renversement de la matrice, et cette observation est trop curieuse
pour que je ne cède pas au désir de la consigner ici : « La
femme de Julien Roussin, métayer à Chambresais, près
Château-Gonthier, âgée de vingt-huit ans, accoucha fort
heureusement d'un enfant bien portant au mois d'octobre
1777; mais la sage-femme, en la délivrant, renversa la matrice, et borna ses soins, faute de savoir, à la repousser dans
le bassin. Dix mois après, la femme Roussin, qui n'avait

_____

(1) *Précis des leçons de Baudelocque sur le renversement de la matrice*, p. 38, édit. de 1803.

éprouvé que des accidents très simples, se soupçonna grosse, parce qu'elle éprouvait des dégoûts et des incommodités presque inséparables des premiers temps de la grossesse. Au terme de trois mois, elle ressentit dans le bas-ventre, et surtout dans les reins, de légères douleurs, qui augmentèrent graduellement jusqu'au cinquième jour; alors elles devinrent très fortes, elles expulsèrent une masse considérable, que MM. Thuilier, médecin, et Vager, chirurgien de Château-Gonthier, virent et reconnurent pour la matrice renversée. Sans croire à l'existence d'une grossesse, M. Vager tenta trois jours de suite, mais inutilement, la réduction de cette matrice; ne pouvant l'obtenir, il consulta de nouveau M. Thuilier et M. Paroissien, chirurgien, qui lui conseillèrent de la repousser seulement dans le bassin, comme l'avait fait la sage-femme, puisqu'on ne pouvait espérer de faire plus. Six jours après, la femme, qui ne se croyait plus enceinte, rendit un fœtus bien formé, long de 5 pouces, qui n'était nullement altéré, que M. Vager vit et examina presque à l'instant de son expulsion. M. Chevreul crut longtemps que la femme n'avait qu'un polype, que ses confrères de Château-Gonthier s'étaient trompés en le prenant pour la matrice; mais il leur rendit justice en 1782, après avoir examiné la femme et s'être assuré que le renversement de ce viscère existait réellement et était entier; alors il pensa que le fœtus s'était développé dans une des trompes (1). »

L'ouvrage auquel nous empruntons cette observation bizarre, la fait suivre des observations de M. Moreau, auxquelles je ne puis mieux faire que d'adhérer. « Nous ne saurions, dit ce professeur, accepter cette explication. Si la

(1) *Bibliothèque du médecin praticien.* Paris, 1843, t. I (*Maladies des femmes*), p. 364.

conception avait eu lieu dans l'une des trompes, on n'aurait
pas vu le fœtus sortir de la cavité du vagin, mais de l'un
de ses conduits, dont des orifices, placés près du fond de
l'organe renversé, se trouvaient en dehors de la vulve;
ou dans les essais qui furent tentés pour réduire l'utérus,
on aurait trouvé l'une des trompes gonflée, son orifice
dilaté. Rien de cela n'a été observé, nous serions porté à
croire qu'il n'y a eu primitivement qu'une simple précipi-
tation, et si plus tard le renversement s'est opéré, il n'a eu
lieu qu'au moment de l'avortement. En adoptant cette supposition tout le merveilleux disparaît. »

Quoi qu'il en soit de ce fait, peut-être unique dans la
science, le renversement de l'utérus doit être considéré
comme un obstacle radical à la fécondation, et que, par
conséquent, on doit, par tous les moyens possibles, en
tenter la réduction. Celle-ci n'est pas toujours facile, et la
tumeur a, comme nous l'avons vu, une tendance très prononcée à se reproduire. Aussi on doit s'estimer heureux
de pouvoir contenir dans le vagin la matrice même renversée, afin d'éviter l'ablation de cet organe, opération dont
quelques rares succès ne peuvent contrebalancer les nombreux revers, qu'elle soit faite par la ligature, ou par
l'instrument tranchant.

II. DÉPLACEMENTS EN DEHORS DE L'AXE DU VAGIN.

A. *Déplacements de la totalité de l'utérus.—Versions.*

Depuis que Levret, par sa noble franchise à publier une
erreur qu'il avait commise (1), a fixé l'attention sur l'anté-

(1) *Journal de médecine et de chirurgie*, janvier 1783, t. LIX,
p. 35 et suiv.

version, et depuis que Grégoire, chirurgien français, a compris dans ses leçons d'accouchement la description de la rétroversion de laquelle Walter Wall fournit bientôt à G. Hunter l'occasion de donner une observation (1), l'étude des déplacements de l'utérus en dehors de l'axe du vagin a fait de très grands progrès, quoique beaucoup de points de leur histoire soient encore enveloppés de doutes et de ténèbres.

Est-il besoin de légitimer la place que je donne ici à ces déviations, et, par tout ce que j'ai dit précédemment, ne comprend-on pas le rôle important qu'elles jouent dans l'étiologie de la stérilité? Il n'est pas nécessaire, pour que l'infécondité se produise, que le déplacement atteigne des limites extrêmes, car j'ai souvent rencontré des déplacements qui l'occasionnaient et qui respectaient en même temps toutes les autres fonctions qui, d'ordinaire, sont plus ou moins altérées par la pression que l'utérus exerce sur leurs organes.

La version est constituée par le déplacement de la totalité de l'utérus hors de l'axe du vagin, de telle sorte que le col de l'organe se trouve fatalement dans une direction opposée à celle qu'occupe le corps ; c'est la position de cette dernière partie qui détermine la désignation que l'on donne à la déviation. Quand le corps de l'utérus se porte en avant, qu'il vient s'appuyer contre l'arcade du pubis, ou faire saillie à travers les parois de l'abdomen, le col se recourbe en arrière et porte plus ou moins son ouverture vers la concavité du sacrum; il y a alors *antéversion*. Quand au contraire le corps de la matrice est déjeté en arrière, le col vient s'appuyer contre l'arcade du pubis, et il y a *rétroversion ;* enfin, quand le corps de l'utérus se porte à droite ou à gauche, le col se déplace dans un sens opposé, et il se

(1) *Medic. observations and. inquiries,* t. IV, p. 401.

produit alors une *latéroversion* à droite ou à gauche, selon la direction qu'a prise le corps.

L'obstacle à la fécondation qui naît de ces changements de position est tout mécanique; il est constitué par le défaut d'opposition harmonique entre le méat urinaire de l'homme et l'ouverture du museau de tanche, qui ne permet plus à la liqueur séminale de passer du premier dans la seconde, et qui la laisse inutilement se perdre dans les profondeurs du vagin. Dans la rétroversion et les latéroversions, l'arcade du pubis ne permettant pas au col de se recourber sur lui-même et opposant à son déplacement une limite qu'il ne peut franchir, l'éjaculation spermatique se fait contre le cul-de-sac du vagin, à la partie postérieure dans le premier cas, et sur les côtés dans les latéroversions. Dans l'antéversion, au contraire, la concavité du sacrum laissant un vaste champ de déplacement au col, celui-ci se recourbe plus ou moins, porte en arrière et en haut son museau de tanche, et présente au sperme qui vient le frapper l'angle qui se forme au point de sa courbure.

Ce mécanisme est important à connaître, car au point de vue de la fécondation, le seul qui me doive occuper ici, il établit une différence notable entre la rétroversion et l'antéversion, non pas tant peut-être pour le traitement que pour la possibilité de la conception en dehors de toute thérapeutique, et par le seul effet de la position des conjoints pendant le coït.

Dans la rétroversion et les latéroversions (il est bien entendu que je fais la part des cas exceptionnels qui peuvent se présenter), le col de l'utérus, empêché par l'arcade du pubis dans son mouvement de bascule, ne cesse pas d'avoir le museau de tanche dirigé en bas, dans le sens où se fait l'ascension du fluide spermatique; seulement l'opposition harmonique entre la verge de l'homme et le col de la matrice est détruite par la déviation de celui-ci hors de l'axe du vagin, et par la persistance, au contraire, du membre viril dans la direction de cet axe. Il faut donc ou ramener le col dans l'axe du vagin et, par conséquent, dans celui de la verge, ou dévier celle-ci dans la direction du col, de manière à rétablir l'opposition harmonique des deux organes dans un axe accidentel, artificiel pour ainsi dire. — Ce dernier moyen est possible, comme je le dirai tout à l'heure.

Dans l'antéversion, au contraire, le museau de tanche est non-seulement dévié de son axe, mais encore il dirige son ouverture dans un sens diamétralement opposé à celui par lequel s'effectue l'ascension du sperme ; par conséquent, il ne servirait à rien de remettre les deux organes dans le même axe, si au préalable on n'avait pas ramené l'ouverture utérine dans sa direction normale, c'est-à-dire dans la direction de la vulve. L'intervention de l'art est donc d'une absolue nécessité, et sans elle, quelques efforts que fassent et quelque position que prennent les conjoints pendant le coït, la conception est radicalement impossible.

Sans doute, toutes les versions n'arrivent pas au degré extrême dont je viens de parler, et il en est de très nombreuses qui sont sans aucune influence non-seulement sur la santé de la femme, mais encore sur sa faculté procréatrice. Ce n'est pas à dire pourtant que la condition d'opposition de l'organe mâle et de l'organe femelle puisse être éludée sans inconvénient, ou qu'une légère déviation de l'utérus soit sans importance pour le maintien de cette condition ; loin de moi cette pensée, car j'estime que la condition d'opposition est une nécessité absolue pour la fécondation, et que cette condition est rompue par la plus légère déviation utérine, en admettant que la verge reste exactement dans l'axe du vagin, ou par une déviation de la verge, quand c'est le col de la matrice qui reste dans cet axe. Les femmes adroites au coït et intéressées à des rapprochements stériles savent très bien toutes ces choses, et parviennent, avec un peu d'habitude, par un mouvement du bassin au moment de l'éjaculation, à rompre l'axe de la verge et du col de l'utérus.

Mais par cela même que la déviation utérine est légère, il faudra peu d'efforts pour amener la verge dans l'axe nouveau du col, et si l'on réfléchit aux conditions diverses au milieu desquelles le coït s'accomplit, même dans la vie maritale et la plus régulière, on admettra facilement qu'une de ces circonstances, en rétablissant momentanément les rapports d'opposition de l'organe de l'homme et de l'organe de la femme, amène une fécondation impossible sans cette circonstance fortuite et incomprise par les conjoints.

Quand la déviation utérine est plus prononcée, sans qu'elle aille cependant, pour la rétroversion, jusqu'à la retraite du col sous l'arcade du pubis, et pour l'antéversion, jusqu'à la courbure en arrière du même col utérin, la fécondation est encore possible sans les secours de la médecine, mais à la condition cependant de certaines précautions prises par les conjoints au moment du coït. — On comprend que c'est de la posture dont je veux ici parler. — Le lecteur, par les explications que j'ai précédemment données, doit suffisamment saisir le mécanisme qu'il faut réaliser, pour qu'il soit inutile de m'appesantir davantage sur un sujet qui touche de trop près au domaine de la luxure.

Enfin, quand la déviation a atteint des limites inaccessibles à toutes les précautions copulatrices, l'art doit intervenir et ramener les parties déplacées dans leur axe normal.

Mais ici apparaissent les véritables difficultés du problème, et des points litigieux se présentent en foule.

Je signalerai les principaux, ceux surtout qui touchent le plus directement à mon sujet.

Les déplacements utérins sont-ils essentiels, ou simplement les résultats d'un état morbide quelconque ?

Là est le point de départ de toutes les contradictions.

Si les déplacements de la matrice peuvent exister sans lésion organique, s'ils peuvent se produire par la seule force de la nature et persister par l'effet d'une circonstance fortuite, légère, comme la présence d'une anse intestinale, etc., il est incontestable que le redressement direct et mécanique est non-seulement utile, mais encore l'unique moyen de réussite.

Mais si le déplacement de l'utérus est amené et entretenu par une cause morbide, quelle qu'elle soit, le redressement mécanique sera impuissant à remettre l'organe à sa place, et dans beaucoup de circonstances, il sera même compromettant pour la santé et même pour la vie de la femme.

Comme on le voit, la question prend une importance pathologique qui n'est plus exclusivement de mon sujet, mais qui, cependant, l'intéresse assez vivement pour que je ne la laisse pas tout à fait dans l'ombre.

Les deux manières d'expliquer les déplacements utérins ont eu chacune son école et ses partisans. La première, celle qui consacre l'essentialité des déviations, a été, dans ces derniers temps, soutenue avec un certain éclat par M. Simpson, en Angleterre, qui, conséquent avec ses principes, a imaginé un appareil auquel son nom est resté, et à l'aide duquel il ramène mécaniquement l'utérus dans sa position normale.

Les idées et l'instrument de M. Simpson ont été importés et adoptés en France par M. Valleix, qui a fait subir aux unes et à l'autre des modifications inspirées par l'expérience et la profonde érudition qui distinguait ce praticien.

M. Simpson, de son côté, et M. Valleix du sien, proclamaient l'inocuité de leur méthode et annonçaient des succès presque constants, non-seulement dans le redressement de la déviation, mais encore (et ici c'était le médecin anglais qui était le plus explicite) dans le traitement de la stérilité dépendant de ces déplacements.

Mais bientôt ces chants de triomphe furent troublés par la nouvelle de revers très graves. « Non-seulement, disaient les contradicteurs, les instruments de MM. Simpson et Valleix ne redressent pas la matrice, mais encore ils exposent la femme à des dangers qu'il est parfois impossible de conjurer. » Et coup sur coup, MM. Cruveilhier et Broca présentèrent, à l'Académie de médecine (1), des observations de femmes mortes à la suite de l'application du pessaire de M. Valleix.

Comme on le pense bien, l'émotion fut grande, et l'Académie de médecine voulut enfin édifier les praticiens sur une méthode thérapeutique que patronnaient deux hommes importants et honorables, mais contre laquelle se dressaient des faits terribles.

Ce fut M. Depaul qui, au nom d'une Commission, porta les premiers coups, non-seulement aux instruments de MM. Simpson et Valleix, mais encore à l'essentialité des déplacements utérins. A l'appui de sa thèse, il fournit des faits très graves puisés dans la pratique même de M. Valleix, et la discussion qui s'engagea à la suite de ce rapport ne laissa aucun doute sur l'inanité et les dangers de ces moyens purement mécaniques.

Cependant, il est incontestable que, durant tout le temps que l'utérus est soumis à l'action de la sonde, il demeure

______

(1) *Bulletin de l'Académie impériale de médecine.* Paris, 1854, t. XIX, p. 352 et 357.

dans la position que l'instrument lui impose, et qu'il ne revient à sa position normale que lorsqu'il est de nouveau abandonné à lui-même.

Or, si l'on réfléchit que, dans beaucoup de cas, la déviation de la matrice est la cause unique de la stérilité de la femme ; que l'affection qui donne naissance au déplacement est par elle-même incapable de produire l'agénésie ; et que même, dans quelques circonstances, une grossesse est un palliatif à ces affections, comme dans l'état atonique et certains engorgements partiels de l'organe gestateur, on est conduit à rechercher un moyen qui, en permettant le coït et en exonérant la femme de tous dangers, maintienne l'utérus redressé, sinon d'une manière constante, du moins pendant la durée de la copulation. La sonde de M. Simpson et le pessaire de M. Valleix ne remplissent aucune de ces conditions. Sans revenir sur les dangers qu'ils font courir à la femme, il faut reconnaître que le rapprochement sexuel est impossible pendant leur application, et que, par conséquent, les espérances qu'ils peuvent donner reposent sur la continuité du redressement qu'ils ont opéré, continuité qui est loin d'exister, ainsi que l'a prouvé la discussion de l'Académie de médecine (1).

Les pessaires ordinaires, non pas, bien entendu, les pessaires en *bilboquet*, dont la tige s'oppose au coït ; mais les pessaires en *gimblettes*, répondent mieux au but que l'on se propose, car, pour l'effet que l'on veut produire, l'action principale du pessaire doit porter sur le col. Cependant, ces instruments offrent des inconvénients de plus d'un genre, dont le plus grave, dans le sujet qui nous occupe, est la facilité avec laquelle ils se déplacent. Il ne faut pas avoir appli-

(1) *Bulletin de l'Académie impériale de médecine*, t. XIX, p. 742 à 976 *passim*.

qué un très grand nombre de pessaires pour savoir en effet que huit fois sur dix ces appareils quittent la position qu'on leur a donnée, basculent sur eux-mêmes et prennent une direction verticale en abandonnant le col à l'irrégularité de ses déplacements.

De plus, en occupant une assez grande place dans la cavité vaginale, ils peuvent rendre le coït sinon complétement impossible, du moins le contrarier d'une manière assez notable pour forcer la femme à les enlever au moment de la copulation. L'effet que, sous ce rapport, les pessaires produisent, est de deux sortes : 1° ils gênent les mouvements et l'entière intromission de la verge dans le vagin ; 2° ils peuvent inspirer à l'homme un sentiment de surprise, d'effroi ou de dégoût qui lui rend le coït impossible. Je connais plusieurs faits de ce genre, et les femmes savent si bien l'impression que l'homme éprouve de la présence d'un pessaire au moment du rapprochement sexuel, que les unes l'enlèvent avant de s'abandonner aux attouchements amoureux, et que les autres s'abstiennent de toute copulation si elles n'ont pas eu le temps de le faire disparaître.

Sans nous arrêter à un sentiment de coquetterie dont, en définitive, il faut toujours faire la part chez la femme, les pessaires ont des inconvénients si graves que l'on s'occupe constamment, soit à les remplacer, soit à leur faire subir des modifications plus ou moins heureuses.

Si, nous renfermant dans les limites de la stérilité amenée par une déviation de la matrice, nous faisons abstraction des buts divers que l'on se propose par l'application d'un pessaire, nous sommes obligé de reconnaître que les pessaires ordinaires ne remplissent pas les conditions que nous recherchons, c'est-à-dire la possibilité du coït, en prenant ces mots dans leur plus large acception, et le redressement, sinon constant, du moins momentané du col de l'utérus. Il faut donc chercher un moyen qui satisfasse à cette double indication : un morceau d'éponge taillé en cylindre me paraît réunir tous ces avantages, et, je me hâte de le dire, l'expérience a pleinement confirmé les espérances que la théorie permettait d'entrevoir.

Après avoir constaté la direction et le degré du déplacement, on taille un cylindre d'éponge dont le volume doit à peu près égaler la moitié du diamètre vaginal, et dont la longueur doit être suffisante pour embrasser la moitié du col utérin ; on graisse le cylindre ainsi préparé pour en faciliter le glissement, et on le conduit, avec le doigt indicateur, derrière la déviation du col, de manière à lui faire occuper l'espace compris entre le col et la paroi vaginale que regarde le museau de tanche. Les mucosités vaginales dont la sécrétion est augmentée par la présence de l'éponge, gonflent celle-ci, et par suite de cette augmentation de volume, le col est repoussé et maintenu loin de la paroi vaginale contre laquelle il appuyait auparavant.

Sans doute, car je ne me fais pas illusion sur l'importance de ce moyen, l'éponge serait insuffisante si elle devait maintenir longtemps la déviation réduite, et surtout si elle avait à vaincre une résistance trop énergique de la part de l'utérus ; mais dans la très grande majorité des cas, et dans le seul but que nous voulons atteindre, le cylindre d'éponge répond à toutes les indications, pourvu qu'il ne dépasse pas les lèvres du museau de tanche, et qu'il rejette suffisamment le col du côté opposé à la déviation.

A côté du fait que j'ai précédemment raconté (1), et dans lequel l'application du cylindre d'éponge fut suivie du plus heureux succès, je pourrais placer plusieurs observations

(1) Voir les pages 585 et suivantes.

où des résultats analogues ont été obtenus ; mais je crois ce genre de preuve inutile pour un moyen depuis longtemps dans la science, et dont les bons effets ne sont mis en doute par personne.

Je le répète, qu'on ne me prête pas la pensée de donner à ce moyen une importance thérapeutique que je ne lui suppose pas. Palliatif momentané d'un déplacement utérin, l'éponge ne peut ni en éloigner la cause, ni s'y opposer d'une manière continue ; elle est d'un grand secours pour faire cesser la stérilité, mais complétement insuffisante pour guérir une déviation. Le traitement médical, définitif de celle-ci, importe sans doute beaucoup au sujet de ce livre ; mais il rentre tellement dans la pathologie commune que je renvoie le lecteur à l'histoire générale des maladies utérines.

B. *Déplacements du corps seul de l'utérus. — Flexions.*

Quand le corps seul de l'utérus est dévié de son axe et que le col reste dans sa position normale, le déplacement est appelé flexion, et, comme la version, il prend le nom d'antéflexion, de rétroflexion ou de latéroflexion, selon que le renversement de l'organe a lieu en avant, en arrière ou sur les côtés.

Le mécanisme par lequel la flexion devient une cause de stérilité est tout différent de celui que je viens de décrire à l'occasion de la version ; tandis que dans celle-ci la stérilité est produite par la rupture des rapports d'opposition entre l'organe mâle et l'organe femelle, dans la flexion où l'harmonie de ces rapports reste intacte, la stérilité est amenée par l'occlusion du canal utérin résultant du renversement de la matrice sur elle-même. Au point de sa courbure, l'utérus forme un angle rentrant dans lequel ses parois, mises en contact, interceptent le passage au sperme et l'empêchent ainsi d'aller faire sa jonction avec l'ovule.

Mais pour que cet empêchement soit complet, pour que cet obstacle soit absolu, il faut, on le comprend, que le déplacement de l'utérus atteigne certaines limites, car si le canal n'est pas entièrement bouché et si les parois utérines ne sont pas étroitement collées l'une contre l'autre, le sperme, grâce aux contractions de l'organe gestateur, peut franchir le défilé et aller remplir son rôle comme dans les circonstances ordinaires.

Les conditions de ce mécanisme rendent suffisamment compte de la place secondaire que, relativement aux versions, les flexions occupent dans l'étiologie de la stérilité. Si un déplacement du corps de l'utérus est chose assez commune, pour que quelques anatomistes l'aient considéré comme un état normal jusqu'à la première gestation (1), une flexion capable d'intercepter complétement le canal utérin, et, par suite, d'entraîner la stérilité, est une chose assez rare et contre les observations de laquelle il importe de se mettre en garde.

Cependant, malgré leur peu de fréquence, on ne peut entièrement les révoquer en doute, et l'étiologie agénésique les doit faire entrer dans son cadre; mais, hâtons-nous de le dire, arrivée à ce point extrême, la flexion utérine détermine des accidents, soit du côté du rectum, soit du côté de la vessie, sans parler des douleurs dans les reins, dans les lombes, etc., qui, bien plus que le rétablissement de la faculté procréatrice, sollicitent l'attention du médecin.

En présence de ces accidents et de ces douleurs, et avec

____

(1) *Quelques mots sur l'utérus,* thèse inaugurale de M. Boullard. Paris, 1853.

les données fournies par le toucher vaginal, et au besoin par le toucher rectal, le diagnostic ne saurait être difficile. Le corps de l'utérus fléchi sur lui-même vient faire tumeur au cul-de-sac du vagin, à travers lequel le doigt le moins exercé le reconnaît et le limite.

Là n'est pas l'embarras; il est tout entier dans la thérapeutique.

Tout à l'heure, dans la version, le chirurgien avait la ressource d'agir sur le col et d'imprimer à tout l'organe un mouvement de bascule qui le ramenait dans sa position normale; dans la flexion, cette ressource n'existe pas, et il faut atteindre une partie perdue dans l'excavation du bassin, et sur laquelle nous n'avons que des moyens indirects d'action.

Par la méthode de MM. Simpson et Valleix, surtout avec la sonde du premier, on agit bien directement sur le corps de l'utérus; mais cette ressource, comme je l'ai déjà dit précédemment, est tout à la fois dangereuse et aléatoire.

Les pessaires utérins, si ce n'est peut-être celui de M. Hervez de Chégoin, qui, même dans les cas de version, veut qu'on agisse sur le corps et non sur le col de la matrice, les pessaires utérins, disons-nous, n'ont qu'une influence négative. Les pessaires vaginaux répondraient mieux à l'indication qu'il s'agit de remplir, s'ils pouvaient être fixés d'une manière plus solide qu'ils ne le sont ordinairement, et s'ils n'étaient pas un obstacle insurmontable pour le coït.

Les cylindres de linge ou d'éponge, introduits dans le rectum, outre qu'ils n'obvient qu'à une variété de flexions, mettent obstacle à l'exercice d'une des fonctions les plus importantes de l'économie, et sont, par cela même, relégués dans le domaine de la théorie, à côté des espérances que l'on avait fondées sur la plénitude de la vessie et sur celle de l'intestin.

En dehors de la position et des réssources fournïes par un bandage contentif, j'estime que tout moyen mécanique doit le plus souvent échouer dans le redressement du corps de l'utérus. Il importe donc de recourir au traitement médical et de combattre la cause elle-même de la déviation, sans perdre son temps dans des tentatives vaines et qui pourraient bien ne pas être toujours exemptes de dangers.

CHAPITRE III.

TROUBLES DE L'ACTE D'IMPRÉGNATION.

Je ne reviendrai pas ici sur la discussion que soulèvent deux points de l'histoire de la conception que j'ai traitée dans une autre partie de cet ouvrage (1), et qui sont relatifs : 1° au lieu où se fait la rencontre du produit mâle et du produit femelle ; 2° au mode d'union de ces deux produits.

Sous le premier rapport, je me suis rangé à l'opinion qui place dans l'utérus même, ou dans la partie de la trompe la plus voisine de cet organe, l'acte de l'imprégnation ; et en ce qui regarde le second point, c'est-à-dire la manière par laquelle cette imprégnation s'opère, j'ai franchement avoué notre ignorance, et je me suis abstenu de toute décision en présence d'observations contradictoires et de théories que rien ne légitime.

En conséquence, après avoir suivi séparément le produit mâle et le produit femelle, depuis le lieu de leur sécrétion respective jusque dans celui où leur réunion doit se faire, il ne me reste plus qu'à chercher les obstacles qui

(1) Voyez les pages 93 et suiv.

peuvent s'opposer à cette réunion même, et qui, nécessairement, dérivent, ou de l'organe qui sert de scène à l'acte qui va s'accomplir, ou des conditions qui président au *fusionnement* du spermatozoïde et de l'ovule.

Mais les conditions de ce fusionnement nous étant inconnues, comme je l'ai dit, il serait oiseux et absurde de rechercher les caractères de ses modifications. Notre ignorance crée ici une lacune qui n'est peut-être pas aussi regrettable qu'elle semble le paraître, car il est à présumer que toutes les causes d'altération du produit mâle et du produit femelle ont agi sur eux pendant le long trajet qu'ils parcourent à travers des écueils sans nombre, et qu'au moment suprême de leur union, l'obstacle à leur fusionnement ne réside plus en eux, et ne provient que de l'organe chargé de protéger et de favoriser ce fusionnement.

Cet organe est, comme je l'ai dit plus haut, l'utérus.

C'est donc à lui que nous allons maintenant demander compte des nouvelles causes de stérilité qui nous restent à examiner.

Mais avant d'aller plus loin, enlevons à l'utérus la large part qu'on lui a faite jusqu'à présent dans l'histoire de l'infécondité; la place qui lui revient est très minime : au point de vue de la réception du sperme, le col de la matrice est, comme nous l'avons vu, l'acteur principal, l'utérus proprement dit ne remplit qu'un rôle secondaire; au moment suprême où le spermatozoïde va s'unir à l'ovule, l'utérus est également passif et n'est pas autre chose, si je puis me servir de ces expressions, que le terrain sur lequel a lieu la rencontre de l'élément mâle et de l'élément femelle. Son rôle véritable, sa grande et importante mission commence dès que s'est opérée cette

rencontre ; l'utérus est alors réellement actif ; il devient
l'agent, que dis-je, la source à laquelle le nouvel être va
puiser sa vitalité, et l'on comprend que la moindre de ses
altérations suffit pour porter atteinte à cette fonction ; aussi,
la pathologie utérine, après avoir déchu dans l'histoire
proprement dite de la stérilité, reprend-elle tous ses droits
et en acquiert peut-être de nouveaux, comme je le dirai
dans l'histoire de l'avortement précoce. On ne s'étonnera
donc pas de me voir passer rapidement ici sur cette pathologie, car, je le répète, si les affections qui la composent
exercent une action très étendue et légitime sur le développement de l'œuf fécondé, elles ont, hormis quelques cas
que je vais spécifier, une influence à peu près nulle sur la
faculté procréatrice de la femme et sur l'acte de la fécondation.

§ I. — Anomalies de la matrice.

Absence de l'utérus. — L'absence complète de l'utérus
est plus rare qu'on ne pense : dans la très grande majorité
des cas, il y a simplement atrophie de l'organe ou formation
d'une poche membraneuse. Cependant, on ne peut la nier
d'une manière absolue ; mais qu'elle soit complète ou incomplète, l'absence de la matrice est une cause de stérilité
dont il est oiseux de faire ressortir l'importance ; il suffit
d'en marquer la possibilité, et, sous ce rapport, les exemples divers que j'ai rapportés ne peuvent laisser aucun
doute (1).

L'absence de la matrice offre à la physiologie des ovaires
et du sens génital, un sujet intéressant d'étude que j'ai
effleuré dans une autre partie de cet ouvrage (2), à laquelle

(1) Voyez la page 539.
(2) Voyez les pages 536 et suiv.

je renvoie le lecteur pour les diverses observations relatives à ce vice de conformation.

Division de la matrice. — Cette anomalie n'est pas précisément une cause d'agénésie; elle est plutôt, qu'on me passe l'expression, une chance de stérilité; et, en effet, si l'un des deux ovaires est malade, ou si l'une des deux trompes est lésée dans sa fonction, et si la cloison qui divise l'utérus se prolonge jusqu'à l'ouverture inférieure de cet organe, il faudra, pour que la fécondation s'accomplisse, que le sperme pénètre dans la division attenante à l'ovaire et à l'oviducte sains; or, la liqueur séminale peut être empêchée de suivre cette voie par l'effet de circonstances diverses, parmi lesquelles je citerai seulement la position des deux conjoints pendant le coït, une inflexion latérale de la matrice, l'obstruction, par des mucosités, de cette partie de l'ouverture du museau de tanche, obstruction rendue plus facile par la diminution même de l'orifice., etc., etc.

Bien évidemment, si la cloison membraneuse, au lieu d'être longitudinale et de partager la cavité utérine en deux portions latérales, était horizontale, située au-dessous des ouvertures des trompes de Fallope, de manière à diviser la matrice en deux parties, l'une supérieure et l'autre inférieure, bien évidemment, dis-je, cette disposition serait une cause absolue de stérilité, puisqu'il ne pourrait plus y avoir contact immédiat entre le produit mâle et le produit femelle.

Heureusement, cette anomalie doit être très rare, car je n'en connais dans la science aucun exemple bien authentique. Tous les faits de matrice bilobée, au contraire, se rapportent à une division longitudinale et rentrent, par conséquent, dans les cas de possibilité d'agénésie, sans augmenter le cadre de ceux où la stérilité est fatalement nécessaire.

§ II. — Lésions organiques de l'utérus.

Lésions de continuité. — Il ne s'agit point ici des plaies et des contusions de la matrice, qui, en dehors des cicatrices vicieuses qu'elles peuvent laisser après elles, ne sauraient empêcher l'ovule d'arriver et d'être retenu dans l'organe gestateur; il ne peut non plus être question de la rupture de l'utérus, car cet accident entraîne presque toujours la mort de la malade; je ne veux parler en cette place que des perforations qui se produisent, quand elles ne sont pas congénitales, à la suite de quelque affection chronique, comme le carcinome, par exemple, et qui, se prolongeant jusqu'au rectum ou la vessie, établissent une communication fistuleuse entre ces organes et la matrice.

Sans doute, une semblable perforation n'est pas fatalement une cause de stérilité : l'ovule, parvenu dans l'utérus, peut s'y loger loin de la fistule et recevoir encore l'imprégnation du sperme; mais il peut arriver aussi, surtout si la face interne de l'utérus est le siége d'une sécrétion abondante, que l'ovule soit entraîné vers la fistule et porté de là dans le rectum ou la vessie, soit par son mouvement propre, soit par la contraction des fibres musculaires de la matrice, soit par le courant des mucosités utérines.

C'est encore, comme on le voit, une chance de stérilité.

Cette lésion est bien rarement justiciable des ressources de notre art, surtout quand la communication se fait avec la vessie ou la partie la plus supérieure du rectum. Dans la plupart de ces cas, fort rares, il faut en convenir, on doit attendre la guérison de la nature et la fécondation du hasard.

Métrite. — La métrite, qu'elle soit aiguë ou chronique, ne saurait être par elle-même une cause de stérilité. Nous lui verrons tout à l'heure jouer un rôle important, alors que j'examinerai les conditions qui président aux avortements précoces. Mais, en cette place, elle n'a quelque valeur que par les accidents dont elle peut être suivie.

M. Chomel (1) a vu, à la suite de la métrite chronique, le col oblitéré par une adhérence immédiate ; ne peut-on pas admettre que cette adhérence se fixe sur un point même de la cavité utérine, et que des brides transversales forment une espèce de cloison infranchissable à l'animalcule spermatique et à l'ovule ?

Quoique je n'aie point, par devers moi, de faits de cette nature et que je n'en aie rencontré aucun exemple dans les auteurs, je conçois la possibilité d'une semblable lésion, et, le cas échéant, la certitude de la stérilité.

Il serait fort difficile de constater un pareil état sur le vivant, et je ne sais vraiment à quel symptôme le diagnostic devrait s'arrêter. On pourrait bien pratiquer le cathétérisme utérin, explorer avec une sonde tout l'intérieur de l'utérus ; mais outre les dangers qu'une semblable manœuvre ferait courir à la malade, je doute fort, à moins d'une expérience consommée, que l'on parvînt à un résultat sérieux, car les causes d'erreur sont ici flagrantes et nombreuses.

Cette ignorance, ou plutôt cette absence d'un diagnostic certain, doit nous donner peu de regrets en présence des ressources douteuses et en petit nombre que l'art mettrait entre nos mains. Sans doute, un instrument porté dans l'utérus pourrait essayer de couper les adhérences et dégager ainsi l'ouverture des trompes ; mais qui oserait entreprendre une pareille manœuvre quand la vie de la femme n'est pas sérieusement menacée ? Et puis où trouver

____

(1) *Dictionnaire de médecine*, t. XXX, art. UTÉRUS (INFLAMMATION).

une garantie de succès, alors que l'on opère en dehors de tout moyen capable de diriger la main du chirurgien ? Et puis encore, en admettant la section des adhérences, comment prévenir leur reconstitution, que ne manquerait pas d'amener l'inflammation même déterminée par le caustique ou l'instrument tranchant?

Évidemment, ce sont là des impossibilités insurmontables qui, fort heureusement, grâce au peu de fréquence de l'affection, mettent rarement à l'épreuve la hardiesse du chirurgien.

Diphthérite utérine. — La métrite chronique avec formation de fausses membranes était une affection non encore décrite, quand j'en rencontrai un exemple dans un journal espagnol, *el Siglo medico.* Je traduisis littéralement cette observation, due à M. Benavente, et je l'insérai dans le journal que je rédige (1). On lira sans doute avec intérêt le récit d'un fait tout nouveau dans la science, et qui montre une cause encore inconnue de stérilité chez la femme. Voici cette observation :

« Dona F... E..., non mariée, âgée de vingt-huit ans, d'un tempérament sanguin-nerveux, vint consulter M. Benavente le 7 octobre 1851 : elle avait toujours eu les règles difficiles et douloureuses ; le 1ᵉʳ mars 1847, époque correspondante aux menstrues, elle consulta pour la première fois un médecin, qui constata tous les symptômes d'une métrite aiguë, c'est-à-dire douleur, sensation de poids et tuméfaction dans la région hypogastrique, dysurie, constipation, soif, nausées, chaleur générale, pouls fréquent et dur, céphalalgie occipitale, etc., etc. ; les antiphlogistiques, la diète et le repos triomphèrent de cet état au bout de

—————

(1) *France médicale,* t. II, année 1855, p. 23.

cinq jours, et la scène se termina par une légère perte
sanguine du côté du vagin. Les mêmes phénomènes morbides se représentèrent tous les mois, pendant près d'un an,
avec des exacerbations plus ou moins marquées, et finirent
par complétement disparaître sous l'influence de soins prolongés, à ce point que la malade put croire à une guérison
définitive.

» Mais un événement tragique, qui arriva dans la nuit du
7 mai 1849, occasionna un nouveau désordre dans les organes de dona Florentina.

» Sa maison fut assaillie par des voleurs. Surprise, en
allant fermer une porte intérieure, par deux hommes masqués qui, s'assurant d'elle fortement, la menacèrent de la
mort si elle appelait son père, la jeune fille s'y refusa avec
une fermeté virile, éteignit la lumière qu'elle portait et
essaya de s'échapper par une porte étroite qui se trouvait
près de là ; mais au passage, elle reçut un coup de poignard
dans la poitrine, dont la garantit le busc de son corset, et,
ressaisie par les bandits et voyant sa vie compromise, elle
fit un effort désespéré et se délivra de ses assassins.

» Malgré toutes les précautions possibles, les symptômes
inflammatoires se représentèrent du côté de l'utérus à
l'époque menstruelle suivante, accompagnés cette fois d'une
réaction générale alarmante : fièvre intense, agitation,
convulsions, soubresauts des tendons, assoupissement, etc.,
accidents qui résistèrent à la médication antiphlogistique
locale et générale la mieux ordonnée, et qui ne s'amendè-
rent qu'à la suite d'une légère métrorrhagie. Dès ce moment, tout rentra dans le calme, et, au bout de quinze
jours, la malade put vaquer à ses affaires.

» Les règles ne reparurent pas le mois suivant ; mais la
seconde époque menstruelle depuis la crise dont nous ve-

nons de parler, offrit un nouveau symptôme et une terminaison inattendue : outre les phénomènes ordinaires dont il
a déjà été question, la malade se plaignit d'un ténesme
utérin, d'une douleur qui l'obligeait à faire des efforts pour
rejeter quelque chose ; on visita et l'on observa ce qui suit :
la membrane muqueuse du vagin était sèche, rugueuse,
engorgée et sensible ; le col utérin était rétracté, comme si
une production étrangère se trouvait dans l'intérieur de
l'organe ; ce fut alors que la malade déclara que, précédemment, dans les cas analogues, on lui avait extrait de la
matrice des fragments d'un tissu membraneux. On essaya
de dilater le col utérin avec l'éponge préparée et la pommade de belladone, et après plusieurs tentatives réitérées,
on réussit à saisir avec les doigts et à extraire trois fausses
membranes : une de 4 pouces de longueur sur 3 de largeur,
et deux plus petites de formes irrégulières ; immédiatement
après l'extraction de ces corps, un flux de sang eut lieu,
dura deux jours et termina cet étrange accès.

» La malade me raconta, dit M. Benavente, que, pendant trois ans, depuis le mois de septembre 1849 jusqu'en
octobre 1852, elle avait souffert constamment de ces attaques aux époques de ses règles, qui, il est vrai, ne se mon-
traient plus que tous les deux ou trois mois ; et que ces
attaques se terminaient toujours par l'expulsion de plusieurs
membranes de formes et de grandeurs différentes, de manière qu'il y en avait une si grande quantité d'extraites
qu'elle possédait deux flacons très grands qui en étaient
pleins.

» Elles sont de texture cellulo-fibreuse, résistantes,
élastiques ; quelques-unes de l'épaisseur de la dure-mère et
les autres minces, demi-transparentes, de couleur blanche
et grise ; la surface interne lisse et brune, et l'externe iné-

gale et offrant encore des lambeaux de tissu cellulaire qui ne laissent aucun doute sur l'adhérence de cette surface. La forme affectée par ces membranes est très variable : elle est quadrangulaire, triangulaire, semi-lunaire, etc. ; mais celles de ces productions qui appellent plus particulièrement l'attention sont de forme sphérique, entièrement semblables à une matrice.

» J'ai en ma possession trois de ces fausses membranes conservées dans de l'alcool, et j'en ai donné une à mon ami D. Pedro Gonzalez Velasco, pour son cabinet anatomo-pathologique, où pourront la voir et l'examiner tous les médecins de Madrid qui en auront le désir.

» Après avoir réuni tous ces antécédents et examiné scrupuleusement la malade, je reconnus qu'il s'agissait d'une affection non encore décrite par les nosographes, et il me parut, eu égard aux caractères qu'elle présentait, que la dénomination qui lui convenait le mieux était celle de *métrite chronique pseudo-membraneuse.*

» La coïncidence de ces attaques avec les périodes menstruelles aurait pu faire croire à une espèce de disménorrhée, si les symptômes de la métrite chronique, tels qu'engorgement de l'utérus, sensation de poids dans l'épigastre, tiraillements dans les aines, etc., etc., n'avaient pas persisté d'une époque menstruelle à l'autre. Eu égard aux caractères particuliers des fausses membranes, on ne pouvait pas davantage penser au môle hydatide, décrit par madame Boivin, et qui est toujours le résultat d'un coït fécondant. D'ailleurs, dans les cas dont parle la célèbre accoucheuse, et sans tenir compte des phénomènes qui précèdent l'expulsion du môle, celui-ci nous offre un sac membraneux sans ouverture, et contenant dans son intérieur un liquide plus ou moins semblable à l'eau de l'amnios. Dans le cas qui nous occupe, au contraire, les membranes ont toutes une ouverture naturelle, de la forme quelquefois de celle du col utérin, et ne peuvent, par conséquent, contenir aucun liquide ; aussi, la malade perd-elle seulement une petite quantité de sang après l'expulsion de la fausse membrane.

» Quel est le mode de formation de ces tissus morbides ? Il est probable que la face interne de l'utérus, alors qu'elle est le siége d'une phlegmasie spéciale, exhale une lymphe plastique qui se condense et adhère à la membrane muqueuse de la matrice, comme il arrive dans tous les cas d'inflammation dipththéritique ; le tissu ainsi formé acquiert d'autant plus de volume qu'il séjourne plus longtemps dans la cavité utérine, par la simple raison que la congestion sanguine qui se produit aux époques menstruelles lui fournit de nouveaux aliments pour se développer. L'analogie permet de comparer au mode de formation de la caduque celui de ces fausses membranes, avec cette différence seulement que la première dépend d'un acte physiologique, et que les secondes sont produites par une affection morbide.

» Je ne puis m'expliquer comment il se fait que la métrite chronique, une affection aussi commune, n'ait jamais été observée sous la forme que je viens de décrire. J'ai l'espérance que, l'éveil étant à présent donné, on ne tardera pas à en signaler de nouveaux exemples. »

Sans doute, la stérilité déterminée par la présence de fausses membranes dans l'intérieur de l'utérus n'est que temporaire, c'est-à-dire d'une durée égale à celle de cette forme de métrite chronique ; mais si l'on fait attention à la persistance avec laquelle se perpétue l'inflammation chronique de la matrice, on avouera que cette cause de stérilité, comme nous en avons d'ailleurs la preuve dans l'observation qui précède, a une action trop prolongée pour ne pas fixer l'attention du praticien. On devra donc recourir aux moyens préconisés contre cette forme de la phlegmasie, et qu'il ne m'appartient pas de rappeler ici, puisque leur action sur la stérilité n'est que consécutive.

Dégénérescences. — Il suffit d'écrire le titre de ce paragraphe pour saisir immédiatement l'influence fâcheuse que doivent exercer sur la fécondation les maladies diverses qu'il exprime. Qu'elle soit en effet maligne ou bénigne, la dégénérescence de la matrice, en faisant perdre aux tissus les conditions anatomiques qui les constituent, altère fatalement les fonctions vitales de l'organe. Comment concevoir, par exemple, la continuation de la contractilité dans un organe musculaire dont les fibres sont tantôt métamorphosées en une espèce de bouillie, comme dans l'encéphaloïde ; tantôt rendues inextensibles, comme dans le fibroplastique ; tantôt durcies, comme dans l'ossification, etc., etc.

Je n'ai point à faire ici l'histoire de cette partie de la pathologie utérine ; l'étude du cancer, de la tuberculisation, de l'ossification et des autres espèces de dégénérescences de la matrice ne rentre pas dans les limites restreintes de l'ouvrage que j'écris ; je me dois contenter d'en marquer l'importance au point de vue de l'objet qui m'occupe, et d'en abandonner la description aux traités généraux des maladies des organes reproducteurs chez la femme.

D'ailleurs, si nous en exceptons le cancer et ses diverses formes, et la tuberculisation dont la réalité n'est pas admise par tous les auteurs, nous sommes forcé de reconnaître que, généralement, les dégénérescences utérines arrivent à un âge où depuis longtemps déjà la faculté procréatrice s'est éteinte, de telle sorte qu'en entreprenant l'examen de ces affections, nous ressemblerions fort au héros de Cervantes, qui épuisait ses forces et son courage contre des ennemis imaginaires. — Quant au cancer, son étude m'entraînerait dans de telles discussions étiologiques et symptomatiques, que je paraîtrais, à coup sûr, faire bien plutôt un travail de pathologie générale qu'une œuvre limitée et restreinte au seul cas de stérilité.

Je le répète donc, il me paraît suffisant d'énoncer le titre de ce paragraphe, pour que chacun comprenne le rôle néfaste que jouent, dans la fécondation de la femme, les dégénérescences diverses qui rentrent dans son cadre.

§ III. — Lésions vitales de l'utérus.

Dans le chapitre précédent, je me suis longuement étendu sur les lésions vitales du col de l'utérus, parce que ces lésions, comme on a pu s'en convaincre, exercent bien réellement une influence fâcheuse sur l'aptitude procréatrice de la femme; il n'en est plus de même quand elles siègent sur le corps même de l'organe; la faculté génératrice n'en est pas affectée, et ces lésions, d'ailleurs, rarement indépendantes des lésions analogues du col, n'ont une réelle importance que dans la production de l'avortement précoce, de telle sorte que les considérations que je pourrais présenter sur elles se trouvent tout à la fois dans le chapitre précédent et dans celui qui suit, auxquels je dois nécessairement renvoyer le lecteur.

§ IV. — Corps étrangers de l'utérus.

Il en est de ce paragraphe comme de celui qui précède : pour l'intelligence de la question relative à la stérilité, il suffit d'en écrire le titre ; mais pour les développements que le sujet comporte, il faudrait faire un des chapitres les plus étendus de la pathologie utérine ; on conçoit en effet que la cavité de la matrice n'est pas assez grande pour que l'ovule, quelque petit qu'il soit, trouve à s'y loger quand des calculs, une tumeur ou un polype la remplissent. En admettant même que la vésicule germinale arrive jusque dans l'utérus, sa jonction avec le sperme est rendue impossible par la présence du corps étranger, qui fait alors l'office d'un véritable écran. Dans ce cas, l'ovule est résorbé soit dans la trompe, et le plus souvent dans l'utérus lui-même.

Cependant si l'obturateur n'occupait pas en totalité la cavité utérine, la fécondation pourrait encore se produire, ainsi qu'on en a des exemples, et alors le corps étranger ou la tumeur anormale est quelquefois expulsé avec le produit de la conception. « Quand la grossesse complique les polypes, dit Lisfranc, ces productions organiques accidentelles, qui siégent à des hauteurs différentes dans la matrice, sont tantôt expulsées par le fœtus au moment où il se dégage lui-même de la capacité de l'utérus, tantôt elles restent dans cet organe après l'accouchement. Le docteur Rhodamel m'a montré une tumeur polypeuse du volume d'un gros œuf de poule ; elle était située dans le col de la matrice ; elle proéminait légèrement dans le vagin ; elle fut chassée des organes génitaux par le produit de la conception à mesure qu'il en sortit lui-même. J. Hatin pratique un accouchement qui n'offre rien d'extraordinaire ; le délivre sort spontanément, tout se passe bien d'abord ; mais vers le quinzième jour, une perte rouge se manifeste ; nous sommes appelé ; nous touchons la malade et nous partageons l'opinion de notre confrère, qui avait constaté la présence d'un polype ; cette tumeur formait au-dessous du col utérin une très légère saillie ; elle pénétrait dans l'utérus à une hauteur qu'il était impossible de reconnaître ; la femme avait perdu une très grande quantité de sang ; elle était presque anémique. M. Bouillaud la vit avec nous ; je portai une ligature dans le fond de la matrice ; l'écoulement de sang fut immédiatement arrêté ; il ne survint aucun accident, la malade guérit parfaitement (1). »

Il n'a pu être question jusqu'ici que des corps étrangers solides dont le maintien dans la cavité utérine n'implique pas l'occlusion de celle-ci ; mais si le corps étranger était un liquide ou un gaz, comme dans les cas d'hydromètre et de tympanite, la fermeture, quelle qu'en soit la cause, de l'orifice utéro-vaginal serait un motif de stérilité de plus à ajouter à ceux que détermine déjà la présence du corps étranger.

Les obstacles qui, en fermant l'ouverture inférieure de la matrice, s'opposent à l'écoulement des fluides contenus dans l'intérieur de l'organe gestateur, m'ont assez occupé précédemment pour qu'ici je ne m'étende pas davantage sur eux.

CHAPITRE IV.

TROUBLES DE LA FONCTION DE GESTATION.

Les considérations que j'ai placées en tête de la partie de cet ouvrage relative à la stérilité me dispensent de certains développements, nécessaires en la place que je désigne, mais qui peut-être ici eussent été un hors-d'œuvre ; ce chapitre, en effet, est un simple appendice de mon travail, et ne saurait rentrer dans les limites que je m'étais

(1) *Clinique chirurgicale de l'hôpital de la Pitié*, t. III, p. 156.

imposées, car, je le répète, le cadre de la stérilité ne va pas au delà de l'imprégnation de l'ovule, et, cette imprégnation obtenue, on se trouve dans le domaine de la grossesse, et partant dans celui des ouvrages d'obstétrique.

Pour toutes ces raisons, je serai très bref dans ce qui me reste à dire.

Les causes de la chute de l'œuf avant l'époque normale de la parturition, se trouvent tantôt dans l'ovule lui-même, et tantôt, c'est le cas le plus commun, dans l'organe gestateur.

Quand l'avortement précoce a sa raison d'être dans les conditions de l'ovule, la source de cet état que tout porte à considérer comme un état débile, se rencontre soit dans le produit mâle, soit dans le produit femelle.

Il m'est impossible, quant à présent, de déterminer d'une manière précise les circonstances qui altèrent la vitalité du zoosperme; l'histoire pathologique des animalcules spermatiques est encore à faire; j'ai entrepris ce travail, dont je publierai un jour les résultats. Cependant, je puis dire déjà que l'altération signalée par MM. Wagner et Pouchet, et qui consiste dans la chute de l'épithélium, me paraît être une cause d'affaiblissement de ces animalcules; plusieurs fois j'ai rencontré cette disposition sur les spermatozoïdes d'individus dont le coït donnait toujours des résultats négatifs, et quelquefois même j'ai pu constater que les femmes qui avaient reçu les caresses de ces hommes présentaient les symptômes, énumérés ailleurs, de l'avortement précoce. L'opinion que j'avance ici n'est point une certitude, je le répète; sans être absolument une théorie spéculative, elle n'a pas encore suffisamment subi le contrôle de l'expérimentation pour être acceptée en toute confiance; je la livre comme un doute de mon esprit, comme un premier jalon dans l'histoire pathologique du zoosperme.

Il en est à peu près de même pour les conditions d'affaiblissement qui se trouvent dans l'ovule. La connaissance de ces conditions est encore plus difficile à acquérir que celle des conditions relatives à l'animalcule spermatique, car l'ovule ne peut être soumis, comme ce dernier, à notre investigation directe. Cependant, les causes générales d'affaiblissement, dont l'action se fait sentir sur toutes les fonctions de l'organisme, exercent incontestablement une influence fâcheuse sur la vitalité du produit de la sécrétion ovarienne, et peuvent servir à expliquer, jusqu'à un certain point, la stérilité dont sont accusées les chlorotiques, les femmes anémiques, en un mot toutes celles dont le sang est appauvri par un motif quelconque. Sans doute, l'utérus, qui prend sa part de l'affaiblissement général, rend tout aussi bien compte, comme nous le verrons tout à l'heure, de l'avortement précoce, et il n'est peut-être pas nécessaire d'admettre une hypothèse dont il est bien difficile de constater l'exactitude. — Comme on le voit, je ne me fais point illusion sur ce point, et j'arrive à un sujet moins rempli d'ombres et de ténèbres.

C'est la part dévolue à l'utérus dans la production du phénomène que j'examine.

Cette part est très grande, car je ne sais pas un seul état pathologique de l'organe gestateur qui ne soit capable d'amener le dépérissement et la chute précoce de l'œuf. Cependant je ne veux pas dire que l'évolution fœtale ne se puisse faire et ne se fasse en effet qu'au milieu des conditions les plus normales d'une matrice saine ; non, car il n'est pas rare de rencontrer des utérus profondément malades porter jusqu'à terme le produit de la conception, et ne le dépouiller d'aucun genre de vitalité. Mais de même que tout état morbide a besoin, pour se produire, non-seulement d'une cause déterminante, occasionnelle, mais encore de certaines conditions idiosyncrasiques dont l'essence nous est inconnue, et qui, au milieu de circonstances en apparence identiques, rendent l'action d'une cause morbide tantôt terrible et tantôt nulle ; de même, l'avortement précoce ne s'accomplit, sous l'influence d'un état pathologique quelconque de l'utérus, que tout autant qu'existe cette espèce de prédisposition fatale.

Néanmoins, en laissant de côté comme on le fait communément, une inconnue qu'il est impossible de dégager dans les problèmes de notre art, on peut dire que tout état morbide de l'utérus, par cela même qu'il modifie les conditions organiques ou dynamiques de cet organe, est susceptible de troubler sa fonction gestatrice, et conséquemment de déterminer la chute de l'œuf.

Je n'ai point à faire ici l'histoire de la pathologie utérine, et je ne veux ni ne dois m'arrêter un instant que sur deux circonstances qui ne sont pas ordinairement comprises dans le cadre de cette histoire.

Ces circonstances sont la masturbation et le coït incomplet qui, ainsi qu'on va le voir, n'est, pour la femme, qu'une variété de masturbation.

Pour l'un et l'autre cas il se passe dans toute la matrice, et surtout au museau de tanche, un phénomène analogue à celui qui se produit dans l'appareil génital de l'homme, lorsqu'à la suite d'une vive excitation érotique l'éjaculation du sperme n'est pas le dénouement d'une érection prolongée. Moins riche en nerfs que les testicules et le cordon spermatique, mais plus abondamment pourvue qu'eux de vaisseaux sanguins, la matrice, si elle ne trahit point, comme les organes de l'homme, une sensibilité douloureuse, n'en est pas moins le siége d'un travail pathologique dont le résultat se tra-

duit tantôt par une lésion des tissus et tantôt par une altération de la vitalité.

Sans reprendre ici la thèse si souvent débattue dans le
cours de cet ouvrage, des relations synergiques entre le
plaisir vénérien et l'excitabilité utérine, je rappellerai que
j'ai été conduit à conclure que, s'il n'était pas possible de
formuler comme une loi l'existence de ces relations, on était
autorisé à admettre certains rapports légitimés par le voisinage des organes respectivement affectés à l'accomplissement de ces deux faits, de telle sorte que la matrice reste
rarement tout à fait étrangère au spasme cynique.

Comme chez l'homme, il semble que le spasme cynique
chez la femme n'est complet et physiologique qu'à la condition de la présence du sperme ; on dirait que ce liquide
est nécessaire pour calmer l'excitation à laquelle est en
proie tout l'appareil génital, et que, semblable à une rosée
bienfaisante, il apporte la fraîcheur et le calme à des ardeurs
trop dévorantes.

Si l'action en quelque sorte antispasmodique du sperme
ne se fait pas sentir à l'utérus au moment de la plus grande
exaltation amoureuse, si celle-ci est obligée de s'épuiser et
de s'éteindre dans ses propres tressaillements, les congestions successives dont la matrice et surtout son col sont le
siége à la suite de ces excitations répétées, amènent tantôt
une sorte de phlogose et tantôt un état nerveux, l'une et
l'autre incompatibles avec la fonction gestatrice de l'utérus.
C'est ainsi que, dans la plupart des cas, s'expliquent la prétendue stérilité des femmes qui se sont livrées à la masturbation, et celle bien plus étrange encore de ces infortunées qui,
après avoir eu le bonheur d'être mère, ne peuvent plus jouir
de cette félicité, lorsque, rompant avec des habitudes que
leur avait inspirées la crainte d'une trop nombreuse progéni-

ture, elles reviennent à accomplir le coït dans son intégrité et à recevoir le sperme de l'homme.

L'inspection du col utérin fait souvent reconnaître l'altération à laquelle ont donné naissance les plaisirs solitaires ou les voluptés incomplètes : l'engorgement, des érosions, des ulcérations dénotent fréquemment un état phlegmasique, et sont quelquefois le point de départ d'accidents bien plus graves; j'ai la conviction, et je ne suis pas le premier à émettre une semblable opinion, que la fréquence si grande aujourd'hui des cancers utérins s'explique par les habitudes du coït incomplet que les nécessités de notre ordre social ont imposé à presque toutes les classes de la société.

Quand c'est l'innervation de l'appareil génital qui est atteinte, les désordres se traduisent tantôt par un état spasmodique, tantôt par une véritable névralgie et tantôt par un état latent difficile à saisir et à préciser.

Dans les deux premiers cas, le diagnostic ne saurait être douteux; il l'est davantage dans le troisième; mais on est toujours mis sur sa trace par les symptômes mêmes de l'avortement précoce qu'il détermine.

Aucun de ces états pathologiques n'est au-dessus des ressources de l'art; la médication est quelquefois longue, surtout quand elle a à combattre les phénomènes nerveux; mais je le répète, il est excessivement rare que les uns et les autres résistent aux moyens curatifs dont la science est armée, et que je n'ai point à exposer ici.

Après la masturbation et le coït incomplet dont l'action véritable m'a paru méconnue jusqu'à aujourd'hui et qui occupent, comme on vient de le voir, une large place dans l'histoire de l'avortement précoce, il faut placer toutes les pertes qui se produisent par l'utérus.

La leucorrhée, ou flueurs blanches, qu'elle soit sympto-

matique ou essentielle, n'acquiert une certaine importance
pour l'explication du phénomène qui nous occupe, qu'à la
condition d'être très abondante, car son action est exclusivement mécanique. Sans doute, si la leucorrhée est produite
par une métrite ou par une asthénie de l'utérus, et si l'ovule
s'échappe peu de temps après son imprégnation, on ne doit
en aucune façon attribuer ce résultat aux pertes blanches,
mais bien à l'état organopathique de la matrice. Pour que
les flueurs blanches, je le répète, concourent à la sortie
anticipée de l'ovule, il faut que par leur abondance elles
noient, pour ainsi dire, et entraînent avec elles l'œuf fécondé, avant que celui-ci ait eu le temps de jeter ses premières racines sur la face interne de l'utérus. Mais quand la
leucorrhée atteint ce degré d'intensité, il est rare que son
action ait à s'exercer sur l'ovule fécondé; elle est bien plutôt, ainsi que je l'ai dit ailleurs, un obstacle soit à l'entrée
du spermatozoïde dans l'utérus, soit à la rencontre du produit mâle et du produit femelle, de telle sorte que les flueurs
blanches sont une cause de stérilité véritable bien plus que
le point de départ de l'avortement précoce.

Mais il n'en est pas de même des métrorrhagies : outre
l'action mécanique dont l'explication est bien plus compré-
hensible ici que dans les cas de leucorrhée, les pertes sanguines tarissent dans l'utérus les sources mêmes de la vie et
le frappent de débilité, à ce point que la gestation est,
pour ainsi dire, rendue impossible.

Cette transformation vitale de l'utérus n'est pas toujours
sous la dépendance d'une cause aussi locale qu'une métrorrhagie ; elle a souvent son point de départ dans des conditions générales d'affaiblissement, telles que l'anémie, la
chlorose, la débilité succédant à des maladies longues et
graves, etc., etc.

Mais qu'elles soient l'effet d'un phénomène purement local, ou qu'elles soient amenées par un dépérissement général de l'organisme, les altérations subies par l'utérus sont identiques : tantôt, frappée d'une atonie profonde, la matrice sent tarir en elle toutes les sources de la vie, et devient incapable de concourir à la nutrition et au développement d'un nouvel être ; tantôt, au contraire, subissant tous les désordres de l'innervation qui suivent ordinairement les défauts de la vie plastique, elle est le siége de spasmes, de tressaillements douloureux qui empêchent l'ovule de prendre racine, pour ainsi parler, sur la face interne de l'utérus, et qui brisent dans leurs efforts désordonnés les premières attaches que tente cet ovule.

L'état de débilité de l'organe gestateur, qu'il s'accompagne ou non de phénomènes nerveux, est très commun, et il doit en être ainsi, eu égard à cette multitude de circonstances qui agissent sur la vitalité générale, sans parler de celles dont les effets se concentrent sur la matrice elle-même; seulement cet état de débilité n'a pas la même intensité chez toutes les femmes, car tandis que chez l'une, l'ovule sera abandonné dès le premier mois de son imprégnation, il sera supporté chez l'autre jusqu'au cinquième ou septième mois de la grossesse, époque à laquelle son poids dépasse et brise la force de soutènement que lui avait jusqu'alors prêté la matrice. Tous les accoucheurs sont parfaitement au courant de ce phénomène, car à toute femme qui a précédemment fait de fausses couches, ou en qui ils signalent les conditions atoniques générales ou locales dont je parle, ils ordonnent, dès le début de la grossesse, et surtout pendant les premiers mois de la gestation, le repos le plus absolu, le plus complet, dans la position horizontale ; et ils ont raison, car si cette indication est nécessaire pour prévenir une fausse couche au sixième ou septième mois, elle est surtout indispensable pour éviter l'avortement dans le premier mois de la grossesse.

Je ne veux point empiéter ici sur les ouvrages d'obstétrique; j'en ai dit assez pour montrer que parmi les circonstances qui mettent de bonne heure obstacle à la fonction de gestation, doivent se placer toutes celles qui amènent l'avortement à une époque plus ou moins avancée de la grossesse. J'aurais pu me contenter de cette simple indication, en faisant seulement remarquer que l'action de ces causes est bien plus active au début de la gestation, alors que l'embryon n'a presque aucune force de réaction à leur opposer; et si je me suis arrêté quelques instants sur l'influence fœticide de la masturbation et du coït incomplet, j'en ai trouvé mon excuse dans l'ignorance où nous étions encore à l'endroit de cette influence; j'avoue même que, si je n'avais craint d'outrepasser sans mesure les limites que m'imposait ce livre, j'aurais plus profondément sondé un terrain qui me semble neuf, et j'aurais montré combien de dangers, en apparence insignifiants, entourent les premiers moments de notre formation.

Ce sera peut-être là, un jour, la matière d'un nouvel ouvrage, mais, à coup sûr, ce sera pour moi un sujet constant d'expériences et de méditations.

FIN DU TOME SECOND.

TABLE DES MATIÈRES

DU TOME SECOND.

SECTION DEUXIÈME. — IMPUISSANCE CHEZ LA FEMME.   449

Définition de l'impuissance chez la femme................ 449

Impuissance par obstacles à l'intromission................... 451

CHAPITRE Iᵉʳ. — Vices de conformation.................. 453

  § i. Anomalies de la vulve......................... 453

    A. Anomalies de l'ouverture vulvaire............... 453

    B. Anomalies des lèvres......................... 458

  § ii. Anomalies du vagin.......................... 462

CHAPITRE II. — Lésions organiques de l'appareil copulateur.   484

CHAPITRE III. — Lésions vitales de l'appareil copulateur...   488

CHAPITRE IV. — Lésions mécaniques de l'appareil copulateur.   495

  § i. Tumeurs de la vulve......................... 495

  § ii. Tumeurs du vagin.......................... 500

  § iii. Corps étrangers de l'appareil copulateur.......... 507

Impuissance par frigidité............................ 511

De la frigidité dans le coït........................ 511

CHAPITRE Iᵉʳ. — Frigidité par vices de conformation...... 515

CHAPITRE II. — Frigidité idiopathique................... 517

CHAPITRE III. — Frigidité symptomatique................ 518

  § i. Frigidité symptomatique d'un état physiologique.... 518

    A. Age............................... 518

    B. Constitution....................... 519

    C. Tempérament....................... 520

  § ii. Frigidité symptomatique d'un état pathologique.... 530

    A. Maladies générales................. 530

    B. Maladies locales................... 532

      1° Maladies des organes externes de la génération... 532

      2° Maladies des organes internes de la génération... 536

CHAPITRE IV. — Frigidité consécutive.................. 545

  § i. Circonstances générales...................... 546

  § ii. Circonstances locales....................... 547

    A. Accouchement..................... 548

    B. Excès vénériens................... 549

CHAPITRE V. — Frigidité sympathique................. 561

LIVRE DEUXIÈME.

DE LA STÉRILITÉ.

Définition de la stérilité.................................... 563
  § i. Stérilité idiosyncrasique........................ 564
  § ii. Stérilité relative............................... 573

SECTION PREMIÈRE. — STÉRILITÉ CHEZ L'HOMME..... 591

CHAPITRE Iᵉʳ. — Troubles de la fonction de sécrétion
spermatique... 593
  § i. Troubles dépendant d'un état général............. 593
    A. Age. — Vieillesse............................... 593
    B. Tempérament, constitution, état de maladie...... 602
  § ii. Troubles dépendant d'un état local............. 607
    A. Affections des testicules....................... 607
      1° Anomalies des testicules..................... 607
      2° Atrophie des testicules..................... 615
      3° Dégénérescences des testicules. — Castration.... 629
    B. Maladies des enveloppes des testicules.......... 632
    C. Maladies des annexes des testicules............. 635

CHAPITRE II. — Troubles de la fonction de conservation... 644

CHAPITRE III. — Troubles de la fonction d'excrétion...... 651
  § i.   Affections des canaux éjaculateurs et de la prostate. 652
  § ii. Affections du canal de l'urètre................ 662
    A. Obstacles à la sortie du sperme................. 663
    B. Obstacles à la direction normale du sperme...... 668
      Hypospadias et épispadias...................... 673
  § iii. Affections de la verge....................... 680

CHAPITRE IV. — État pathologique du sperme............. 686

SECTION DEUXIÈME. — STÉRILITÉ CHEZ LA FEMME.... 692

CHAPITRE Iᵉʳ. — Troubles de l'ovulation................ 694
  Troubles de la fonction ovarienne.................... 694
    § i.   Anomalies des ovaires...................... 700
    § ii. Lésions physiques des ovaires.............. 702
    § iii. Lésions vitales des ovaires................ 709
    § iv. Altérations de position des ovaires........ 711
    § v.   Corps étrangers des ovaires................ 720
  Troubles de la fonction tubaire..................... 720
    § i.   Anomalies des trompes utérines............. 723
    § ii. Lésions physiques des trompes utérines..... 723
    § iii. Lésions vitales des trompes utérines....... 726
    § iv. Déplacement des trompes utérines........... 727

CHAPITRE II. — Troubles de la réception spermatique..... 728

§ i. Anomalies du col de l'utérus...................... 728
§ ii. Lésions organiques du col de l'utérus............. 739
§ iii. Lésions vitales du col de l'utérus................ 750
§ iv. Corps étrangers dans le col de l'utérus............ 768
§ v. Altérations de position du col de l'utérus.......... 768
　　A. Déplacements dépendants du coït............... 770
　　B. Déplacements indépendants du coït............. 779
　　　1° Déplacement suivant l'axe du vagin............ 781
　　　　Déplacement en haut....................... 781
　　　　Déplacement en bas. — Prolapsus et chute...... 783
　　　　Renversement de l'utérus................... 785
　　　2° Déplacement en dehors de l'axe du vagin........ 788
　　　　Versions................................ 788
　　　　Flexions................................ 798

CHAPITRE III. — Troubles de l'imprégnation............. 801
　§ i. Anomalies de l'utérus........................ 803
　§ ii. Lésions organiques de l'utérus.................. 805
　§ iii. Lésions vitales de l'utérus.................... 813
　§ iv. Corps étrangers de l'utérus.................... 813

CHAPITRE IV. — Troubles de la gestation................ 815

FIN DE LA TABLE DU TOME SECOND.

TABLE ALPHABÉTIQUE

DES AUTEURS

DONT LES OPINIONS OU LES OUVRAGES SONT CITÉS
DANS CES DEUX VOLUMES.

A

Adelon, 11.
Albert, 653.
Albucasis, 674.
Alcméon, 87.
Alibert, 222.
Amussat, 455, 465, 664, 747.
Andral, 653.
Andrieux, 781.
Aristote, 64, 68, 104, 575.
Arnaud (G.), 485.
Arnaud de Villeneuve, 344.
Astruc, 90, 92, 94.
Avicennes, 68.
Aubert-Roche, 309.

B

Bâcon, 345, 366.
Baër (von), 45, 57, 721.
Baillie, 472, 723.
Balin, 716.
Barruel, 121.
Barry, 57, 95.
Baudelocque, 104, 786.
Begin, 664.
Belhomme, 286.
Bell (Ch.), 322.
Bellini, 507.
Benavente, 807.
Benevoli, 474, 478.
Benoiston de Châteauneuf, 114, 564.
Benserade, 576.
Bérard (Ph.), 11.
Bernhardt, 60.

Bessière, 716.
Bichat, 3, 14, 18, 118.
Bird (Gol.), 203.
Bischoff, 53, 57, 58, 59, 78, 106, 695, 776.
Blandin, 609.
Boerhaave, 85, 91, 255, 543, 575.
Boileau (l'abbé), 214.
Boivin (madame), 781, voir Dugès.
Bonet (Th.), 543.
Bonnet (Ch.), 72, 76.
Bono, 85.
Borelli, 669.
Bouchardat, 112, 317.
Boullard, 799.
Bourguignon, 295.
Boyer, 482.
Brantôme, 152.
Brierre de Boismont, 101, 112, 113, 114.
Broca, 794.
Brodie (Benj.), 628.
Brown-Sequard, 619.
Brugnonne, 45.
Buffon, 69, 85, 372.
Burdach, 45, 96, 109, 118, 121, 127, 129, 132, 413, 595.

C

Cabanis, 152, 239.
Cabrol, 607, 608.
Caillot, 472.
Camper, 716, 719.
Camus (Le), 87.
Carus, 36, 58, 78, 544.

Cattier, 156.
Celse, 167, 395.
Chaptal, 218, 329.
Chartroule, 306.
Chaussier, 11, 472, 701.
Chereau, 701, 702, 703.
Chervin, 146.
Chevreul, 787.
Chomel, 806.
Chopart, 175.
Civiale, 181, 317, 322, 645, 647, 664.
Clarke, 506.
Cloquet (J.), 498, 612.
Cockburn, 246, 445.
Columbus, 460, 543.
Condillac, 417.
Constancio, 106.
Contour, v. Mialhe.
Coock, 543.
Cooper (A.), 497, 505, 630.
Copeland, 274.
Coste, 58, 60, 78, 94, 105, 106, 108, 112, 697.
Courtive (de), 309.
Courty, 57, 58, 78, 94, 106, 108, 699.
Coutreau (Procope), 72, 79, 81, 82, 83, 86.
Cowper, 44.
Cruveilhier, 653, 702, 794.
Cucufe, 483.
Cullerier, 625, 655.
Curling, 618, 619.
Cuvier, 50.
Czermak, 54.

D

Dailliez, 786.
Dalempazius, voir Plantade (de la).
Dance, 478.
Davy, 45, 606.
Debout, 404.
Debrou, 10.
Dehaen, 111.
Dehorne, 44.
Demanet (l'abbé), 146.
Deneux, 501, 715, 719.
Denis, 112.
Déparcieux, 114.

Depaul, 794.
Desault, 716.
Descartes, 68, 417.
Deschamps, 175.
Desgenettes, 146.
Deslandes, 131, 291, 559.
Desormeaux, 274.
Desportes, 129.
Destouches, 144.
Destutt-Tracy, 417.
Deville, 513.
Devilleneuve, 175.
Dézeimeris, 104.
Diemerbroeck, 486.
Dioscoride, 344.
Dolbeau, 727.
Dollet, 214.
Donatus, 414.
Donné, 53, 649.
Dubois (Paul), 488, 489.
Duchenne (de Boulogne), 202, 763.
Duchesne, 459.
Duclos (de Tours), 404.
Dugès, 105, 486, 732, 785.
Dulaurens, 415.
Dumas, voir Prévost.
Duparcque, 732, 734.
Duplay, 53, 566, 595, 605.
Dupuytren, 485, 509, 539.
Duvernoy, 58.
Diday, 566.
Dalmas, 653.

E

Ehrenberg, 54.
Elliotson, 314.
Emmert, 722.
Engel, 539.
Épicure, 87.
Ernett, 105.
Esquirol, 131, 243, 555.

F

Fabrice d'Aquapendente, 674.
Fabrice de Hilden, 414, 478, 670.
Fagès de Cazelles, 253.
Fallope, 45.
Faraday, 201.
Ferrin, 464.
Fodéré, 156, 329, 347, 463.

Fohmann, 14.
Follin, 608, 611, 616, 628.
Foutenelle, 151.
Frank (J.-P.), 675.

G

Galien, 40, 373, 674.
Gall, 127, 417.
Gaussail, 655.
Galvani, 201.
Gendrin, 105.
Gerber, 54.
Gesner, 218, 329.
Giacomini, 202.
Godelle, 724.
Gooch, 543.
Gosselin, 46, 54, 636.
Graaf, v. Regnier de Graaf.
Granville, 701.
Grégoire, 789.
Grimaud de Caux et Martin Saint-
    Ange, 77, 78.
Gunther, 20.
Gurlt, 45.

H

Hallemann, 55.
Haller, 72, 73, 109, 112, 114, 460,
    544, 670, 716.
Hamilton, 623.
Hamm, 52, 68, 84.
Harder, 44.
Hartsœker, 52, 68, 84.
Harvey, 68, 72, 77, 79, 80.
Hausmann, 14.
Heister, 85.
Hell, 205.
Henle, 52.
Hervez de Chegoin, 800.
Heyfelder, 539.
Hildanus, 414.
Hippocrate, 64, 80, 193, 394, 640,
    773.
Hoffmann, 274.
Home (Ev.), 717.
Hugo (Vict.), 151.
Huguier, 174, 773.
Hunter, 9, 11, 45, 610, 621, 789.
Huschke, 11, 44, 59, 62.

J

Jarjavay, 34, 513, 612.
Jobert (de Lamballe), 502, 503.
Johnson (Ab.), 333.
Jones, 60, 106.
Juvénal, 333.

K

Kaula, 34.
Kesteven, 109.
Kirsch, 699.
Kobelt, 11, 12, 13, 14, 17, 20, 21,
    23, 24, 25, 26, 27, 28, 29, 30,
    31, 34, 35, 38, 50, 513.
Kölliker, 55.
Krahmer, 539.
Krause, 11, 22, 49.

L

Lachaise, 114.
Lafontaine, 364.
Lallemand, 55, 94, 181, 398, 618,
    619, 653, 655.
Lallement, 716.
Laromiguière, 417.
Larrey, 619, 628.
Lassus, 716.
Latour (Am.), 427.
Lavagna, 112.
Lawrence, 500, 619.
Lecat, 105.
Lée, 106.
Legouais, 501.
Leroy d'Etioles, 747.
Leuckart, 699.
Leeuwenhoeck, 44, 52, 53, 54, 68,
    84, 90.
Levret, 788.
Lieutaud, 35.
Lignac (de), 246, 265, 363, 384.
Lisfranc, 489, 490, 732, 734, 814.
Littre, 719.
Locke, 417.
Lohmerer, 305.
Londe, 350.
Longet, 111, 594.
Louis, 482.
Lycurgue, 134.

M

Mahon, 329, 674.
Malgaigne, 470, 472, 492, 506, 507.

Mallebranche, 76.
Marc, 94, 243, 631.
Marc d'Espine, 103.
Martin Saint-Ange, voir Grimaud de Caux.
Mascagni, 14.
Matteucci, 203.
Mauduit, 201.
Maupertuis, 69, 77, 88.
Mauriceau, 719.
Mayer (Alex.), 119.
Mayer (anatom.), 27.
Meckel, 44, 45, 123.
Meibomius, 214.
Mende, 132.
Mercier, 10.
Mercurialis, 775.
Mettrie (de la), 83.
Mialhe, 315, 317.
Mitchell, 655.
Mondat, 162.
Montaigne, 139, 332, 420, 446, 692.
Monteggia, 506.
Montesquieu, 145.
Montgomery, 106.
Morand, 464, 472.
Moreau (Alex.), 91.
Moreau (profes.), 460, 486, 787.
Moreau (de Tours), 309.
Morgagni, 395, 542, 675, 679, 703.
Moschion, 674.
Moulinié, 325.
Müller, 11, 14, 18, 27, 594.
Murat, 717.

N

Nasse, 123.
Néedham, 85.
Négrier (d'Angers), 58, 78, 105, 709.
Nélaton, 157.
Nicolaus, 414.
Niebuhr, 146.
Nysten, 473.

O

Olivier, 146.
Orfila, 157, 302, 304, 631.
Owen (Richard), 610.

P

Pallas, 202.
Panck, 722.

Panizza, 14, 18, 45.
Parchappe, 287, 290.
Paré (Ambroise), 459, 460, 478.
Parent-Duchatelet, 460, 534, 550, 568, 758.
Paschalis, 69.
Paterson, 106.
Paul d'Égine, 674.
Petit (A.), 464.
Petit (J.-L.), 164, 165, 338, 341, 475, 481.
Petit-Radel, 675.
Petrequin, 113.
Petrunti, 507.
Peyrilhe, 365.
Peyronie (de la), 656.
Pic de la Mirandole, 212.
Picard, 99.
Pichon, 130.
Pidoux. Voy. Trousseau.
Pinel, 154, 669.
Planque, 184, 247, 253, 414, 448.
Plantade (de la), 85.
Platon, 87, 134.
Plazzoni, 486.
Pline, 344, 360.
Plutarque, 87, 360.
Portal, 719.
Pouchet, 54, 57, 59, 62, 91, 94, 95, 105, 106, 111, 689, 698, 816.
Pougens, 483.
Prevost et Dumas, 45, 53, 95.
Prideaux, 99.
Prochaska, 42.
Puzos, 786.
Pythagore, 87, 149.

Q

Quetelet, 147.

R

Rabelais, 355.
Raciborski, 99, 100, 102, 106, 113, 699.
Raies, 415.
Ramazzini, 366.
Raspail, 121, 308.
Récamier, 746.
Regnier de Graaf, 9, 45, 68, 72, 540.
Reichert, 55.
Renati, 146.

Réveillé-Parise, 117, 138, 255.
Reybard, 324, 664, 747.
Richerand, 131.
Ricord, 277, 579, 655, 675.
Riolan, 2.
Ripault, 110.
Ritchie, 58.
Rive (de la), 201.
Robin (Ch.), 55, 56, 96.
Roche, 274.
Roë, 333.
Rœsch, 360.
Roësel, 74.
Rœderer, 57.
Rognetta, 502.
Rollo, 317.
Rondelet, 45, 562.
Rousseau (J.-J.), 213, 366.
Roussel, 66, 69.
Ruelle, 254.
Ruysch, 478, 675.

S

Sabatier, 504.
Sanchez, 483.
Sarlandière, 207.
Scarpa, 327.
Schenk, 156.
Schwann, 54.
Schweighœuser, 105, 112.
Sédillot, 675.
Serres, 127, 280, 568, 759.
Simpson, 742, 793.
Sismonde de Sismondi, 564.
Smith (Tyler), 725.
Smits, 147.
Sœmmerring, 45.
Solon, 134.
Soranus, 716.
Sorbait (Paul de), 414, 485.
Spallanzani, 54, 73, 74, 85.
Spurzheim, 417.
Stanley, 11.
Stenon, 68, 72.
Stengel, 344.
Swammerdam, 44, 68, 72, 74, 76.
Swédiaur, 396.

Tacite, 576.
Tallemant des Réaux, 576.

Tanchou, 489.
Tanquerel des Planches, 274, 302.
Tauvry, 44, 395.
Thuilier, 787.
Tiédemann, 27.
Tissot, 364, 367, 370, 383, 559.
Tournemine, 483.
Trousseau, 207, 210.

V

Vager, 787.
Valentin, 11, 16, 18, 27, 46, 54, 60.
Valisnieri, 76, 85, 722.
Valleix, 314, 742, 794.
Van-Swiéten, 474.
Vauquelin, 51.
Velpeau, 94, 507, 609, 727.
Venette, 138, 343.
Verdier (César), 319, 716.
Verdier (P.-L.), 717, 719.
Verheyen, 77, 79.
Vésale, 9.
Vidal (de Cassis), 469, 470, 620, 667, 670.
Villermé, 147, 148, 150.
Virey, 186, 353, 444, 449, 574.
Volney, 146, 147.

W

Wagner, 44, 53, 55, 59, 594, 689, 699, 721, 816.
Wall (Walter), 789.
Wardrop, 619, 627.
Warton, 44.
Weber (E.-H.), 44, 46.
Weber (E.-L.-F.), 45.
Wedekind, 121.
Weikard, 329.
Wichmann, 395.
Wilson, 618.
Winslow, 9.
Wretholm, 99.
Wutzer, 404.

U

Uzac, 274.

Z

Zacchias, 159.
Zacutus-Lusitanus, 179, 238, 242.
Zambaco, 394, 404.

www.ingramcontent.com/pod-product-compliance
Lightning Source LLC
LaVergne TN
LVHW050134060726
842524LV00001B/210